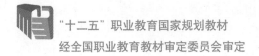
"十二五"职业教育国家规划教材
经全国职业教育教材审定委员会审定

国家卫生和计划生育委员会"十二五"规划教材
全国卫生职业教育教材建设指导委员会"十二五"规划教材
全国高职高专院校教材

供护理、助产专业用

眼耳鼻咽喉口腔科护理学

第3版

U0317205

主　编　陈燕燕
副主编　赵佛容　郭　丹　刘雅馨
编　者（以姓氏笔画为序）

　　　　刘雅馨（唐山职业技术学院）
　　　　陈大复（南昌大学附属眼科医院）
　　　　陈燕燕（温州医科大学）
　　　　李连红（大连医科大学附属第一医院）
　　　　李秀娥（北京大学医学院）
　　　　吴沛霞（复旦大学护理学院）
　　　　赵佛容（四川大学华西口腔医学院）
　　　　施颖辉（温州医科大学）（兼秘书）
　　　　郭　丹（河南卫生职工学院）
　　　　鲁　喆（四川大学华西口腔医院）

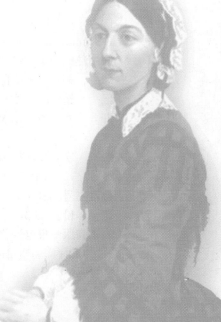

人民卫生出版社

图书在版编目（CIP）数据

眼耳鼻咽喉口腔科护理学 / 陈燕燕主编 . —3 版 . —北京：
人民卫生出版社，2014.1
ISBN 978-7-117-18420-5

Ⅰ. ①眼… Ⅱ. ①陈… Ⅲ. ①五官科学 – 护理学 – 高等职
业教育 – 教材 Ⅳ. ①R473.76

中国版本图书馆 CIP 数据核字（2014）第 005985 号

人卫社官网	www.pmph.com	出版物查询，在线购书
人卫医学网	www.ipmph.com	医学考试辅导，医学数据库服务，医学教育资源，大众健康资讯

眼耳鼻咽喉口腔科护理学
第 3 版

主　　编：陈燕燕
出版发行：人民卫生出版社（中继线 010-59780011）
地　　址：北京市朝阳区潘家园南里 19 号
邮　　编：100021
E - mail：pmph @ pmph.com
购书热线：010-59787592　010-59787584　010-65264830
印　　刷：北京人卫印刷厂
经　　销：新华书店
开　　本：850×1168　1/16　　印张：19　　插页：9
字　　数：510 千字
版　　次：2000 年 10 月第 1 版　　2014 年 2 月第 3 版
　　　　　2018 年 4 月第 3 版第 9 次印刷（总第 42 次印刷）
标准书号：ISBN 978-7-117-18420-5/R·18421
定　　价：48.00 元
打击盗版举报电话：010-59787491　E-mail：WQ @ pmph.com
（凡属印装质量问题请与本社市场营销中心联系退换）

修订说明

第一轮全国高职高专护理专业卫生部规划教材出版于1999年,是由全国护理学教材评审委员会和卫生部教材办公室规划并组织编写的"面向21世纪课程教材"。2006年第二轮教材出版,共23种,均为卫生部"十一五"规划教材;其中8种为普通高等教育"十一五"国家级规划教材,《基础护理学》为国家精品教材。本套教材是我国第一套高职高专护理专业教材,部分教材的读者已超过百万人,为我国护理专业发展和高职高专护理人才培养作出了卓越的贡献!

为了贯彻全国教育工作会议、《国家中长期教育改革和发展规划纲要(2010—2020年)》、《教育部关于"十二五"职业教育教材建设的若干意见》等重要会议及文件精神,在全国医学教育综合改革系列精神指引下,在护理学成为一级学科快速发展的前提下,全国卫生职业教育护理类专业教材评审委员会于2012年开始全国调研,2013年团结全国25个省市自治区99所院校的专家规划并共同编写完成第三轮教材。

第三轮教材的目标是"服务临床,立体建设,打造具有国内引领、国际领先意义的精品高职高专护理类专业教材"。本套教材的编写指导思想为:①坚持国家级规划教材的正确出版方向。②坚持遵循科学规律,编写精品教材。③坚持职业教育的特性和特色。④坚持护理学专业特色和发展需求,实现"五个对接":与服务对象对接,体现以人为本、以病人为中心的整体护理理念;与岗位需求对接,贯彻"早临床、多临床、反复临床",强化技能实训;与学科发展对接,更新旧的理念、理论、知识;与社会需求对接,渗透人文素质教育;与执业考试对接,帮助学生通过执业考试,实现双证合一。⑤坚持发挥教材评审委员会的顶层设计、宏观规划、评审把关的作用。⑥坚持科学地整合课程,构建科学的教材体系。⑦坚持"三基五性三特定"。⑧坚持人民卫生出版社"九三一"质量控制体系。⑨坚持"五湖四海"的精神,建设创新型编写团队。⑩坚持教学互长,教材学材互动,推动师资培养。

本套教材的特点为:

1. **教材体系创新** 全套教材包括主教材、配套教材、网络增值服务平台、题库4个部分。主教材包括2个专业,即护理、助产;5个模块,即职业基础模块、职业技能模块、人文社科模块、能力拓展模块、临床实践模块;38种教材,其中修订23种,新编15种。以上教材均为国家卫生和计划生育委员会"十二五"规划教材,其中24种被确定为"十二五"职业教育国家规划教材立项选题。

2. **教材内容创新** 本套教材设置了学习目标、导入情景/案例、知识拓展、课堂讨论、思考与练习等栏目,以适应项目学习、案例学习等不同教学方法和学习需求;注重吸收护理行业发展的新知识、新技术、新方法;丰富和创新实践教学内容和方法。

3. **教材呈现形式创新** 本套教材根据高职高专护理类专业教育的特点和需求,除传统的纸质教材外,创新性地开发了网络增值服务平台,使教材更加生活化、情景化、动态化、形象化。除主教材外,开发了配合实践教学、护士执业考试的配套教材,实现了教材建设的立体化。

4. **教材编写团队创新** 教材编写团队新增联络评审委员、临床一线护理专家,以保证教材有效的统筹规划,凸显权威性、实用性、先进性。

全套教材将于2014年1月出版,供全国高职高专院校使用。

教材目录

说明：
- 职业基础模块：分为传统和改革2个子模块，护理、助产专业任选其一。
- 职业技能模块：分为临床分科、生命周期、助产3个子模块，护理专业在前两个子模块中任选其一，助产专业选用第三个子模块。
- 人文社科模块：护理、助产专业共用。
- 能力拓展模块：护理、助产专业共用。
- 临床实践模块：分为护理、助产2个子模块，供两个专业分别使用。

序号	教材名称	版次	主编	所供专业	模块	配套教材	评审委员
1	人体形态与结构	1	牟兆新 夏广军	护理、助产	职业基础模块Ⅰ	√	路喜存
2	生物化学	1	何旭辉	护理、助产	职业基础模块Ⅰ	√	黄　刚
3	生理学	1	彭　波	护理、助产	职业基础模块Ⅰ	√	赵汉英
4	病原生物与免疫学※	3	刘荣臻 曹元应	护理、助产	职业基础模块Ⅰ	√	陈命家
5	病理学与病理生理学※	3	陈命家 丁运良	护理、助产	职业基础模块Ⅰ	√	吕俊峰
6	正常人体结构※	3	高洪泉	护理、助产	职业基础模块Ⅱ	√	巫向前
7	正常人体功能※	3	白　波	护理、助产	职业基础模块Ⅱ	√	巫向前
8	疾病学基础※	1	胡　野	护理、助产	职业基础模块Ⅱ	√	杨　红
9	护用药理学※	3	陈树君 秦红兵	护理、助产	职业基础模块Ⅰ、Ⅱ共用	√	姚　宏
10	护理学导论※	3	李晓松	护理、助产	职业基础模块Ⅰ、Ⅱ共用		刘登蕉
11	健康评估※	3	刘成玉	护理、助产	职业基础模块Ⅰ、Ⅱ共用	√	云　琳
12	基础护理学※	3	周春美 张连辉	护理、助产	职业技能模块Ⅰ、Ⅱ、Ⅲ共用	√	姜安丽
13	内科护理学※	3	李　丹 冯丽华	护理、助产	职业技能模块Ⅰ、Ⅲ共用	√	尤黎明
14	外科护理学※	3	熊云新 叶国英	护理、助产	职业技能模块Ⅰ、Ⅲ共用	√	李乐之 党世民
15	儿科护理学※	3	张玉兰	护理、助产	职业技能模块Ⅰ、Ⅲ共用	√	涂明华
16	妇产科护理学	3	夏海鸥	护理	职业技能模块Ⅰ	√	程瑞峰

续表

序号	教材名称	版次	主编	所供专业	模块	配套教材	评审委员
17	眼耳鼻咽喉口腔科护理学※	3	陈燕燕	护理、助产	职业技能模块Ⅰ、Ⅲ共用	√	姜丽萍
18	母婴护理学	2	简雅娟	护理	职业技能模块Ⅱ	√	夏海鸥
19	儿童护理学	2	臧伟红	护理	职业技能模块Ⅱ	√	梅国建
20	成人护理学※	2	张振香 蔡小红	护理	职业技能模块Ⅱ	√	云 琳
21	老年护理学※	3	孙建萍	护理、助产	职业技能模块Ⅰ、Ⅱ、Ⅲ共用	√	尚少梅
22	中医护理学※	3	温茂兴	护理、助产	职业技能模块Ⅰ、Ⅱ、Ⅲ共用	√	熊云新
23	营养与膳食※	3	季兰芳	护理、助产	职业技能模块Ⅰ、Ⅱ、Ⅲ共用		李晓松
24	社区护理学	3	姜丽萍	护理、助产	职业技能模块Ⅰ、Ⅱ、Ⅲ共用	√	尚少梅
25	康复护理学基础	1	张玲芝	护理、助产	职业技能模块Ⅰ、Ⅱ、Ⅲ共用		李春燕
26	精神科护理学※	3	雷 慧	护理、助产	职业技能模块Ⅰ、Ⅱ、Ⅲ共用	√	李 莘
27	急危重症护理学※	3	王惠珍	护理、助产	职业技能模块Ⅰ、Ⅱ、Ⅲ共用		李春燕
28	妇科护理学※	1	程瑞峰	助产	职业技能模块Ⅲ	√	夏海鸥
29	助产学	1	魏碧蓉	助产	职业技能模块Ⅲ	√	程瑞峰
30	优生优育与母婴保健	1	宋小青	助产	职业技能模块Ⅲ		夏海鸥
31	护理心理学基础※	2	李丽华	护理、助产	人文社科模块		秦敬民
32	护理伦理与法律法规※	1	秦敬民	护理、助产	人文社科模块		王 瑾
33	护理礼仪与人际沟通※	1	秦东华	护理、助产	人文社科模块		秦敬民
34	护理管理学基础	1	郑翠红	护理、助产	能力拓展模块		李 莘
35	护理研究基础	1	曹枫林	护理、助产	能力拓展模块		尚少梅
36	传染病护理※	1	张小来	护理、助产	职业技能模块Ⅱ	√	尤黎明
37	护理综合实训	1	张美琴 邢爱红	护理、助产	临床实践模块Ⅰ、Ⅱ共用		巫向前
38	助产综合实训	1	金庆跃	助产	临床实践模块Ⅱ		夏海鸥

注:凡标"※"者已被立项为"十二五"职业教育国家规划教材。

全国卫生职业教育护理类专业教材评审委员会名单

顾　　问

　　郭燕红　李秀华　尤黎明　姜安丽　涂明华

主 任 委 员

　　巫向前　熊云新

副主任委员

　　金中杰　夏海鸥

委　　员（按姓氏拼音字母排序）

　　陈命家　程瑞峰　党世民　黄　刚　姜丽萍
　　李　莘　李春燕　李乐之　李晓松　刘登蕉
　　路喜存　吕俊峰　梅国建　秦敬民　尚少梅
　　王　瑾　杨　红　杨　军　姚　宏　云　琳
　　赵汉英

主编简介与寄语

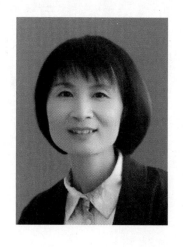

陈燕燕，主任护师，硕士研究生导师。现任温州医科大学眼视光学院、附属眼视光医院副院长。主要研究方向为眼科护理、眼科流行病学和护理人力资源等。主编规划教材 1 部、专著 1 部，副主编规划教材及专著 4 部，参编教材 4 部。美国太平洋大学访问学者，温州市"551 人才工程"第二层次培养人选。承担省、市厅级等课题 10 余项，在国内专业核心期刊上发表论文 20 多篇，多次在全国年会、护理学术会议上做专题讲座，并承担国家级医学继续教育项目培训任务。主持的"医疗服务体系与医院评价体系的设计与实现"荣获 2010 年浙江省科学技术奖二等奖。

写给同学们的话——

《眼耳鼻咽喉口腔科护理学》第 3 版与同学们见面了，希望新版教材能让同学们感悟到眼科、耳鼻咽喉科和口腔科护理学的内涵，拓展专业视野；培养整体护理理念，学习、运用护理程序，训练临床护理思维能力；养成关爱生命的职业情感。希望本书能成为同学们成长道路上的良师益友！

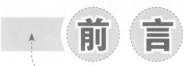

前言

　　为加快高职高专护理人才的培养,适应眼耳鼻咽喉口腔学科的发展,满足临床护理教学需要,在全国卫生职业教育教材建设指导委员会指导下,根据人民卫生出版社主编人会议精神,我们对高职高专《眼耳鼻咽喉口腔科护理学》第2版进行了修订。本次修订以第2版为基础,根据高职高专护理专业学生培养目标和要求,广泛听取教材使用过程中的意见和建议,结合眼耳鼻咽喉口腔科专科的发展和护理学教育改革的需要,编写组全体老师进行了认真讨论,对教材内容进行了补充、更新和完善,同时配有指导用书和数字增值服务内容,构建以学生为中心的立体化教材服务体系。本教材具有如下特点:

　　1. 教材内容体现以人的健康为中心,以护理程序为基本框架,培养学生的整体护理观和临床思维能力。教材中的疾病护理编写方法是按照病因、病理、护理评估、治疗要点、护理诊断、护理目标、护理措施、护理评价的顺序编写。护理措施的编写要求与护理诊断一一对应,强调每条护理措施的实用性和可操作性,与临床护理工作紧密接轨。

　　2. 注重教材内容的知识更新和疾病谱的变化,既包括眼科、耳鼻咽喉科、口腔科的临床常见病、多发病的护理,又有专科的新技术、新理论和新药知识及相关护理内容。根据疾病谱的变化,增加了常见病的护理,如泪道狭窄或阻塞、睑缘炎、黄斑裂孔、年龄相关性黄斑变性、声带小结、声带息肉等;对专科护理技术操作内容进行了更新,增加了临床常用护理操作内容。

　　3. 为了便于学生对知识点复习和掌握,每章设有学习目标,提出本章学习要求掌握、熟悉和了解的知识点,便于学生把握重点;同时提出了对学生的护理技能要求和职业道德、专业素养方面的要求,力求在学科教学的同时培养学生良好的职业道德和职业情操。

　　4. 为了激发学生的学习兴趣,启发学生的临床思维,在疾病护理内容之前设置临床真实情景导入,描述病人患病时的自觉感受。

　　5. 为便于学生对所学的知识融会贯通和对新的前沿知识了解,本书增设了知识拓展,以拓展学生的视野和知识面。

　　本教材是全体编者集体智慧的结晶,温州医科大学附属眼视光医院护理部为教材定稿会提供了大力支持,陈华蓉、陈艳、陈辛红、许晶晶等老师为本教材校阅工作付出了辛勤劳动。在此,谨向他们致以诚挚的谢意!

　　由于学识、水平有限,教材中一定存在缺点和不足,恳请广大教师、同行和同学多提宝贵意见,以便改进。

陈燕燕

2013 年 11 月

目 录

第一章 眼的应用解剖生理

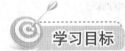
眼科学是研究视觉器官疾病的发生、发展和转归以及预防、诊断、治疗的一门科学；由于眼部结构精细，功能复杂，故掌握眼部的解剖结构、生理功能及诸器官之间的解剖联系，对理解和掌握眼科疾病的护理尤为重要。

眼为视觉器官，包括眼球、视路和眼附属器三部分。

眼球接受外界光线的刺激，在视网膜上成像，经视路传导至视觉中枢而完成视觉功能。眼附属器对眼球起到保护、运动等作用。

第一节 眼球的应用解剖生理

眼球（eye ball）近似球形，正常眼球的前后径出生时约 16mm，3 岁时达 23mm，成人平均为 24mm，垂直径平均为 23mm，水平径平均为 23.5mm。

眼球位于眼眶前部，前面有眼睑保护，周围有眶脂肪垫衬，后面与视神经相连。眼球大部分受眶骨壁保护，借眶筋膜、韧带与眶壁联系。

眼球分为眼球壁和眼球内容物两部分（图 1-1）。

一、眼 球 壁

眼球壁由外层纤维膜，中层葡萄膜，内层视网膜构成。

（一）外层

外层由坚韧致密的纤维组织构成，故称纤维膜。它的前 1/6 为透明的角膜，后面 5/6 为瓷白色不透明的巩膜，两者移行部分为角巩膜缘。它们的主要生理功能是维持眼球形状和保护眼内组织，角膜还具有透光及屈光作用。

1. **角膜**（cornea） 位于眼球前极中央，略呈横椭圆形，横径 11.5~12mm，垂直径 10.5~11mm，前表面中央 1/3 区域称光学区，近似球面，周边部较扁平。角膜的厚度，中央部较薄，0.5~0.55mm；周边部相对较厚，约 1mm。角膜的曲率半径，前表面约 7.8mm，后表面约 6.8mm。

组织学上角膜由外向内分为五层（图 1-2）。

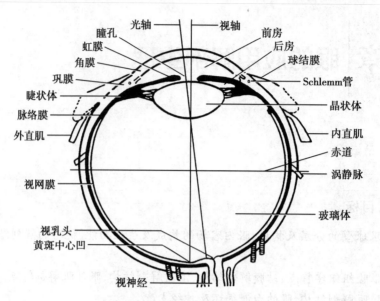

图 1-1　眼球水平切面示意图

（1）上皮细胞层：为复层扁平上皮细胞，不角化。对细菌的抵抗力强，再生能力也强，损伤后再生较快，不遗留瘢痕，易与其内面的前弹力层分离。

（2）前弹力层（Bowman 膜）：为一层无细胞成分的均质透明膜，无再生能力。

（3）基质层：占角膜厚度的 90%，由胶原纤维束薄板组成，具有同等的屈光指数，损伤后不能再生，由不透明纤维组织代替，留有瘢痕。

（4）后弹力层（Descemet 膜）：为较坚韧的透明均质膜，有弹性，对化学物质和细菌毒素的抵抗力强，在角膜溃疡穿孔前常可见后弹力层膨出，损伤后可再生。

（5）内皮细胞层：由单层六角形扁平细胞构成。具有角膜—房水屏障功能，正常情

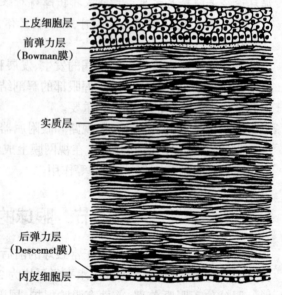

图 1-2　角膜横切面示意图

况下房水不能透过此层渗入角膜组织。对角膜正常生理及光学性能的保持有重要作用。内皮细胞受损不能再生，只能依靠相邻内皮细胞扩展和移行来填补。若角膜内皮细胞失去代偿功能，则角膜将发生大泡性角膜病变、水肿。

角膜组织的生理特点有：①透明：角膜是最主要的屈光介质，相当于 48D 的凸透镜，约占眼球总屈光力的 3/4。②无血管：其营养主要来自角膜缘血管网和房水。③代谢缓慢：角膜无血管，其营养物质主要来自房水、角膜缘血管网和泪液，故损伤时修复缓慢。④弯曲度规则：使角膜每条径线或每部分的屈折力基本相等，进入眼内的光线经屈折后，聚焦在视网膜上而形成清晰物象。如果弯曲度不规则可出现散光。⑤感觉敏锐：角膜有着丰富的三叉神经末梢分布。

角膜表面有一层泪膜，起到保持角膜平滑和光学特性，防止角膜上皮干燥和角化的作用。

2. 角巩膜缘（limbus）　是角膜和巩膜的移行区形成的环带。在外观上角膜缘部可见各

约 1mm 宽的前部半透明区及其外侧 0.75mm 的白色巩膜区。其表面有结膜覆盖,深部有环形的 Schlemm 管,向内经小梁网与前房角相通。角巩膜缘是十分重要的解剖部位,小梁网及 Schlemm 管是房水排出系统中的部位所在;组织学上还是角膜干细胞所在之处;临床上又是许多内眼手术切口的标志部位。但该处结构薄弱,眼球顿挫伤时,易发生破裂。结膜及巩膜的血管在角膜缘形成血管网,供应角膜营养。此血管网包括两层:浅层由结膜血管分支构成,位于结膜内;深层由睫状前血管分支构成,位于巩膜浅层,此处充血称睫状充血。

3. 巩膜(sclera)　质地坚韧,呈乳白色,由致密的胶原纤维和弹力纤维交错构成,有保护眼球内容物和维持眼球外形的作用。巩膜厚度各处不同,眼外肌附着处最薄(0.3mm),后极部(视神经周围)最厚(1.0mm)。与视神经交接处的巩膜分内、外两层,外 2/3 移行于视神经鞘膜,内 1/3 呈网眼状,称巩膜筛板,视神经纤维束由此处穿出眼球。

(二) 中层

中层为**葡萄膜**(uvea),因含丰富的血管及色素故又称血管膜、色素膜,主要起营养及遮光作用。自前向后分为虹膜、睫状体和脉络膜三部分。

1. 虹膜(iris)　为一圆盘状膜,位于角膜后面,晶状体前面,并将晶状体前的眼内空隙分隔为前房和后房。虹膜中央有一 2.5~4mm 的圆孔,即瞳孔(pupil),虹膜周边与睫状体连接处为虹膜根部。此部很薄,眼球钝挫伤时,易引起虹膜根部离断。虹膜内血管丰富,炎症时以渗出反应为主。虹膜感觉来源于第 V 脑神经眼支的分支,炎症时可引起疼痛。

虹膜组织内有两种肌肉:环绕瞳孔周围的瞳孔括约肌(副交感神经支配),司缩瞳作用;向虹膜周边部呈放射状排列的瞳孔开大肌(交感神经支配),司散瞳作用。由于这两种平滑肌肌肉的协调运动,瞳孔就能随外界光线的强弱而缩小或扩大,以调节进入眼内的光线,保证视网膜成像清晰。光照下瞳孔缩小,称为瞳孔对光反射。当注视近物体时,瞳孔也缩小,同时发生调节和辐辏,称为近反射。瞳孔大小还与年龄、屈光状态、神经精神状态等因素有关,幼、老年者小,交感神经兴奋时瞳孔散大。

2. 睫状体(ciliary body)　位于虹膜根部与脉络膜之间,为宽 6~7mm 的环状组织,其矢状面略呈三角形。睫状体前 1/3 较肥厚称睫状冠,宽约 2mm,内表面有 70~80 个纵行放射状突起称睫状突,后 2/3 薄而扁平,称睫状环或称睫状体扁平部,此处血管少,又无重要组织,是玻璃体手术的切口部位。扁平部与脉络膜连接处呈锯齿状弯曲称锯齿缘,为睫状体后界。睫状体内有丰富的纵行、放射状和环形三种睫状肌纤维,受副交感神经支配。

睫状体主要有两个功能:①调节功能:睫状肌收缩与舒张,可以松弛或拉紧悬韧带,从而调节晶状体的厚度,使屈光力根据需要增强或减弱。②分泌功能:睫状突上皮细胞分泌房水。睫状体内富含血管和三叉神经末梢,炎症时可产生渗出物并引起显著疼痛。

3. 脉络膜(choroid)　为血管膜的后部,前起锯齿缘,后止于视神经盘周围,介于视网膜与巩膜之间,有丰富的血管和色素细胞,有充分遮光暗房作用,能提高视网膜的像质。脉络膜血液主要来自睫状后短动脉,血管多,血容量大,约占眼球血液总量的 65%,为视网膜外层和黄斑区提供血液。血中病原体也易经脉络膜扩散。脉络膜无感觉神经分布,故脉络膜炎不引起疼痛。

(三) 内层

内层为**视网膜**(retina),前起锯齿缘,后止视乳头,外与脉络膜紧贴,内与玻璃体相邻。按胚胎发育来源,视网膜可分为两层,外层为色素上皮层,内层为视网膜神经感觉层。二者间有潜在间隙,临床上视网膜脱离即由此处分离。

视网膜后极部有一直径约 2mm,无血管的浅漏斗状淡黄色小凹陷区,称为**黄斑**(macula lutea)(图 1-3)。其中央有一小凹为黄斑中心凹,可见反光点,称中心凹反射,此处是视网膜上视觉最敏锐的部位。

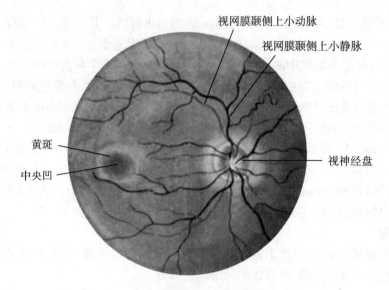

图 1-3　视网膜(检眼镜所见)

在视网膜上黄斑鼻侧约 1.5mm 处有一直径约 1.5mm,境界清楚的橙红色圆形盘状结构称为**视乳头**(optic papillae),又称视盘,是视神经纤维汇集成视神经,向视中枢传递穿出眼球的部位。视神经盘表面中央有一小漏斗状凹陷,称为**视杯**(optic cup)。视乳头处无感光细胞,不形成视觉,在视野上称为生理盲点。

锯齿缘为脉络膜与睫状体交界处的标志,此处视网膜薄弱,血管稀少,易发生病变。

视网膜神经感觉层主要由三级神经元构成,即光感受器 - 双极细胞 - 神经节细胞。第一级神经元为光感受器,分视锥细胞和视杆细胞两种。二者在数量、分布和功能上各不相同。视锥细胞感强光(明视觉)和色觉,主要集中在黄斑区,中心凹只有视锥细胞,且神经元之间呈一对一方式传导,所以中心凹视觉最敏锐。视杆细胞感弱光(暗视觉)和无色视觉,在离中心凹 5mm 左右视杆细胞分布达到最高极限,再向周边又逐渐减少。第二、三级神经元分别是双极细胞和神经节细胞,起传导作用(图 1-4,书末彩图)。

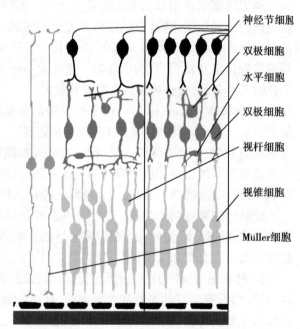

图 1-4　视网膜的细胞组成示意图

视网膜光感受器接受信息刺激形成视觉神经冲动,向双极细胞和神经节细胞传递,再沿视路将信息传导到视中枢形成视觉。

二、眼内容物

眼内容物包括房水、晶状体和玻璃体,均为无血管和神经的透明物质,是光线进入眼内达视网膜的通路,具有屈光作用,与角膜共同构成眼的屈光介质。

1. **房水**(aqueous humor)　由睫状突上皮细胞产生,充满后房与前房,全量为 0.25~

0.3ml。其主要成分是水,尚含有少量的氯化物、蛋白质、维生素 C、尿素及无机盐等,呈弱碱性。当眼内炎症、手术或眼外伤时,蛋白含量增高。房水具有营养角膜、晶状体、玻璃体和维持正常眼压的功能。

房水循环的主要途径:睫状突上皮细胞产生房水后进入后房,经瞳孔流入前房;再经前房角小梁网、Schlemmn 管、集液管和房水静脉,最后进入巩膜表层的睫状前静脉,最后汇入全身血液循环(图 1-5)。另有少量房水经虹膜表面隐窝被吸收,从脉络膜上腔排出。

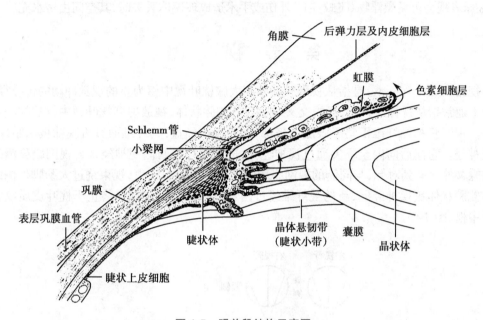

图 1-5 眼前段结构示意图

知识拓展

前房和后房

前房是由角膜、虹膜、瞳孔区晶状体、睫状体前部共同围成的腔隙。前房内充满房水,在瞳孔处最深,最周边称为前房角,为眼内房水排出的主要通道,与各种类型青光眼有关。

后房是由巩膜后面、晶状体前面、晶状体赤道部、玻璃体前面和睫状体内面构成的不规则腔隙,容纳房水,容积约为 0.06ml。

2. 晶状体(lens) 形如双凸透镜,富有弹性。由晶状体悬韧带与睫状体联系,使其固定于虹膜瞳孔后面、玻璃体前面。晶状体直径 9~10mm,厚 4~5mm,前表面中央为前极,后表面中央为后极,前后表面相接处为赤道部。

晶状体由晶状体囊和晶状体纤维组成。人的一生中,晶状体纤维不断生成,并将旧的纤维挤向中心,逐渐硬化而形成晶状体核;晶状体核外较新的纤维称为晶状体皮质。晶状体透明无血管,依靠房水循环提供营养和排出代谢产物;当晶状体囊受损或房水代谢发生变化时,晶状体将发生混浊,则形成白内障。

晶状体的生理功能:①晶状体是眼的屈光介质之一,构成眼的屈光系统。晶状体的屈光指数为 1.4371,屈光力为 17.35D。②晶状体富于弹性,与睫状肌共同完成眼的调节作用,使不同距离的物像能清晰地在视网膜上成像。随着年龄的增大,晶状体核增大且变硬,晶状体囊弹性减弱,调节力减退,临床表现为老视。③晶状体可滤去部分紫外线,对视网膜有保护作用。

3. 玻璃体(vitreous body)　为透明的胶质体,充满于玻璃体腔内。其主要成分为水,占99%,含有微量胶原纤维、蛋白质及酸性黏多糖等物质,有黏性。其屈光指数为 1.3349,体积为 4.5ml。

玻璃体的生理功能除有屈光功能外,主要是对视网膜和眼球壁起支持作用。玻璃体无血管,代谢缓慢,不能再生,其营养来自脉络膜和房水。当其周围组织发生病变时,往往影响到它的正常代谢而容易发生液化和混浊。随年龄增加,玻璃体内黏多糖解聚,可呈凝缩和液化状态,临床表现为可见漂浮物(飞蚊症)。外伤或手术造成玻璃体丢失时,其空间由房水充填。

第二节　视　　路

视路(visual pathway)是指从视网膜开始到大脑枕叶视中枢为止的视觉冲动的传导径路。临床上通常指从视神经开始,经视交叉、视束、外侧膝状体、视放射到枕叶视中枢的神经传导径路。视网膜神经纤维汇集于眼底后极部,形成视神经盘,其纤维通过巩膜筛板出眼球,形成视神经。它向后向内至眶尖通过视神经孔,进入颅腔。两侧视神经来自视网膜鼻侧的纤维在蝶鞍处交叉到对侧,与同侧的视网膜颞侧纤维合成左右视束,视束绕过大脑脚外侧终止到外侧膝状体更换神经元,新的视纤维经过内囊、颞叶形成视放射,终止于枕叶皮质纹状区的视中枢(图 1-6)。

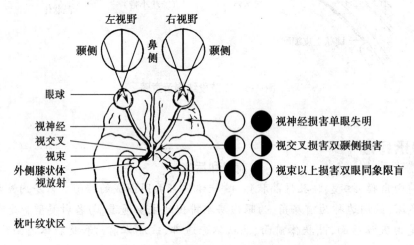

图 1-6　视路及其视神经损害示意图

视神经按其部位划分为:眼内段、眶内段、管内段、颅内段四部分。

视神经外面被神经鞘膜包裹,此鞘膜是由三层脑膜延续而来。鞘膜间隙与颅内同名间隙连通。当颅内压升高时,往往可发生视神经盘水肿。

由于视觉纤维在视路各段排列不同,所以在神经系统某部位发生病变或损害时对视觉纤维的损害各异,表现为特定的视野异常。因此,检查这些视野缺损的特征性改变,对中枢神经系统病变的定位诊断具有重要意义。

第三节　眼附属器的应用解剖生理

一、眼　　睑

眼睑(eye lids)位于眼眶前部,覆盖于眼球表面,分上睑和下睑,其游离缘称睑缘,有睫毛生长、皮脂腺、汗腺和睑板腺开口。上、下睑缘间的裂隙称睑裂，正常平视时睑裂高度约8mm，上睑遮盖角膜上部1~2mm。睑裂内外连结处分别称内眦和外眦。内眦处有小的肉样隆起称泪阜，为变态的皮肤组织。上下睑缘的内侧端各有一小孔称泪小点(图1-7)。

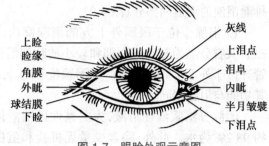

图 1-7　眼睑外观示意图

眼睑的组织结构由外至内可分为五层：

1. 皮肤层　是人体最薄柔的皮肤之一，易形成皱褶。

2. 皮下组织层　比较疏松，利于运动，但易水肿，外伤时易淤血。

3. 肌层　有眼轮匝肌、提上睑肌和米勒肌(Müller肌)，分别由面神经、动眼神经和交感神经支配。面神经麻痹时，眼睑闭合不良；动眼神经麻痹时，上睑下垂。

4. 睑板层　由致密的结缔组织、丰富的弹力纤维和大量睑板腺组成。睑板为睑的支架，具有重要的保护功能。

5. 结膜层　紧贴睑板内表面。

眼睑的主要生理功能是保护眼球，避免直接损伤眼球表面，保持角膜光泽，清除结膜囊灰尘及细菌。眼睑瞬目运动可使泪液润湿角膜。

二、结　膜

结膜(conjunctiva)是一层薄而透明的黏膜组织，表面光滑，覆盖于眼睑后面及眼球巩膜前表面。与角膜一起在眼球前面形成一个以睑裂为开口的囊状间隙，称结膜囊(conjunctival sac)(图1-8)。结膜按其部位分为睑结膜、球结膜和穹隆结膜。

1. 睑结膜　覆盖于睑板内面的透明黏膜，与睑板紧密粘连不能被推动。距睑缘2mm处有一浅沟与睑缘平行称上睑下沟，常为异物存留处。

2. 球结膜　覆盖于眼球前部巩膜表面，止于角膜缘。球结膜与巩膜间有眼球筋膜将二者疏松相连，故球结膜可被推动。近穹隆部的球结膜下是注射药物的常用部位。

3. 穹隆结膜　为睑、球结膜之间的部分，此处结膜组织疏松，多皱褶，便于眼球活动。

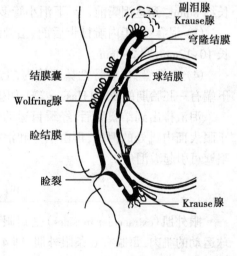

图 1-8　结膜囊示意图

结膜分泌腺有：①杯状细胞：分泌黏液，以湿润眼球表面。②副泪腺：分泌泪液。

结膜血管来自眼睑动脉弓及睫状前动脉。睑动脉弓穿过睑板分布于睑结膜、穹隆结膜和距角膜缘4mm以外的球结膜，此动脉称结膜后动脉，充血时称结膜充血。睫状前动脉在角膜缘3~5mm处，一支穿入巩膜，另一支细小的巩膜上支继续前行组成角膜周围血管网并分布于球结膜，后者称结膜前动脉。角膜缘血管网充血时称睫状充血。两种不同充血对眼部炎症部位的诊断有重要意义。由于结膜血液供给丰富，抵抗力强，故受损后修复愈合快。球结膜血管是人体唯一用肉眼能直接观察到的血管，其形态和血流的变化不仅与眼病有关，亦可能是某些全身疾病在眼部的表现。结膜的感觉受三叉神经支配。

三、泪 器

泪器(lacrimal apparatus)包含分泌泪液的泪腺和排泄泪液的泪道两部分(图1-9)。

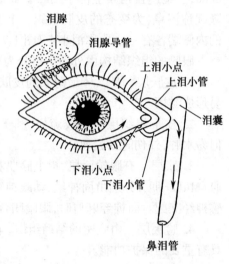

1. 泪腺 位于眼眶外上方的泪腺窝内,被上睑提肌肌腱分隔为较大的眶部和较小的睑部泪腺,排泄管开口于外上穹隆部结膜。副泪腺位于穹隆结膜下,其功能与泪腺相同。

泪腺分泌浆液性泪液,为弱碱性透明液体,其中约98.2%为水。此外,除含少量无机盐和蛋白外,尚含有溶菌酶、免疫球蛋白A(IgA)、补体系统、β-溶素及乳铁蛋白。故泪液除具有润滑结膜和角膜、维护其生理功能外,尚具有杀菌、预防感染的作用。此外,当眼部遭到外来有害物质刺激时,泪腺反射性地分泌大量泪液,以冲洗和稀释有害物质。

图1-9 泪器示意图

泪液的分泌由面神经的副交感神经纤维支配。正常状态下16小时内(清醒时)分泌泪液0.5~0.6ml。在睡眠状态下,泪液的分泌基本停止,在疼痛和情绪激动时泪液则大量分泌。

2. 泪道(lacrimal passages) 是泪液的排出通道,包括泪小点、泪小管、泪囊和鼻泪管。

(1) 泪小点:是泪液引流的起点,位于上、下睑缘内侧端乳头状突起上的小孔,直径为0.2~0.3mm。

(2) 泪小管:为连接泪点与泪囊的小管。先垂直于睑缘1~2mm,然后呈水平位转向泪囊长约8mm。到达泪囊前,上、下泪小管多先汇合成泪总管之后进入泪囊,也可直接进入泪囊。

(3) 泪囊:位于内眦韧带后面、泪骨的泪囊窝内。其上方为盲端,下方与鼻泪管相连接,长10~12mm,宽2~3mm。

(4) 鼻泪管:位于骨性鼻泪管内,上接泪囊,向下开口于下鼻道,全长约18mm。鼻泪管下端有一胚胎期的残膜(Hasner瓣),如生后仍未开放可发生新生儿泪囊炎。

泪液排出到结膜囊后,经瞬目运动分布于眼球的前表面,大部分直接蒸发,其余泪液聚于眼表面内眦处的泪湖,再由泪点和泪小管的虹吸作用吸入泪囊、鼻泪管、鼻腔。如果泪道阻塞可引起溢泪症。

四、眼 外 肌

眼外肌(extraocular muscles)是司眼球运动的肌肉,每眼有6条眼外肌,即4条直肌和2条斜肌(图1-10)。

4条直肌为上直肌、下直肌、内直肌和外直肌,它们均起自眶尖部视神经孔周围的总腱环,向前展开越过眼球赤道部,分别止于角膜缘后不同距离的巩膜上。内外直肌的主要功能是使眼球向肌肉收缩的方向转动。上、下直肌与视轴成23°,收缩时其功能除使眼球上、下转动外,同时还有内转内旋、内转外旋

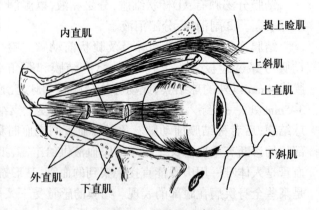

图1-10 眼外肌示意图

的作用。2 条斜肌是上斜肌和下斜肌。上斜肌亦起自总腱环,沿眶上壁向前至眶内上缘,穿过滑车向后转折,经上直肌下面到达眼球赤道部后方,附着于眼球的外上巩膜处。下斜肌起自眼眶下壁前内侧,经下直肌与眶下壁之间,向后外上伸展附着于赤道部后外侧的巩膜上。上、下斜肌的作用力方向与视轴成 51°,收缩时其主要功能是使眼球内旋和外旋;其次是上斜肌为下转、外转,下斜肌为上转、外转。

　　除外直肌受展神经支配、上斜肌受滑车神经支配外,其余眼外肌皆受动眼神经支配。各肌的血液供应均由眼动脉的肌支供给。

<h2 style="text-align:center">五、眼　　眶</h2>

　　眼眶(orbit)是由额骨、蝶骨、筛骨、腭骨、泪骨、上颌骨和颧骨 7 块颅骨构成的四边锥形骨窝,成人眶深 40~50mm,容积为 25~28ml(图 1-11)。眶内除有眼球、眼外肌、泪腺、血管、神经和筋膜外,各组织间还有脂肪充填,对眼球起软垫样保护作用。眼眶有上下内外四壁,除外侧壁较坚硬外,其余三壁骨质较薄,尤以内侧壁最薄,且分别与额窦、上颌窦和筛窦、蝶窦相邻,因此鼻窦的疾病容易波及眶内组织。

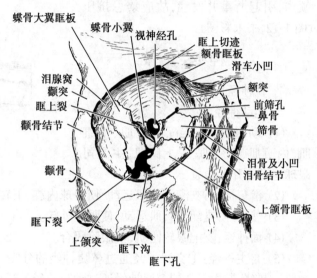

图 1-11　眼眶示意图

　　眼眶有一孔、两裂。"一孔"即视神经孔,位于眶尖部,内有视神经和眼动脉通过,与颅中窝相通。"两裂"即:①眶上裂:位于视神经孔的外上方,与颅中窝相通,有动眼神经、滑车神经、三叉神经第一分支、展神经和眼上静脉等穿过,此处受损则出现眶上裂综合征。②眶下裂:位于眶外侧壁与眶下壁之间,有三叉神经第二分支的眶下神经、眶下动脉及眼下静脉等通过。

　　眶上切迹为眶上缘内侧的凹陷,有眶上神经和眶上动脉通过,临床上为眶上神经痛的压痛点。

<h1 style="text-align:center">第四节　眼的血液循环与神经支配</h1>

<h2 style="text-align:center">一、血 液 循 环</h2>

　　眼的血液供应主要来自颈内动脉系统分支的眼动脉,而眼的静脉系统经眼上、下静脉汇入海绵窦,最后流入颈内静脉。

(一)动脉系统

　　眼的血液供应来自颈外和颈内动脉系统。颈内动脉从颅腔内刚出海绵窦处分出眼动脉,经视神经孔到达眶内,再分出视网膜中央血管系统和睫状血管系统。

　　1. 视网膜中央动脉　在眼球后 9~12mm 处穿入视神经中央,再经视神经盘穿出,分为鼻上支、鼻下支、颞上支、颞下支动脉,走行于视网膜神经纤维层内,逐级分支达周边部,营养视网膜内层组织。

　　2. 睫状动脉　分为睫状后短动脉、睫状后长动脉、睫状前动脉,分别营养脉络膜、视网膜外层组织、睫状体、虹膜、角膜和巩膜表层、前部结膜等。

(二)静脉系统

与眼动脉系统伴行,眼球静脉回流主要为视网膜中央静脉、涡静脉和睫状前静脉,经眼上、下静脉汇入海绵窦,最后流入颈内静脉。眼上静脉、眼下静脉与面静脉、海绵窦、鼻腔静脉、翼静脉丛都有丰富的血管吻合,并且缺乏静脉瓣,血液可以互相流通。当鼻、唇的疖肿或颌面部炎症,可迅速扩散到眶内或颅内,引起严重并发症,故应禁忌挤压(图 1-12,书末彩图)。

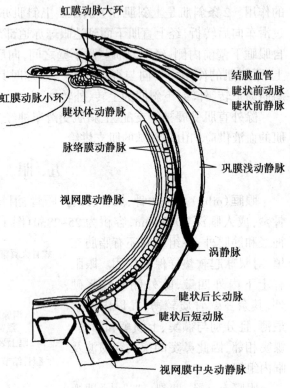

图 1-12　眼的血液供给示意图

二、神经支配

1. 视神经　传导视觉。

2. 运动神经

(1)动眼神经:支配上直肌、下直肌、内直肌、下斜肌、提上睑肌,主要司眼球运动和开大睑裂。

(2)滑车神经:支配上斜肌运动,使眼球内旋、下转、外转。

(3)展神经:支配外直肌运动,使眼球外转。

(4)面神经:支配眼轮匝肌,使眼睑闭合。

(5)自主神经:①交感神经通过鼻睫神经的分支——睫状长神经进入眼内,支配瞳孔开大肌,司瞳孔散大。②副交感神经通过动眼神经的运动根进入睫状神经节,节后纤维称睫状短神经,支配瞳孔括约肌和睫状肌,参与缩瞳和调节作用。

3. 感觉神经　来自三叉神经的第一分支(眼神经)、第二分支(上颌神经),司眼球及眼睑的感觉。

4. 睫状神经节　位于眼眶深部视神经外侧、总腱环前 10mm 处。其节前纤维由三个根组成:①长根即感觉根,来自鼻睫状神经,司眼球的一般感觉。②短根即运动根,来自动眼神经中的副交感神经纤维。③交感根,来自颈内动脉交感丛,支配瞳孔开大肌和眼球血管舒缩。眼内手术施行球后麻醉,就是阻断此神经节,对虹膜、睫状体有镇痛作用,并可稍降低眼压。

(陈燕燕)

思考题

1. 简述房水的循环途径。

2. 叙述眼的屈光介质及其生理功能。

第二章 | 眼科病人的护理概述

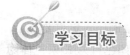 **学习目标**

1. 掌握眼科手术病人手术前后的护理要点、眼科病人护理评估的基本方法。掌握结膜囊冲洗法、测视力、滴眼药水法、涂眼药膏法。

2. 熟悉眼科特殊检查项目和临床意义,泪道冲洗法、结膜下注射法、球旁注射法、剪睫毛法及注意事项。

3. 了解眼科病人的基本特征、门诊护理管理、暗室护理管理、激光室护理管理;了解加压包扎法、眼部热敷法。

4. 运用所学的知识对眼科病人进行护理评估。

5. 能理解眼科病人的症状表现和心理特点,体现在对病人的护理关怀中。

第一节　眼科病人的护理评估及常用护理诊断

眼科护理工作的主要对象是眼科病人,以人的健康为中心的现代护理观要求我们,护理的着眼点不仅仅在"病",而应当强调"人",从人的身心、社会、文化的需要出发去考虑病人的健康和护理问题。眼科病人的护理评估是有计划地、系统地搜集资料的过程,是整个护理程序的基础。

在进行眼科病人的护理评估时,应注意眼科病人的基本特征:①症状体征突出:由于眼的结构精细与功能特殊,眼部发生病变时的临床症状、体征突出,如视功能障碍、眼痛、流泪、角膜混浊等。②心理症状明显:由于眼是人体最重要的感觉器官,患眼病时的痛苦感受尤为显著,病人容易产生紧张、焦虑和恐惧心理。如外伤性眼病。③多伴有全身相关病症:有些眼病是全身性疾病的眼部表现或并发症,如糖尿病可引起白内障和视网膜病变(微动脉瘤和出血);高血压动脉硬化可引起眼底出血等。还有不少眼病可引起全身性反应,如急性闭角型青光眼引起恶心、呕吐等消化道反应;眶蜂窝织炎可引起头痛、高热等全身症状。

一、护　理　病　史

1. 患病及治疗经过

(1) 患病经过:了解患病的诱因、起始情况和时间、主要症状和体征,包括部位、性质、程度、症状出现和缓解的规律等。

(2) 检查及治疗经过:以往检查的结果、用药情况和效果;目前治疗情况,包括正在使用药物的种类、剂量和用法;以及特殊的治疗饮食等。还要注意许多药物可引起药物性眼病,如长期滴用皮质类固醇眼液可导致眼压升高,引起皮质类固醇性青光眼,亦可诱发局部的真菌感染;毛果芸香碱眼药水长期应用,可引起变态反应性滤泡性结膜炎等。

 笔记

2. 生活史

（1）个人史：出生地、生活地、年龄、职业等情况。了解有无去过疫源地、传染病接触史、工作环境等。如急性细菌性结膜炎病人往往有患病家人或同学、朋友的接触史。

（2）生活方式：日常生活的规律性，包括学习或工作、情绪、活动、休息、睡眠、进食和排便等。如剧烈咳嗽、便秘可诱发球结膜下出血。

（3）职业与工作环境：了解工作环境对诊断某些眼病有重要帮助。如有青光眼病史者长时间在暗室环境工作，容易诱发青光眼；接触紫外线者可发生电光性眼炎；长期接触三硝基甲苯等、受红外线照射过多者可导致白内障。

（4）饮食习惯：平时饮食种类、数量，有无特殊喜好，尤其是糖尿病眼病病人更重要。

3. 家族人员健康状况　与遗传有关的眼病在临床上也较为常见，如色盲为 X 染色体隐性遗传，男性呈显性表现，女性为传递基因者；视网膜色素变性与遗传有关；原发性开角型青光眼有较高的家族发生率。

4. 发病诱因　许多因素可引起眼病的发作，如过度负重或震动可导致视网膜裂孔和视网膜脱离；情绪急剧变化、过度疲劳等可使眼压升高，导致青光眼发作。

二、身心状态评估

（一）心理 - 社会评估

1. 疾病知识　对疾病的原因、性质、过程、预后、治疗、预防、自我护理等方面的了解程度。

2. 心理状态　视功能状态对工作、学习和生活影响极大，当视力下降或失明时，病人不能正常工作，甚至失去生活自理能力，因此容易表现为焦虑、失眠、悲观、情绪低落、孤独等心理失衡，护士应及时、准确的评估病人的心理状态，给予相应的心理疏导。

3. 社会支持系统　家庭的人员组成、经济、文化、教育背景；对病人所患疾病的认识和给予病人的关怀、支持，以及亲戚、朋友、同事提供的支持等。

（二）主要症状和体征

眼病病人的自觉症状通常包括视力障碍、感觉异常和外观异常。

1. 视力障碍　常常表现为视力下降，视野缩小，视物变形（黄斑疾病），眼前固定或飘动的黑影，看远或看近不清楚，变色，夜盲，单眼或双眼复视等。

（1）视力下降：一般指中心视力而言。评估时应了解其发展速度、程度及伴随症状。①一过性视力丧失：指视力在 24 小时（通常 1 小时）内恢复正常，常见于视乳头水肿、体位性低血压、视网膜中央动脉痉挛等。②视力突然下降伴有眼痛，常见于急性闭角型青光眼、葡萄膜炎、角膜炎等。③视力突然下降不伴有眼痛，常见于视网膜动脉或静脉阻塞、缺血性视神经病变、视网膜脱离等。④视力逐渐下降不伴有眼痛，常见于白内障、屈光不正、开角型青光眼等。⑤视力下降而眼底正常，常见于球后视神经炎、弱视等。

（2）视野缺损：视野是指眼向前方固视时，所能看到的空间范围。常见视野缺损有向心性视野缩小（管状视野）、偏盲等。前者可见于视网膜色素变性、青光眼等；后者可见于视路病变，对视路疾病定位诊断极为重要。

（3）视物变形：系视物变大或变小或直线变弯、物像失真。常见于黄斑部病变、视网膜脱离、视网膜脉络膜肿瘤、高度近视屈光不正、角膜不规则散光等。

（4）眼前黑影：固定性黑影多见于晶状体混浊；飘动性黑影（飞蚊症）多见于玻璃体病变、视网膜脱离等。

（5）复视：将一个物体视为两个称为复视。双眼复视常见于眼外肌麻痹；单眼复视见于晶状体不全脱位、多瞳症、虹膜根部离断等。

笔记

2. 感觉异常 包括眼部刺痛、胀疼、痒、异物感、畏光等。

(1) 眼痛:了解疼痛的性质、部位、有无异物感和伴随情况。如颞颥部疼痛常见于三叉神经痛、血管性偏头痛、颅内压增高;眼眶部疼痛可见于青光眼;眼部异物感或刺痛见于急性结膜炎、睑结膜结石等。

(2) 眼干、痒、烧灼感和异物感:以痒为突出主诉者,多见于春季卡他性结膜炎和过敏性结膜炎。

3. 外观异常 表现为眼部发红、充血、肿胀、分泌物、新生物等。

(1) 眼部充血:是眼科病人最常见的症状之一,眼睑皮肤发红、充血可见于各种炎症和过敏性反应。结膜下出血见于眼外伤、球结膜下注射后,或与全身动脉硬化等有关。

(2) 眼睑肿胀和结膜水肿:眼睑皮肤较薄,皮下组织疏松,血管丰富,易于发生水肿、血肿和气肿。①眼睑的炎性水肿多伴有不同程度的眼睑充血;非炎性水肿多无充血,常见于肾炎、心力衰竭、黏液性水肿等全身性疾病。②眼睑血肿,为皮下出血,呈暗红或青紫色皮下肿胀,可见于眼部挫伤、眼眶或颅底骨折、出血性紫癜等。③眼睑气肿,为组织肿胀,压之有捻发音,擤鼻时气肿更加明显,见于眶内侧筛板骨折。④球结膜水肿呈透明水疱状,甚至暴露于睑裂外,可见于结膜、眼前部组织炎症和眼眶炎症,亦可见于过敏和眼部术后反应等。

(3) 眼部分泌物增多:是感染性眼病重要的症状和体征,脓性分泌物提示细菌感染的可能;水样或浆液性的分泌物提示病毒感染;黏稠丝状提示过敏所致。

(4) 眼球突出:角膜顶点超出眶外缘冠状面的距离称为眼球突出度。正常眼球突出度为 12~14mm,一般双侧对称。超过正常范围为眼球突出。单侧性眼球突出可见于眼眶蜂窝织炎、海绵窦栓塞和眶内肿瘤等。双侧性眼球突出可见于甲状腺和垂体前叶功能亢进等。

(5) 流泪和溢泪:流泪是指泪液分泌过多,不能完全由正常的泪道排出而从睑裂部流出,多见于眼睑内外翻、倒睫、眼前部组织炎症等引起。溢泪是指泪液分泌正常,但因泪道流出障碍而溢出,常见于泪点闭塞、泪点位置异常、泪囊炎、鼻泪管阻塞和先天性鼻泪管下口闭锁等。

三、眼部检查

1. 眼附属器检查 应在良好的照明下,按解剖部位的顺序进行检查,一般是先右后左,先健眼后患眼,从外向内和由前向后,以免遗漏或记录时混淆。

(1) 眼睑:观察眼睑皮肤有无充血、水肿、压痛、皮疹、瘢痕、肿物、皮下出血和气肿(皮下气肿可有捻发感);有无倒睫及是否触及眼球;有无睑裂大小不等、睑缘缺损或位置异常(如内翻或外翻);有无内眦充血、糜烂、粘连和赘皮;有无睑板弯曲、畸形和局限性结节。

(2) 泪器:①泪腺:正常时泪腺不能触及,能触及者为异常,可见于炎症和肿瘤等。②泪点:注意泪小点有无外翻、狭窄、闭塞。③泪囊:观察泪囊区有无红肿、压痛或瘘管,压迫局部注意有无分泌物自泪点溢出。

(3) 结膜:轻轻分开上下眼睑,嘱被检者向各方向注视,观察球结膜有无充血,再将眼睑向上下翻转,检查睑结膜和穹隆部结膜,观察有无充血、水肿、乳头、滤泡、瘢痕、结石、异物、新生物、睑球粘连等。

注意区分结膜充血、睫状充血和混合性充血(表 2-1)。

(4) 眼球的检查:观察双侧眼球大小、位置是否对称,角膜是否位于中央,高低是否一致。观察眼球运动时双眼是否对称和同步,有无眼球震颤、斜视,有无眼球突出或内陷,用眼球突出计测量,正常眼球突出度 12~14mm,左右眼相差不超过 2mm。

表2-1　结膜充血与睫状充血的鉴别

	结膜充血	睫状充血
血管来源	结膜后动静脉	睫状前动静脉
位置	浅	深
充血部位	近穹隆部充血显著	近角膜缘充血显著
颜色	鲜红色	紫红色
形态	血管呈网状、树枝状	血管呈放射状或轮廓不清
移动性	推动球结膜时,血管随之移动	血管不移动
充血原因	结膜疾病	角膜炎、虹膜睫状体炎及青光眼

（5）眼眶的检查:观察两侧眼眶是否对称,检查有无眼眶压痛及肿块。

混合性充血是上述两种类型的充血混合并存,其临床意义同睫状充血。

2. 眼前节检查　眼前节检查方法:①聚光灯斜照检查法:是检查眼球前段时常用的、简单的检查方法,即一手持带有聚光灯泡的手电筒,从眼的侧方距眼约2cm处,聚焦照明检查部位,另一手持13D的放大镜置于眼前,检查角膜、前房、虹膜及晶状体。②裂隙灯显微镜检查法:裂隙灯显微镜为眼科极为常用而不可少的检查仪器,用它可在强光下放大10~16倍检查眼前段病变,还可通过加用其他附件做玻璃体、视网膜、眼压和前房深度等检查,并可做激光治疗。③前房角镜检查:前房角镜检查可判断前房角的宽窄与开闭,对青光眼的诊断、分类、治疗及预防都具有重要意义;此外,还可发现房角的其他异常,如新生血管、睫状体劈裂或离断、异物存留、囊肿及青光眼术后改变等。

眼前节检查的部位:

（1）角膜:观察角膜的直径大小、透明度、弯曲度、表面光滑度及知觉。如角膜横径<10mm或>12.5mm,则分别为小角膜或大角膜。角膜混浊可见于水肿、炎性浸润、溃疡、穿孔、变性、瘢痕、新生血管、赘片和异物等。角膜弯曲度异常可见于圆锥角膜和扁平角膜等。对于微细的角膜病变,应使用放大镜或裂隙灯显微镜检查。

角膜完整性检查:可用荧光素钠染色检查法。用消毒玻璃棒蘸无菌的1%~2%荧光素钠液或经高压灭菌的荧光素钠滤纸置于下穹隆部结膜上,1~2分钟后观察结果。正常角膜不着色;如角膜上皮损伤、缺损或溃疡,病变区可被染呈黄绿色,与不染色区境界分明。需注意的是,荧光素钠液易受污染,尤其是铜绿假单胞菌,因此必须定期消毒或更换。

角膜知觉检查:可从消毒的湿棉棒中拉出一束细棉丝,用其尖端从被检者侧面(不要让病人看见)轻轻触及角膜表面,如不引起瞬目或两眼所需触力有明显差别,则表明角膜感觉减退。多见于疱疹病毒所致的角膜炎或三叉神经受损者。

（2）巩膜:观察其色泽(黄染或黑色素)、有无充血、结节、隆起和压痛等。

（3）前房:用侧照法观察前房深度:用聚光手电筒,在距眼部1~2cm处,从颞侧向鼻侧与虹膜面平行照射,鼻侧虹膜全部照亮为深前房;仅照亮至鼻侧虹膜小环部为浅前房,应注意有发生闭角型青光眼的危险。详细的前房检查应在裂隙灯显微镜下进行。

（4）虹膜:注意虹膜的色泽、纹理、虹膜表面是否有新生血管,是否有虹膜震颤。虹膜局部脱色是虹膜萎缩的表现;虹膜发红为新生血管,多见于新生血管性青光眼和绝对期青光眼;纹理消失可见于虹膜水肿、炎症和萎缩。

（5）瞳孔:观察两侧瞳孔是否等大、形圆,位置是否居中,边缘是否整齐。

正常成人瞳孔在弥散自然光线下直径为2.5~4mm,幼儿及老年者稍小。瞳孔扩大见于外伤、青光眼、药物性散瞳和无光感眼;瞳孔缩小见于强光照射、虹膜睫状体炎和药物性缩瞳;长椭圆形瞳孔见于闭角型青光眼;梨形瞳孔多见于粘连性角膜白斑;梅花形瞳孔可见于虹膜后粘连;瞳孔向上移位见于白内障摘除术后和某些青光眼术后。

检查瞳孔的各种反射对视路及全身性疾病的诊断有着十分重要的意义。①瞳孔直接对光反射:在暗室内用手电筒照射受检眼,该眼瞳孔迅速缩小的反应。直接对光反射消失见于视网膜、视神经、视束或瞳孔反射的神经通路障碍,亦见于动眼神经病变或药物性瞳孔散大。②瞳孔间接对光反射:在暗室内用手电筒照射另侧眼,受检眼瞳孔迅速缩小的反应。一眼失明,其直接对光反射消失,但当光照射对侧正常眼时,失明眼的瞳孔可发生间接对光反射,瞳孔缩小。③近反射:又称集合反射。先嘱被检者注视一远方目标,再嘱其立即注视眼前 10~15cm 处目标,此时两眼瞳孔缩小、双眼内聚。眼外伤、睫状肌麻痹和 Adie 瞳孔可出现近反射消失。

(6) 晶状体:观察晶状体有无混浊和脱位。晶状体混浊多见于白内障,晶状体脱位多见于外伤性眼病。

3. 眼后节检查 眼后节检查是指借助直接检眼镜、间接检眼镜等工具对眼球后段即玻璃体、脉络膜、视网膜和视神经乳头进行的检查。眼底检查不仅对眼科疾病的诊断及治疗有重要意义,而且为某些全身性疾病的诊断和治疗提供重要线索和依据。

眼后节常用的检查方法:①三面镜检查:应用于玻璃体检查、眼底病的诊断和激光治疗。②检眼镜检查:有直接检眼镜和间接检眼镜。直接检眼镜:通常在暗室自然瞳孔下检查,如瞳孔过小或欲详查眼底各部,可滴快速散瞳剂散大瞳孔,所见眼底为正像,放大约 16 倍。间接检眼镜:一般需散瞳检查,所见眼底为倒像,放大约 4 倍,但可见范围大,具有立体感,能比较全面的观察眼底情况。

正常眼底呈橘红色,在视网膜中央偏鼻侧,可见一淡红色略呈椭圆形的视乳头,边界清楚,其表面中央有一小漏斗状的凹陷,色泽稍淡,为生理凹陷。视网膜中央动静脉由此分出各支并相伴而行。动脉较细呈鲜红色,静脉较粗呈暗红色。视乳头颞侧约 2PD(视乳头直径)处有一颜色稍暗的无血管区,称为黄斑,其中心有一明亮的反光点,称为中心凹反射。若视乳头边界模糊、隆起,应考虑视乳头水肿或视神经炎;如色泽苍白为视神经萎缩。如动脉变细或动静脉交叉处静脉中断,则表明小动脉有痉挛或硬化。

4. 视功能检查

(1) 视力:即**视锐度**(visual acuity),指辨别最小物像的能力,反映黄斑中心凹的视觉功能,亦称为中心视力。视力检查分为远视力和近视力检查。视力检查方法参照第四节眼科常用护理技术操作。学龄前儿童可采用幼儿视力表或简单的图形。

(2) **视野**(visual field):视野是指眼球向前固视时,除看清注视点外,同时所能看到的空间范围。黄斑注视点以外的视力称为视野,亦称周边视力。这种周边视力能辨认周围环境、物体所在的方位和判断物体移动的速度。世界卫生组织规定视野小于 10°者,即使中央视力正常也属于盲。

根据检查部位不同,视野检查分中心视野检查和周边视野检查。距注视点 30°以内的范围称为中心视野,30°以外为周边视野。根据检查方法不同,分为动态和静态视野检查。常用检查方法有:

1) 对比法:检查者与被检者相对而坐,眼位等高,相距约 0.5m。检查右眼时,被检者右眼与检查者左眼相对注视,并各遮盖另一眼。检查左眼则相反。检查者伸出手指,置于二人等距离处,在各个方向由外向内移动,嘱被检者发现手指出现时即告知,这样检查者就能以自己的正常视野比较被检者视野的大致情况。此法要求检查者的视野应是正常的,仅作为初步的视野检查。

2) 视野计检查法:有弧形视野计法、平面视野计法、Goldmann 半球形定量视野计、自动视野计等。

正常人动态视野:颞侧最大,上方最小,上方视野约 55°,鼻侧约 65°,下方约 75°,颞侧约 90°。在视野范围内,除生理盲点外出现的任何暗点或缺损均为病理性暗点。

病理性视野改变常见者有:①向心性缩小:可见于青光眼和视网膜色素变性。②不规则局限性周边视野缩小:可见于青光眼、视神经萎缩、视网膜脱离等。③偏盲性缺损:双眼鼻侧或颞侧偏盲,称异侧性偏盲。如一眼颞侧偏盲,另一眼为鼻侧偏盲,称为同侧偏盲,多见于视交叉以后的病变。④暗点:为视野范围内的岛状缺损。据其所在部位,可分为中心暗点、旁中心暗点和周边暗点。典型的病理性视野改变,可提示视路的功能状况、损害的部位,有助于眼部疾病如青光眼、神经系统病变、黄斑部变病和颅内疾病的诊断和定位。

在进行视野检查前护士要详细解释检查目的意义,特别告知病人检查时要始终保持眼睛注视前方注视点,转动眼球会影响检查结果。

(3) **色觉**(color vision):是指人眼辨别各种颜色的能力,反映视网膜视锥细胞的功能之一。视网膜视锥细胞含有红、蓝和绿三种原色的感光色素。如视锥细胞感光色素缺乏,则辨色能力缺陷,即色觉障碍,轻者为色弱,重者为色盲。多为先天性遗传性所致,属性连锁隐性遗传性眼病;也有后天性视网膜、视神经疾病所致者。临床上以红绿色觉障碍最为常见。色觉检查方法甚多,临床上常用者为各种色盲检查图。

检查注意事项:①检查者视力应 >0.5,屈光不正者应戴矫正眼镜检查。②距离:以 0.5m 为宜。③照明:自然光线下进行(日光不可直接照到图上),不可用人工光源,因其可影响色觉。④时间:阅读判断时间不大于 5 秒。⑤先让被检者阅读示教图,以利于理解。⑥结果的判断:据检查图所附说明来判断其色觉障碍的种类和程度。

(4) **暗适应**(dark adaptation):当眼从强光下进入暗处时,起初一无所见,随后逐渐能看清暗处的物体。眼的这种对光敏感度逐渐增加并达到最佳状态的过程,称为暗适应。正常人最初 5 分钟的光敏感度提高很快,以后渐慢,8~15 分钟时提高又加快,15 分钟后又减慢,直到 50 分钟左右达到稳定的高峰。在 5~8 分钟处的暗适应曲线上可见转折点,代表视锥细胞暗适应过程的终止,此后完全是视杆细胞的暗适应过程。暗适应检查可用以观察和诊断各种引起夜盲的疾病,如视网膜色素变性、维生素 A 缺乏症等。

(5) **立体视觉**(stereoscopic vision):也称深度觉,是感知物体立体形状及不同物体相互远近关系的能力,一般以双眼单视为基础,可利用同视机或立体检查图谱进行检查。

(6) **对比敏感度**:视力检查反映了高对比度(黑白反差明显)时的分辨能力,而日常生活中物体间明暗对比并非如此强烈。对比敏感度检查根据灰度调制曲线的变化制成宽窄、明暗不同的条栅图作为检查表,以反映空间、明暗对比二维频率的形觉功能。

(7) **电生理检查**:是利用视觉电生理仪测定视网膜受光照射或图形刺激时发生的生物电活动,了解视觉功能,为视觉系统疾病的诊断、预后及疗效评定提供依据。它包括眼电图(EOG)、视网膜电图(ERG)、视觉诱发电位(VEP)。

5. **眼压检查**　眼压测量对青光眼的诊断及治疗具有重要意义。眼压正常范围为 10~21mmHg(1.3~2.8kPa)。眼压测定法有:

(1) 指测法:嘱被检者向下方注视,检查者把双手中指和无名指固定于病人前额,两示指尖放在上睑板上缘皮肤面,两手交替轻压眼球,根据指尖感觉到的波动感,估计眼压的高低,双眼分别进行,互相对比。眼压正常时记录为 T_n,轻度、中度和高度增高分别记为 T_{+1}、T_{+2} 和 T_{+3}。轻度、中度和重度降低分别记为 T_{-1}、T_{-2} 和 T_{-3}。指测法是最简单的估计眼压的方法,仅凭借检查者的手指感觉,主观而不精确。

(2) 眼压计测定法:眼压计可分为压陷眼压计和压平眼压计。

1) 压陷眼压计:最常用的是 Schiotz 眼压计。被检者低枕平卧,表面麻醉后,举起左手示指作为注视点,使角膜恰在正中位。检查者左手轻轻分开上下眼睑,并分别固定于上下眶缘,不向眼球施加任何压力。右手持眼压计支架,缓缓地将足板垂直放置于角膜中央,先用 5.5g 砝码,读取指针刻度,如读数 <3,则需更换更重的砝码再量。据读数对照换算表查出眼压值,单位为毫米汞柱(mmHg)。注意每次使用前后用酒精消毒足板,测量后用抗生素眼药滴眼,预防感染。

2) 压平眼压计:常用的有 Goldmann 压平眼压计和非接触式压平眼压计。①Goldmann 压平眼压计附装在裂隙灯显微镜上,用显微镜观察,坐位测量。方法:用足够力量将角膜压平,固定压平面积,看压平该面积所需力的大小,所需力小者眼压亦小。②非接触式压平眼压计:是目前临床上比较常用的一种测量方法。它利用可控的气体脉冲,将角膜压平到一定面积,通过监测系统感受角膜表面反射的光线,将所需的时间记录下来,换算成眼压值。其优点是避免了通过眼压计引起的交叉感染,并能应用于对表面麻醉剂过敏的病人;缺点是所测数值不够准确。测量时,病人取坐位,下颌置于仪器下颌托上,前额紧靠额托,睁大睑裂注视仪器内的红色指示点。检查者调整仪器操纵杆,聚焦清晰后按动机器的气体触发器,显示屏上即可出现眼压读数。连续测量 3 次,取平均值,即为眼压测量值。自动式非接触眼压计只需对焦好既能自动进行眼压测量,最新的仪器还可自动对焦测量。

四、眼科影像学检查

近年来眼科影像学检查发展很快,逐渐成为眼科临床诊断的常用方法。

1. 眼超声检查　20 世纪 80 年代超声诊断逐步应用于眼科临床,90 年代超声生物显微镜利用高频超声检查眼前节的组织结构。

(1) A 型超声:显示与探测方向一致的一维图像,多用于生物测量,如眼轴测量和角膜厚度测量等。标准化的 A 型超声可用于眼部疾病的定性诊断。

(2) B 型超声:显示局部组织的二维切面图像。实时动态扫描可提供病灶的位置、大小、形态及与周围组织的关系,对所探测病变获得直观、实际的印象,为眼后节疾病、眼眶及眶周组织病变、眼外伤等提供诊断信息。

(3) 彩色超声多普勒成像(CDI):以血流彩色作为指示,定位、取样及定量分析。可检测眼动脉、视网膜中央动脉、睫状后动脉血流状况以及眼后节、眶内肿瘤等病变。

(4) 超声生物显微镜(UBM):利用超高频率超声对眼前部结构进行检查的方法。与 B 超类似,显示二维切面图像。其穿透力差,仅用于眼前节正常解剖的静态显示和动态活体测量以及眼前节疾病的诊断。

2. 眼科计算机图像分析

(1) 电子计算机断层扫描(CT):利用电离射线和计算机的辅助形成多个横断面的影像,为眼内、眼眶肿瘤、眼外伤眶骨骨折、异物等提供诊断信息。

(2) 干涉光断层扫描仪(OCT):利用激光对视网膜断层进行扫描,主要用于黄斑部病变的检查。

(3) 磁共振成像(MRI):利用一定频率的电磁波和计算机的辅助形成断面的图像,多用于眼内、眼眶肿瘤的诊断。

3. 眼底荧光血管造影:是将造影剂(能发出荧光的物质)从肘前静脉注入人体,利用特定滤光片的眼底照相机拍摄眼底血管及其灌注的过程。荧光素血管造影(FFA)是以荧光素钠为造影剂,主要反映视网膜血管的情况。吲哚青绿血管造影(ICGA)是以吲哚青绿为造影剂,反映脉络膜血管的情况,有助于发现早期的脉络膜新生血管、渗漏等。

五、眼科常用护理诊断

护理诊断是对有关需要以护理措施来解决或减轻现有的、潜在的健康问题的陈述。眼科病人常用的护理诊断如下：

1. 感知受损（视觉）　与眼压升高、晶状体混浊有关。

2. 疼痛：眼痛　与眼压升高、眼部炎症有关。

3. 自理缺陷：进食、沐浴或卫生、如厕等　与视力下降、双眼遮盖有关。

4. 舒适受损：眼部干痒、刺痛和烧灼感　与眼部炎症有关。

5. 潜在并发症：眼压升高、创口裂开、创口出血。

6. 有感染的危险　与传染性眼病、局部创口的预防感染措施不当、不良卫生习惯等有关。

7. 有受伤的危险　与病人视野缺损、视力下降有关。

8. 焦虑　与担心疾病预后、经济负担等有关。

9. 知识缺乏：缺乏眼病的预防和治疗护理相关知识。

10. 睡眠型态紊乱　与环境改变、视力下降或长期卧床有关。

11. 自我形象紊乱　与眼部外观改变有关。

第二节　眼科护理管理

一、门诊护理管理

门诊护理中重点要做好开诊前准备，预检分诊和协助医师进行检查、治疗，同时做好健康教育。

1. 眼科门诊　一般要常规检查裂隙灯，要求诊室窗帘遮光，避免光线直射，同时室内要清洁、整齐、通风，准备好洗手消毒液。

2. 诊室物品　诊室内仪器、物品放置要考虑眼科病人视力障碍，特别不要放在通道上。开诊前要检查医疗电脑处于工作状态。准备好诊桌上的物品，包括聚光手电筒、放大镜、近视力表、无菌荧光素钠、爱尔凯因眼药水、抗生素眼药水、散瞳及缩瞳眼药水、消毒玻璃棒，以及消毒干棉球棉签、酒精棉球等。同时，备好文具、病历纸、处方笺、住院证、各种检查、化验及治疗单等办公用品。

3. 预检分诊　护士要询问病史后，按病情特点和病人需求选择专科医师；急症病人随到随诊，年老体残病人优先就诊。

4. 视力检查　常规检查中心视力，根据需要检查近视力，并准确记录在病历上。

5. 协助各项检查　指导病人做好各项检查、治疗之前的准备，如测量眼压，散瞳或缩瞳等。

6. 健康教育　利用健康教育手册、壁报、板报、电视等，宣传常见眼病防治知识；根据病人病情特点，给予治疗、检查、饮食、用药及预防等方面的护理指导，需要时预约复诊时间。

7. 仪器设备保养维护　按仪器使用规程做好保养、消毒，镜头、镜片等光学仪器配件，可用擦镜纸或95%乙醚轻拭污渍。每天下班前，应将各种检查仪器从工作位恢复到原位，切断电源，加盖防尘罩。

二、暗室护理管理

暗室是眼科的特殊检查环境，眼部许多精细检查要在暗室进行，室内有许多精密检查仪器，因此加强暗室护理管理非常重要。

1. 环境　暗室内地面应不反光、不打滑，墙壁为深灰色或墨绿色，窗户应设置遮光窗帘，以保证室内黑暗状态，利于使用眼科仪器进行细微观察。保持暗室清洁卫生、室内空气流通及相对干燥,以免损坏室内仪器。

2. 合理放置仪器 暗室常设仪器有裂隙灯显微镜、检眼镜、灯光视力表、验光仪、镜片箱等,每天下班前,应把暗室内各种检查仪器从工作位恢复到原位,切断电源,加盖防尘罩,并关好水龙头、门窗等。

3. 制定仪器使用规程 暗室内精密仪器的使用、保养严格按规程操作,镜头、镜片等光学仪器配件,可用擦镜纸或95%乙醚轻拭污渍。

4. 病人安全引导 部分病人视力低下,并且对暗室环境陌生,护士应给予护理指导和帮助,以避免发生意外。

三、激光室护理管理

激光室的安全很重要。因为激光能量密度很高,容易对人体皮肤和眼睛造成意外伤害;另外,激光仪器内部有很多精密的光学元件,使用不当会缩短仪器设备的寿命。

1. 激光室的环境 激光室应有警告标志,关好门窗,安装特殊的玻璃或遮光窗帘,墙壁不宜使用反光强的涂料,工作区内避免放置具有镜面反射的物品,以防激光伤害到人。

2. 工作人员的防护 激光容易损害眼睛和皮肤,导致永久性角膜混浊、白内障、视网膜损伤等和皮肤的红斑、丘疹、水疱、炭化和汽化等。因此自我防护非常重要。

(1) 使用激光治疗时,工作人员应戴专用的防护眼罩,或在裂隙灯、间接检眼镜、手术显微镜的光路中插入遮挡激光的滤过镜片。

(2) 对超过安全阈值的激光,要穿上白色工作服,戴手套,不让激光直射皮肤,防止反射光、散射光照射皮肤。

3. 激光仪器的保养

(1) 激光器必须由专业人员操作,并安装锁具。

(2) 使用时,先检查激光器的输出系统是否正确连接,各种附属设备是否处于正常工作状态后,才能开始使用激光。

(3) 激光器使用的间隙,应将激光器的输出置于"备用(Standby)"位置。

(4) 激光器要注意日常的防潮、防尘,如果使用光纤输出,应注意光纤不要被折断或重压。

4. 注意防火 在激光治疗过程中,不要将激光光源对准含乙醇的液体、干燥的棉花、敷料等易燃物品照射;尽量不要使用易燃的麻醉气休。激光室内必须放置灭火装置。

四、眼科病房管理

眼科病房是术后病人恢复的重要场所,护士应提供优质护理服务。

1. 保持病区环境安静、整洁、舒适和安全。做到走路轻、关门轻、操作轻、说话轻。

2. 保持病区环境清洁卫生、地面干燥、防滑,室内不准吸烟,注意通风,每日至少清扫两次,每周清洁大扫除一次。

3. 统一病房摆设,室内物品摆放要考虑到眼科病人视力障碍的情况,固定位置放置,不得随意悬挂物品,走廊和过道不可摆放任何障碍物,以免碰撞。病房内禁止摆放危险物品如刀子、剪子等,如需要,可到护士站便民服务箱借用。卫生间厕所旁设扶手,台阶上贴警示标志,地面铺防滑垫,以防病人摔倒。

4. 做好入院介绍,包括病房环境、住院制度等,特别是视力低下病人的安全制度和左右眼别的鉴定。考虑到眼科病人视力障碍,病房提醒病人的文字和给病人发放的资料字体要相对放大和清晰。

5. 病房有专为眼科检查的暗室和眼科检查设备,如视力表、裂隙灯、检眼镜等。

第三节　眼科手术病人常规护理

手术是眼科的重要治疗手段,手术前后护理是以手术为中心,包含术前、术后两个阶段的护理,做好手术前后的护理对病人的顺利康复有着重要意义。

一、眼科手术前常规护理

1. 全面评估病人身心情况　了解病人是否有高血压、糖尿病病史及治疗情况,有无局部感染、发热、月经期等。评估眼部情况,了解眼病家族史、泪囊炎病史、视力、眼压,泪道是否通畅、泪囊炎病史等,提出护理诊断与问题,制订护理计划。

2. 指导病人完成术前检查　如血、尿常规、凝血功能、肝、肾功能、HBsAg、HCV、HIV、梅毒抗体、心电图、胸部摄片,以及眼部 A 超、B 超等。

3. 加强健康教育　耐心解释疾病、手术等相关知识。训练病人学会手术中配合眼部手术操作,眼球向各方向转动;教会病人手术中运用深呼吸抑制咳嗽反射;术后需采取特殊体位病人(如俯卧位),术前需做好指导和训练。

4. 做好心理护理　建立良好的护患关系,使病人及家属以平稳心态迎接手术。

5. 术前准备

(1) 术前眼药:术前 3 天滴用抗生素眼液,每天 4 次。遵医嘱使用术前特殊用药,如散瞳剂、缩瞳剂、甘露醇等。

(2) 卫生指导:指导病人做好卫生,术前晚做好洗头、洗澡,更换清洁的内衣、裤。

(3) 饮食护理:全身麻醉病人术前禁食禁水 6 小时;局部麻醉术前用餐不宜过饱。

(4) 术晨护理:①监测生命体征:监测体温、脉搏、呼吸和血压,如有异常马上通知医生。②术眼护理:确认手术眼别,根据需要完成泪道冲洗、结膜囊冲洗、剪睫毛,并用无菌纱布包扎术眼等,同时做好标识。③物品保管:协助病人取下戒指、耳环、发夹、手表、义齿、义眼、眼镜等物品,更换好手术衣裤。④药品准备:遵医嘱执行术前用药,并准备好术中药品等。⑤护送病人:进手术室之前,嘱病人排空大小便;再次检查所有术前准备情况,携带病历及药品、物品等,护送病人到手术室。

二、眼科手术后常规护理

1. 安置病人正确、舒适体位　全麻未清醒前取去枕平卧位,头偏一侧,以防窒息。

2. 保护术眼　术眼戴上保护眼罩,避免碰伤,不可用力挤眼、咳嗽等剧烈运动,以免影响创口愈合。

3. 病情观察　注意生命体征及眼部病情变化:

(1) 注意观察眼内出血症状。如伤口敷料有渗血,按医嘱给予换药,术后戴上保护眼罩。

(2) 监测眼压,注意观察视力变化及眼痛、眼胀、恶心、呕吐等眼压升高症状。

(3) 注意眼部伤口感染症状及眼部分泌物性质。询问和观察眼部及全身情况,监测生命体征,术后感染通常发生于 48 小时内,如出现术眼剧痛并伴有头痛、恶心、呕吐等情况,应及时报告医生。

4. 对症护理　如因麻醉药反应或术中牵拉眼外肌而引起的呕吐,可肌内注射止吐和镇静药;如有疼痛,可酌情给予镇静、止痛剂。

5. 饮食　多吃水果和蔬菜,忌烟酒和辛辣刺激饮食,保持大便通畅。如术后三天无大便者,遵医嘱给缓泻剂通便,以避免病人过度用腹压而影响创口愈合。

6. 健康教育　指导正确用眼药、用眼卫生、合理饮食、正确卧位,并指导家属照顾病人生活,注意洗头、洗脸时不要将水溅入伤口,预防感染。术后避免剧烈运动、过度弯腰低头、用力过度等,以避免腹压增加。

第四节 眼科常用护理技术操作

一、视力检查法

(一)远视力检查

【目的】 了解双眼视力情况。

【用物】 标准视力表、遮眼板、灯箱、指示杆。

【操作过程】

1. 视力表检查法

(1)将视力表挂于距被检查者 5m 处;若置平面反光镜,则视力表距离镜面为 2.5m,视力表的 1.0 一行与被检眼平行。

(2)检查时双眼分别进行,一般为先右后左,先健眼后患眼。非检查眼用遮眼板或手掌遮盖,但不要压迫眼球。如受检者戴镜应先查裸眼视力,再查戴镜视力。

(3)嘱被检者辨认 E 字符缺口方向,用手势表示出该视标的方向,从最大视标开始,自上而下逐行检查,找出被检者的最佳辨认行,将能辨出的最小的视标记录为该眼的远视力。如至第 7 行不能辨认,则其视力为 0.6。如辨认至第 7 行其中 2 个,则记为 0.6^{+2}。

(4)低于 0.1 的视力检查:病人向前走近视力表,直至看清第 1 行为止。每前进 1m,从 0.1 减去 0.02。向前走进 3m,才能看清 0.1 的第 1 个大字,其视力为 0.1–3×0.02=0.04,依此类推。

(5)向前走到视力表前 0.5m 仍辨认不出 0.1 大字符的开口方向,及视力小于 0.01 者,则检查指数。

2. 指数(FC)视力检查法 适用在 1m 处不能辨认最大视标者。

嘱病人背光而坐,护士伸出手指,嘱病人说出手指数目,记录能辨认手指的最远距离。如相距 50cm 能正确数出,视力记为指数 /50cm。

3. 手动(HM)视力检查法 如果病人在眼前 5cm 仍不能辨认护士手指数目,则查手动。

检查时,护士的手在病人眼前晃动,记录能辨认手动的最远距离。如相距 20cm 处能正确分辨手的摆动,则记录视力为手动 /20cm。

4. 光感(LP)、光定位(光投射)检查法 对于不能辨认手指或手动的病人,应在暗室内进一步检查光感及光定位。

检查在暗室进行,护士将手电筒或烛光放在 5m 处,让病人用一只眼辨认光源,另一眼完全遮盖,记录能看见光源的最远距离。如在 4m 处能辨认出有亮光,视力记为光感 /4m;放在眼前也不能辨认者,则为无光感。

对于有光感的病人还需要检查视网膜的视敏度,即检查光定位(光投射)。嘱病人向正前方注视,保持头部和双眼不动,护士在距眼 1m 处分别将灯光移向左上、左中、左下、中上、正中、中下、右上、右中、右下 9 个方向,并不断询问是否看见灯光,记录能辨认亮光处记为"+",不能辨认处记为"−"。记录方法如下:

+	+	+
−	+	+
−	−	+

【注意事项】

1. 检测视力的室内灯光要采用自然光或人工照明要求为 500Lux 左右,避免眩光。

2. 受检者头位要正,遮眼板不能压迫眼球和非检查眼,不能歪头用另一只眼偷看,也不能眯眼。

3. 检查次序一般为先右后左,每个字母辨认时间为 2~3 秒。婴幼儿及学龄前儿童的视力表可选择简单的图形、玩具或手指检查,结果只供参考。

4. 若为戴矫正眼镜者,应先查裸眼视力,再查戴镜视力。

5. 遮眼板应严格消毒,避免交叉感染。

(二) 近视力检查

【目的】 检查近视力情况。

【用物】 标准近视力表或 Jaeger 视力表、遮眼板、指示杆。

【操作过程】

1. 操作前洗手,并核对病人的姓名和眼别。

2. 病人取坐位,根据所使用的近视力表上要求的检查距离放置近视力表,通常为 30cm 或 40cm。检查方法同远视力检查,检查次序一般为先右后左。

3. 测量可以正确辨认近视力表上最小一行的字符开口方向;或改变检查距离,以能看清最小字母为结果并记录距离,以小数法记录。如将视力表放到眼前 10cm,方能看清近用视力表上最小的一行字符的开口,记录为 1.0/10cm。

【注意事项】 参考远视力检查。

二、滴眼药水法

【目的】

1. 眼病病人需滴用眼药水进行治疗时。

2. 滴用表面麻醉剂或散瞳剂、缩瞳剂等进行眼科检查。

【用物】 准备眼药水、滴管或滴瓶、消毒棉签等物品。

【操作过程】

1. 护士操作前先洗手,做好查对。病人取坐位或仰卧位,头稍向后仰,并向患侧倾斜,患眼向上注视。

2. 如眼部有分泌物,先用消毒棉签拭净,再用棉签向下拉开下睑。

3. 右手持眼药瓶或滴管距眼 2~3cm 处将药液滴入结膜下穹隆部 1~2 滴。

4. 轻提上睑使药液充分弥散。

5. 嘱病人轻轻闭眼 1~2 分钟。

【注意事项】

1. 滴用眼药前先认真核对眼药名称、浓度,如为液体制剂,要检查有无沉淀、变色等现象,再查对病人姓名、眼别。

2. 滴用眼药时,动作轻柔,勿压迫眼球。

3. 药液不宜直接滴在角膜上或眼部伤口。

4. 滴用阿托品、毒扁豆碱等散瞳或缩瞳药物等,应于滴药后即刻按压泪囊区 2~3 分钟,以免药液经泪道进入鼻腔黏膜吸收,引起全身中毒反应。

5. 易沉淀的眼药水(如可的松)滴前应先充分摇匀再用。

6. 滴用多种眼药时,每种药物间隔不少于 5 分钟。

笔记

三、涂眼药膏法

【目的】 眼病病人需涂眼药膏进行治疗时。

【用物】 准备眼药膏、消毒棉签等物品。

【操作过程】

1. 护士操作前先洗手,做好查对。病人取坐位或仰卧位,头稍向后仰,并向患侧倾斜,患眼向上注视。

2. 如眼部有分泌物,先用消毒棉签拭净,再用棉签向下拉开下睑,嘱病人眼球上转。

3. 右手持眼药膏软管,将药膏挤入下穹隆部结膜囊内或用消毒玻璃棒蘸少许眼膏置于下穹隆部结膜囊内。

4. 转动眼球,使眼药膏分布均匀。

5. 用消毒棉签拭去溢出的药膏,嘱病人闭眼 1~2 分钟。

【注意事项】 注意玻璃棒无破损,其他参照滴眼药水法。

四、结膜囊冲洗法

【目的】

1. 清除结膜囊内异物、酸碱化学物质和脓性分泌物。

2. 手术前清洗结膜囊。

【用物】 准备洗眼壶或吊瓶、受水器、治疗巾、冲洗液(生理盐水、3% 硼酸、2% 碳酸氢钠液等)、消毒棉签或干棉球等物品。

【操作过程】

1. 护士操作前先洗手,做好查对和解释。病人取坐位或仰卧位,头略抬高并向冲洗侧稍倾。

2. 将治疗巾铺在冲洗眼侧的肩膀上。病人自持受水器紧贴住面颊部(坐位)或颞侧(仰卧位)。

3. 用棉签擦净病人眼部分泌物或眼膏。

4. 分开上、下眼睑,暴露结膜囊,洗眼壶细嘴或吊瓶冲洗头置于离眼部 2~3cm,先冲洗眼睑皮肤,然后冲洗结膜囊,同时嘱病人眼球向上、下、左、右方向转动,再翻转眼睑,充分冲洗结膜囊各部位。

5. 用消毒棉签或干棉球拭去眼睑、颊部水滴,取下受水器,滴入眼药水或眼药膏。

【注意事项】

1. 冲洗液温度要适宜,一般在 32~37℃。

2. 冲洗动作要轻,冲洗力不宜太大;冲洗液不可直接射向角膜。

3. 对于不能配合的病人,可用开睑器撑开眼睑后再行冲洗。

4. 如患眼有感染,注意安置病人患侧卧位,接触病人的用具应严格消毒。

5. 眼球穿通伤及深度角膜溃疡病人,不适宜结膜囊冲洗。

五、泪道冲洗法

【目的】 用于泪道疾病的诊断、治疗及内眼手术前的泪道清洁。

【用物】 准备注射器、泪道冲洗针头、泪点扩张器、表麻药(爱尔凯因滴眼液)、生理盐水、抗生素眼液、消毒棉签、治疗巾等物品。

【操作过程】

1. 护士操作前先洗手,做好查对、解释。病人取坐位或仰卧位,头稍后仰,并侧向患侧,置治疗巾于患侧脸颊处。

2. 将含有表麻药(爱尔凯因滴眼液)的湿棉片置于上下泪小点 3~5 分钟。

3. 用消毒棉签或左手示指拉开下睑内眦部,充分暴露下泪小点,嘱病人向上方注视,右手持注射器,将冲洗针头垂直插入泪小点深 1~2mm,再转为水平位,沿着泪小管走向进针 5~6mm,缓缓注入冲洗液。

4. 记录冲洗情况。如果冲洗液顺利地进入鼻腔或咽部,婴幼儿有吞咽动作,表示泪道通畅,否则可能有泪道狭窄或阻塞;若有黏液或脓液自上泪小点或原泪小点流出,可能为慢性泪囊炎。

【注意事项】

1. 泪小点狭窄者,宜先用泪点扩张器扩大泪小点,再行冲洗。

2. 注意针头插入泪小点时动作要轻柔;也不能将针头顶住泪小管内侧壁;如进针遇阻力,切不可强行推进,以免形成假道。如果在冲洗时,病人下眼睑肿胀明显,怀疑是否有假道形成,立即停止冲洗,并给予抗感染药物,以防发生蜂窝织炎。

3. 急性泪囊炎不宜进行泪道冲洗。

4. 不要短时间内反复冲洗泪道,以免引起泪道黏膜损伤或粘连,导致或加重泪小管阻塞。

六、结膜下注射法

【目的】　提高药物在眼内的浓度,延长药物作用时间。常用于治疗眼前段疾病。

【用物】　准备 1ml 或 2ml 注射器、4~6 号注射针头、注射的药物、爱尔凯因滴眼液、抗生素眼药水、消毒棉签、眼罩(胶布、无菌纱布)等物品。

【操作过程】

1. 护士操作前先洗手,做好查对、解释。病人取坐位或仰卧位,头稍后仰。

2. 患眼滴用表麻药(爱尔凯因滴眼液)2 次,间隔 3~5 分钟一次。

3. 用消毒棉签或左手示指分开上下眼睑。注射部位可选在靠近穹隆部的球结膜,选上方注射时,嘱病人眼球向鼻下方固视,在角膜缘 5~6mm 以外的颞上方球结膜进针;选下方注射时,嘱病人眼球向上方固视,在角膜缘下方近穹隆部的球结膜进针。

4. 右手持装药液的注射器,与眼球表面成 10°~15°,避开结膜血管,挑起球结膜进针,将药物缓缓注入,使球结膜呈鱼泡样隆起。注射量一般为每次 0.1~0.5ml。

5. 注射完毕后戴上眼罩。嘱病人闭目休息片刻,同时观察局部有无渗漏、出血等反应。

【注意事项】

1. 在结膜面进针时,注射器针头应于平行于角膜缘方向,同时嘱病人不要转动眼球,以免划伤角膜。

2. 对于不合作者或眼球震颤的病人,可用开睑器开睑或固定镊固定眼球后再注射。

3. 对于多次注射者,应更换注射部位,以免形成瘢痕。

4. 对于结膜有明显感染者、出血倾向者,或眼球有穿通伤口未进行缝合者不宜进行结膜下注射。

5. 刺激性强的药物,不宜进行结膜下注射,容易造成局部组织坏死。

七、球旁注射法

【目的】　提高眼部药物浓度,达到消炎、抗感染、治疗眼部疾病目的。

【用物】　准备 2ml 或 5ml 注射器、5 号半针头、注射药物、消毒液(碘伏、酒精)、消毒棉签、治疗卡等。

【操作过程】

1. 护士操作前先洗手,做好查对。协助病人取坐位或仰卧位,头略后仰。

2. 选择注射部位：眶下缘中、外 1/3 交界处，嘱病人注视鼻上方，避免转动眼球。

3. 消毒注射部位的皮肤及操作者左手拇指和示指皮肤。

4. 右手持抽有药物的注射器经皮肤刺入眶内，紧靠眶下壁垂直刺入 1cm 左右，固定好针头，轻轻抽吸见无回血后，将药液缓慢推入。

5. 缓慢拔针，拔针后继续按压 10 分钟，并观察药物反应。

【注意事项】

1. 操作时注意"三慢"，即进针慢、注射慢、拔针慢。

2. 进针深度不宜超过 1.5cm，勿过于偏向鼻侧；进针时如有明显抵抗感，不得强行进针，略微改变方向后再次进针，以免刺伤眼球。

3. 观察病人的情况，如回抽注射器有回血，应即拔针，用纱布间歇压迫止血；如出现眼睑绷紧、睁开困难、眼球逐渐突出、运动受限，则为球后出血，应立即单眼加压绷带包扎。

八、剪 睫 毛 法

【目的】　用于眼科内眼手术前准备，暴露手术部位、使术野清洁，便于术者操作。

【用物】　消毒眼科剪、眼药膏、无菌棉签、消毒棉球和眼垫。

【操作过程】

1. 护士操作前先洗手，做好查对、解释。病人取仰卧位或坐位、头向后仰。

2. 剪刀的两侧涂上眼药膏，以便黏住剪下的睫毛。

3. 剪上睑睫毛时，嘱病人向下看，用手指压住上睑皮肤，使睑缘稍外翻；剪下睑睫毛时，嘱病人向上看，手指压下睑皮肤，使下睑轻度外翻。将剪下的睫毛不断用纱布擦拭干净，以防落入结膜囊内。

4. 检查有无睫毛进入眼内，如有睫毛进入眼内，用湿棉签拭出。

【注意事项】

1. 剪睫毛时，嘱病人安静，头部固定不动，对儿童、老人、精神紧张者应尽量取得配合。

2. 剪睫毛时，动作要轻、准、稳，防止伤及角膜和睑缘皮肤。

3. 剪睫毛时，应尽量绷紧皮肤，防止损伤眼睑。

九、眼部加压包扎法

【目的】

1. 眼睑血肿者，需要加压止血。

2. 术后浅前房者，局部加压包扎，促进前房形成。

3. 预防角膜溃疡穿孔。

4. 部分眼部术后，减少术眼活动，减轻局部反应。

【用物】　绷带、消毒眼垫、眼膏、胶布、消毒棉签。

【操作过程】

1. 护士操作前先洗手，做好查对、解释，病人取坐位。

2. 单眼包扎者，在健眼眉中部置一条长约 20cm 绷带纱条。绷带头端向健眼，经耳上方由枕骨粗隆下方绕向前额，绕头 2 周后再经患眼由上而下斜向患侧耳下，绕过枕骨至额部。再如上述绕眼数圈，最后将绷带绕头 1~2 周后用胶布固定，结扎眉中心部的绷带纱条。

3. 双眼包扎方法，按"8"字形包扎双眼。起端如以右侧为起点(左侧也可)，耳上部绕 1~2 周后，经前额向下包左眼，由左耳下方向后经枕骨粗隆绕至右耳上方，经前额至左耳上方，向后经枕骨粗隆下方至右耳下方，向上包右眼，成"8"字形状。如此连续缠绕数周后再绕头 2 圈，用两根胶布上下平行固定。

【注意事项】

1. 包扎时不可过紧或过松,切勿压迫耳廓及鼻孔。

2. 绷带固定点必须在前额部,避免病人仰卧或侧卧时引起头部不适或摩擦造成绷带松脱。

十、眼部热敷法

【目的】 使局部血管扩张,促进血液循环,使炎症消退;同时促进药物吸收,增强药物的效果。

(一)湿热敷法

【用物】 纱布、手帕、毛巾等易吸收水分的布类、凡士林软膏、45~50℃热水。

【操作过程】

1. 操作前洗手,并核对病人的姓名和眼别。

2. 病人取舒适体位,向其做好解释,取得配合。

3. 在病人眼睑皮肤上铺一层纱布。

4. 小毛巾放置于 45~50℃热水中浸湿并拧干。

5. 将小毛巾放置在患眼纱布上热敷,温度以眼部皮肤能忍受为宜。为防止烫伤,可先在眼睑上涂凡士林软膏。

6. 小毛巾可重复加热,热敷 5~10 分钟,每天 2~3 次。

(二)干热敷法

【用物】 热水袋、纱布。

【操作过程】

1. 操作前洗手,并核对病人的姓名和眼别。

2. 病人取舒适体位,向其做好解释,取得配合。

3. 在病人眼睑皮肤上垫一层纱布。

4. 将热水袋装上 2/3 的热水,温度为 40℃左右,外裹多层纱布后放置于患眼睑上。

5. 为保证温度,可经常更换热水袋中的热水。每次 15~20 分钟,每天 3~4 次。

(三)熏热敷法

【用物】 热水瓶或茶杯。

【操作过程】

1. 将热水倒入热水瓶或茶杯内,用纱布覆盖于热水瓶口或茶杯口,嘱病人将患眼靠近瓶口处,使热气熏到眼睛,并嘱病人不停地眨眼、闭眼。

2. 热水瓶或茶杯内水温在 38~42℃,以病人觉得能接受为度,每次 15~20 分钟,每天 3~4 次。

3. 热水内可放入桑叶、菊花、金银花等清热消炎的中药,不仅可以理疗热敷,还有清热明目的作用。

【注意事项】 热敷时温度要适宜,太热易烫伤;太低达不到热敷的效果。

(陈燕燕　陈华蓉)

 思考题

1. 试述结膜充血与睫状充血的异同点。

2. 简述眼科术后病人护理措施。

第三章 眼睑及泪器病病人的护理

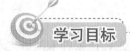**学习目标**

1. 掌握睑腺炎、睑板腺囊肿、急性泪囊炎、慢性泪囊炎的护理评估、主要护理诊断和护理措施。

2. 熟悉慢性泪囊炎与急性泪囊炎在护理评估、治疗要点、护理措施上的区别;泪道狭窄或阻塞的护理评估和护理措施。

3. 了解睑缘炎、睑内翻、睑外翻病人的身体状况的评估、治疗要点、护理措施。

4. 熟练运用护理程序对急性泪囊炎和慢性泪囊炎病人进行护理评价,尝试书写护理计划,做出相应的护理诊断、采取正确的护理措施。

5. 具有理解和认同慢性泪囊炎病人及家属对疾病反复发作表现出焦虑心情的意识,并能进行心理疏导。

第一节 睑腺炎病人的护理

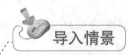**导入情景**

情景描述:

小明是位淘气的小男孩,喜欢用手揉眼睛。前天发现上眼睑长出一个红红的小疙瘩,今天早晨发现疙瘩变大,自己感觉很疼。

请思考:

1. 小明目前最突出的护理问题是什么?

2. 护士应该提供哪些健康教育?

睑腺炎(hordeolum)是化脓性细菌侵入眼睑腺体而引起的一种急性炎症,是常见的眼睑炎症,多发生于儿童及青年人。按其感染的腺体不同,可分为内、外睑腺炎。睑板腺感染,称内睑腺炎;睫毛毛囊或其附属皮脂腺、汗腺感染,称外睑腺炎,又称麦粒肿。

【病因与发病机制】 化脓性细菌侵入眼睑体引起感染,常见为金黄色葡萄球菌感染。

【护理评估】

(一)健康史

了解病人有无糖尿病等慢性病;评估病人眼睑肿痛时间、程度,有无体温升高、寒战,有无挤压或针挑,以及用药史,了解病人用眼卫生情况。

(二)身体状况

患处常表现为红、肿、热、痛等急性炎症症状,并可伴同侧耳前淋巴结肿大。通常水肿越

笔记

27

重,疼痛就越重。如并发眼睑蜂窝织炎或败血症,可出现发热、寒战、头痛等全身中毒症状。

1. 外睑腺炎　炎症反应集中于睫毛根部的睑缘处,早期红肿范围较弥散,触诊时可以发现明显压痛的硬结,疼痛剧烈。若感染靠近外眦部,可引起反应性球结膜水肿。脓点常溃破于皮肤面。

2. 内睑腺炎　炎症浸润常局限于睑板腺内,肿胀较局限,有硬结,疼痛和压痛均较外睑腺剧烈,病程较长。睑结膜面局限性充血、肿胀。

(三) 辅助检查

如果分泌物送检细菌培养,可以发现敏感药物,但临床上很少选用。

(四) 心理 - 社会状况

睑腺炎起病较急,出现疼痛等不适症状,影响外观,病人较为着急,尤其在脓肿未溃破之前,病人易自行挤压或针挑,护士应评估病人对疾病的认知程度。

【治疗要点】　早期局部热敷,促进血液循环和炎症吸收,应用抗生素眼药水或眼药膏;重症或合并全身中毒症状者,全身应用有效的抗生素;脓肿形成后切开引流;当脓肿尚未形成时不宜切开以及挤压排脓。

【常见护理诊断 / 问题】

1. 疼痛:眼痛　与睑腺炎有关。

2. 潜在并发症:眼睑蜂窝织炎、海绵窦脓毒血症。

【护理目标】

1. 病人疼痛减轻直至消失。

2. 病人无并发症发生。

【护理措施】

(一) 疼痛护理

1. 仔细观察病人对疼痛反应,耐心听取病人的疼痛主诉,解释疼痛的原因,给予支持与安慰,指导放松技巧。

2. 指导热敷的方法,每日 3 次,每次 15 分钟。热敷可以促进局部血液循环,有助于炎症消散和疼痛减轻。热敷时要注意温度,避免烫伤。

3. 指导正确地滴用抗生素眼药水或涂用眼膏的方法。

4. 脓肿形成后,如未溃破或引流排脓不畅者,应切开引流,外睑腺炎应在皮肤面切开,切口与睑缘平行;内睑腺炎则在结膜面切开,切口与睑缘垂直。

(二) 预防感染护理

1. 测体温、查血常规,并采集脓液或血液标本送检细菌培养及药物敏感试验。

2. 局部炎症明显并有全身症状或反复发作者,可遵医嘱全身应用抗生素。

3. 观察病情　局部炎症明显并有全身症状或反复发作者,注意体温、血常规、头痛等全身症状变化;合并糖尿病者,应积极控制血糖,按糖尿病常规护理。对顽固复发、抵抗力低下者,如儿童、老人或患有慢性消耗性疾病的病人,给予支持治疗,提高机体抵抗力。

(三) 健康教育

1. 养成良好的卫生习惯,保持眼部清洁,特别是皮脂腺分泌旺盛者。

2. 在脓肿未成熟前,切忌挤压或用针挑刺,以免细菌经眼静脉进入海绵窦,导致颅内、全身感染等严重并发症。

3. 告诉病人治疗原发病的重要性,如有慢性结膜炎、睑缘炎或屈光不正者,应及时治疗或矫正。

【护理评价】　病人是否达到:①病人自诉疼痛感减轻,引流排脓后疼痛消失。②病人没有眼睑蜂窝织炎、海绵窦脓毒血症等并发症发生。

第二节　睑板腺囊肿病人的护理

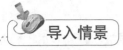 导入情景

情景描述：

赵女士5天前在照镜子时发现自己左下眼皮长出一个米粒大小的肿块，无疼痛感，也没有影响视力，滴用抗生素眼药水后未见缓解，心情比较焦急。

请思考：

1. 赵女士目前最常见的护理诊断是什么？
2. 护士应提供哪些护理措施？

　　睑板腺囊肿（chalazion）是睑板腺特发性无菌性慢性肉芽肿性炎症，通常称为霰粒肿。睑板腺囊肿是常见的眼睑炎症，常见于上眼睑，多发生于青少年及中壮年，可能与睑板腺分泌功能旺盛有关，病程进展较缓慢。

　　【病因与发病机制】　由于慢性结膜炎或睑缘炎而导致睑板腺排出口阻塞，腺体分泌物潴留在睑板腺内，对周围组织产生慢性刺激而起。

　　【护理评估】

　　（一）健康史

　　了解病人年龄，眼睑肿块发生的时间、部位和大小，以及肿块是否反复发作，有无做过病理检查等情况。青少年或中壮年时期，因睑板腺分泌旺盛容易发病。

　　（二）身体状况

　　病情进展相对缓慢，较小的囊肿可无明显自觉症状，常因异物感或无痛性肿块而就医。较大的囊肿可使眼睑皮肤隆起，表现为皮下圆形肿块，大小不一，触之不痛，与皮肤不粘连。与肿块相对应的睑结膜面呈紫红色或灰红色病灶。囊肿偶可自结膜面破溃，排出脂肪样物质而在睑结膜面形成暗紫红色的肉芽肿，加重摩擦感。如继发感染时，形成急性化脓性炎症，临床表现与内睑腺炎相似，切开后有脓性物质流出。

　　（三）辅助检查

　　对于反复发作或老年人睑板腺囊肿，应将切除标本送病理检查，以排除睑板腺癌的可能。

　　（四）心理 - 社会状况

　　评估病人有无焦虑情绪。对于反复发作者，注意是否情绪低落、对治疗缺乏信心。了解病人及其家属对所患疾病的认知情况。

　　【治疗要点】　小而无症状的睑板腺囊肿无须治疗，可自行吸收；较大的囊肿可予热敷或向囊肿腔内注射抗生素和糖皮质激素；如囊肿仍不消退，可行睑板腺囊肿刮除；继发感染者，先抗感染治疗，待炎症控制后再行睑板腺囊肿刮除。

　　【常见护理诊断 / 问题】

　　1. 有感染的危险　与睑板腺囊肿有关。

　　2. 知识缺乏：缺乏睑板腺囊肿防治知识。

　　【护理目标】

　　1. 病人睑板腺囊肿得到及时有效处理，无继发感染发生。

　　2. 病人获取一定的睑板腺囊肿防治知识。

 笔记

【护理措施】

（一）预防感染的护理

1. 指导病人保持良好的卫生习惯,避免自行针挑或挤压等动作。

2. 注意观察睑板腺囊肿的变化。

3. 指导正确眼部热敷护理,注意热敷温度,防止烫伤。

4. 睑板腺囊肿刮除术护理　①按眼科手术常规准备:滴抗生素眼液、查凝血功能、清洁脸部皮肤等。②在睑结膜面作与睑缘垂直的切口,刮净囊肿内容物,并向两侧分离囊壁,将囊肿完整摘除,术后压迫眼部 10~15 分钟,观察局部有无出血。③注意复发性或老年人的囊肿,应将标本送病理检查。④涂抗生素眼膏,并用眼垫遮盖。

（二）健康教育

1. 平时注意保持眼部清洁,特别是皮脂腺分泌旺盛者要注意眼睑部清洁。

2. 饮食清淡,忌辛辣。

3. 睑板腺囊肿刮除术术后注意坚持用药,按时换药和门诊随访。一般术后次日进行眼部换药。

【护理评价】　病人是否达到:①睑板腺囊肿得到及时有效处理,无继发感染发生。②病人能进行自我护理如热敷、滴药等。

第三节　睑缘炎病人的护理

睑缘炎(blepharitis)指睑缘表面、睫毛毛囊及其腺体组织在各种致病因素作用下引起的亚急性或慢性炎症。主要分为鳞屑性睑缘炎(squamous blepharitis)、溃疡性睑缘炎(ulcerative blepharitis)和眦部睑缘炎(angular blepharitis)三种。

【病因与发病机制】

1. 鳞屑性睑缘炎　由于睑缘的皮脂溢出所造成的慢性炎症。患眼睑缘常发现卵圆皮屑芽孢菌,它能将脂类物质分解为有刺激性的脂肪酸。常见诱因如屈光不正、视疲劳、营养不良和长期使用劣质化妆品等。

2. 溃疡性睑缘炎　睫毛毛囊及其附属腺体的慢性或亚急性化脓性炎症。主要为金黄色葡萄球菌直接感染引起;也可因鳞屑性睑缘炎感染后转变而来。屈光不正、视疲劳、营养不良和不良卫生习惯是常见的诱因。多见于营养不良、贫血或全身慢性病的儿童。

3. 眦部睑缘炎　主要因莫-阿(Morax-Axenfeld)双杆菌感染引起,也可能与维生素 B_2 缺乏有关。

【护理评估】

（一）健康史

评价病人是否有屈光不正、视疲劳和营养不良等病史;并了解病人最近有无文眼线或是否使用劣质化妆品,以及平时的卫生习惯;患病期间的用药史等。

（二）身体状况

睑缘炎病人常常自觉眼部干痒、刺痛和烧灼感。

1. 鳞屑性睑缘炎　表现为睑缘充血、潮红,睑缘无溃疡,因睑缘皮脂溢出造成的。睫毛和睑缘表面附着上皮鳞屑,睑缘表面有点状皮脂溢出,皮脂集于睫毛根部,形成黄色蜡样分泌物,干燥后结痂。去除鳞屑和痂皮后,暴露出充血的睑缘,但无溃疡或脓点。睫毛容易脱落,但可再生。如长期不愈,可使睑缘肥厚,后唇钝圆,泪小点肿胀、外翻而导致溢泪。

2. 溃疡性睑缘炎　与鳞屑性睑缘炎相似,但症状更为严重,是睫毛毛囊及其附属腺体的慢性或亚急性化脓性炎症。溃疡性睑缘炎的睑缘有较多的皮脂,睫毛根部可见散布的小脓疱,并有痂皮覆盖。除去痂皮后,露出睫毛根端和浅小溃疡。炎症感染破坏睫毛毛囊,睫毛常被干痂黏结成束,随着痂皮而脱落,且不能再生,形成秃睫。溃疡愈合后,瘢痕组织收缩,使睫毛生长方向改变,形成睫毛乱生,如倒向角膜,可引起角膜损伤。如患病较久,可引起慢性结膜炎和睑缘肥厚变形,睑缘外翻,泪小点肿胀或阻塞,导致溢泪。

3. 眦部睑缘炎　多为双侧,好发于外眦部。外眦部睑缘和皮肤充血、肿胀,并有浸渍糜烂。

(三)心理 - 社会状况

评价病人因睑缘炎反复发作引起焦虑心理,并了解因眼部分泌物过多给病人带来的学习、工作影响,以及病人对疾病的认知程度。

【治疗要点】

1. 鳞屑性睑缘炎和溃疡性睑缘炎　先用生理盐水清洁睑缘,清除脓液、脓痂及已松脱的睫毛后涂擦抗生素眼药水、眼膏。

2. 眦部睑缘炎　可选择白天滴用 0.25%~0.5% 硫酸锌滴眼液、0.3% 庆大霉素滴眼液、妥布霉素滴眼液或 0.25% 氯霉素滴眼液等,晚上涂用抗生素眼膏,持续用药 7~10 日。可适当口服维生素 B_2。

【常见护理诊断 / 问题】

1. 舒适受损:眼部干痒、刺痛和烧灼感　与睑缘炎有关。

2. 潜在并发症:泪小点肿胀或阻塞、慢性结膜炎。

【护理目标】

1. 病人自觉眼部干痒、刺痛和烧灼感等症状减轻,直至消失。

2. 病人无并发症发生,或并发症得到及时治疗和护理。

【护理措施】

(一)舒适护理

清洁睑缘分泌物,临床上常用生理盐水或 3% 硼酸溶液清洁睑缘,并拭去鳞屑,然后根据医嘱选用敏感抗生素眼药,每日 2~3 次。痊愈后改每日一次,至少坚持用药 2 周,以防复发。

(二)预防并发症护理

1. 注意观察泪小点肿胀、阻塞情况以及慢性结膜炎的症状,如果出现眼部异物感、流泪、畏光、结膜充血等症状及时来门诊就医。

2. 协助医生寻找并去除睑缘炎的病因和各种诱因,及时治疗如屈光不正、慢性结膜炎及全身性慢性病等。

(三)健康教育

指导眼部用药;饮食清淡,避免辛辣;保持大便通畅;注意个人卫生,不用脏手或不洁毛巾擦眼。

【护理评价】　病人是否达到:①自觉眼部干痒、刺痛和烧灼感等症状明显减轻。②通过治疗护理,无并发症发生。

第四节　睑内翻与睑外翻病人的护理

一、睑　内　翻

睑内翻(entropion)是指睑缘向眼球方向内卷,部分或全部睫毛倒向眼球的一种眼睑位置异常。睑内翻常与倒睫并存。**倒睫**(trichiasis)是睑缘位置正常,睫毛倒向眼球,刺激角膜和球结膜而引起一系列角膜、结膜继发改变的睫毛位置异常。

【病因与发病机制】

1. 瘢痕性睑内翻 常因睑结膜与睑板瘢痕性收缩所致,上下睑均可发生。常见于沙眼病人。

2. 痉挛性睑内翻 又称老年性睑内翻,由于眼睑皮肤和皮下组织萎缩变薄,失去牵制眼轮匝肌的收缩作用,眼轮匝肌纤维向前上方滑动压迫睑板上缘,以致下睑上部向内翻卷。常见下眼睑,以老年人为多发。如果因炎症刺激引起睑轮匝肌反射性痉挛,称为急性痉挛性睑内翻。

3. 先天性睑内翻 由于内眦赘皮、眼轮匝肌过度发育或睑板发育不全所致。婴幼儿较胖,鼻梁发育不饱满,也可引起下睑内翻。多见于婴幼儿,女性比男性更常见。

以上睑内翻的各种原因以及睑腺炎症等均可导致倒睫。

【护理评估】

(一)健康史

了解病人眼部疾病史,如沙眼、白喉性结膜炎、结膜天疱疮;有无眼化学伤病史;婴幼儿出生时注意有无睑内翻等。

(二)身体状况

睑内翻病人常常表现为异物感、畏光、流泪、刺痛、眼睑痉挛、摩擦感等。检查发现睑缘向眼球方向内卷,睫毛内翻,倒向眼球,刺激球结膜和角膜,导致结膜充血,角膜上皮脱落、溃疡、角膜新生血管形成及角膜瘢痕,并有不同程度的视力障碍,若继发感染,可发展为角膜溃疡。先天性睑内翻常为双侧眼睑,痉挛性和瘢痕性睑内翻多为单侧眼睑。

(三)心理-社会状况

评估病人因眼部刺痛、异物感、畏光、流泪、眼睑痉挛等不适引起的心理焦虑,以及疾病对病人学习、工作的影响。

【治疗要点】 常用治疗方法为电解倒睫或手术治疗。

1. 瘢痕性睑内翻 常用术式有睑板楔形切除术、睑板切断术及缝线术。

2. 先天性睑内翻 随着年龄的增长,轻型睑内翻可逐渐改善,暂不进行手术;如已5~6岁,仍有睫毛内翻、倒睫,可考虑穹隆部-眼睑皮肤穿线手术。

3. 痉挛性睑内翻 可先采用局部注射肉毒梭菌毒素治疗,无效时可手术切除松弛皮肤和切断部分眼轮匝肌纤维。

【常见护理诊断/问题】

1. 舒适受损:异物感、畏光、流泪、刺痛 与睫毛刺激角膜有关。

2. 潜在并发症:角膜炎症、角膜瘢痕形成。

【护理目标】

1. 病人异物感、畏光、流泪、刺痛感得到改善或消失。

2. 病人无并发症发生,或并发症得到及时治疗和护理。

【护理措施】

(一)舒适护理

1. 倒睫护理 如仅有1~2根倒睫,可用镊子拔除,或采用较彻底的治疗方法即睫毛电解法,通过电解破坏倒睫的毛囊,减少倒睫睫毛再生机会。

2. 如睑内翻症状明显,可用胶布法或缝线法在眼睑皮肤面牵引,使睑缘向外复位。

3. 做好心理护理,告诉病人眼部异物感、畏光、流泪、刺痛的原因,缓解病人焦虑心理。

(二)手术病人护理

1. 术前护理 ①按外眼手术常规准备:滴抗生素眼液、查凝血功能、清洁脸部皮肤等。②讲解术中配合要点。

2. 术后护理　①注意保持眼部卫生,避免用脏手或脏毛巾揉擦伤口。②避免辛辣刺激饮食。

(三) 预防感染护理

1. 注意观察倒睫是否引起角膜损伤,病人表现眼部刺痛、畏光、流泪加重。
2. 遵医嘱滴用抗生素眼药水,预防角膜炎发生。
3. 指导病人注意眼部卫生,勿用脏手和毛巾揉擦眼部。

【护理评价】　病人是否达到:①自诉异物感、畏光、流泪、刺痛感缓解。②无并发症发生。

二、睑 外 翻

睑外翻(ectropion)是指睑缘向外翻转离开眼球,睑结膜不同程度地暴露在外,常合并睑裂闭合不全。睑裂闭合不全,又称兔眼,为眼睑闭合受限或完全不能闭合。

知识拓展

引起睑裂闭合不全的相关因素

睑裂闭合不全最常见于面神经麻痹性睑外翻;其次是瘢痕性睑外翻;也可见于眼眶容积与眼球大小比例失调的病人,如甲状腺相关性眼病、先天性青光眼等疾病引起的眼球突出;全身麻醉或重度昏迷时均可发生眼睑闭合不全。少数正常人睡眠时,睑裂也有一缝隙,但角膜不会暴露,称为生理性兔眼。眼睑闭合不全轻者引起结膜充血、干燥、肥厚和过度角化。重者因角膜暴露,表面无泪液湿润而干燥,导致暴露性角膜炎。

【病因与发病机制】　睑外翻可分为三类:

1. 瘢痕性睑外翻　多因眼部创伤、烧伤、化学伤、眼睑溃疡等引起眼睑皮肤瘢痕收缩。
2. 老年性睑外翻　由于老年人眼轮匝肌功能减弱,下眼睑皮肤松弛及外眦韧带松弛,使睑缘不能紧贴眼球所致。
3. 麻痹性睑外翻　由于面神经麻痹,眼轮匝肌失去张力,下睑因重力而下垂,导致睑外翻。

【护理评估】

(一) 健康史

了解病人有无眼部外伤史,如眼部创伤、烧伤、化学伤等;有无手术史,有无神经系统疾病,如面神经麻痹史;老年人要注意有无向下擦拭眼泪的习惯。

(二) 身体状况

常常有溢泪、畏光、疼痛等症状。轻度睑外翻常见症状为溢泪,因睑缘离开眼球,泪小点不能与泪湖紧密接触;重度病人溢泪加重,分泌物增加,由于长时间使睑结膜不同程度地暴露在外,失去泪液的湿润,引起结膜充血、干燥、肥厚及角化,最后导致角膜上皮脱落、溃疡,角膜新生血管形成及角膜瘢痕形成,出现不同程度的视力障碍。

(三) 心理 - 社会状况

睑外翻病人因外观受到影响,容易产生自卑、孤独,不愿意与他人交往;如果是因为眼部创伤、烧伤等导致瘢痕性睑外翻,病人往往由于一时不能接受突发事件而产生焦虑、恐惧,甚至绝望;或对手术矫正期望值很高等。护士应评估病人的心理状况,了解疾病对其工作、学习的影响。

【治疗要点】　手术矫正睑外翻,恢复睑缘正常位置,及时消除睑结膜暴露。

1. 瘢痕性睑外翻常用的手术方法是采用游离植皮,增加眼睑前层皮肤的垂直长度。
2. 老年性睑外翻,常行睑板楔状切除睑缘缩短术。
3. 麻痹性睑外翻应先去除麻痹原因,积极治疗面瘫。如睑外翻不能恢复时,可选择外眦部睑缘缝合,以缩短睑裂。

【常见护理诊断/问题】

1. 潜在并发症:暴露性角膜炎或溃疡、角结膜干燥症。

2. 舒适受损:溢泪　与睑外翻有关。

3. 自我形象紊乱　与睑外翻导致面容受损有关。

【护理目标】

1. 病人无并发症发生,或已有并发症者得到有效治疗和护理。

2. 病人自觉舒适得到改善,溢泪症状减轻。

3. 通过手术治疗改善受损的面容,同时进行心理疏导,树立治疗信心。

【护理措施】

(一)预防角膜感染的护理

1. 遵医嘱眼部滴用抗生素眼药水,防止角膜炎症。

2. 保持眼部湿润的护理　合并睑裂闭合不全者,结膜囊内涂大量抗生素眼膏,再以眼垫遮盖。严重睑裂闭合不全者,可用"湿房"即用透明塑料片或胶片做成锥形空罩覆盖眼上,周围空隙用胶布密封,利用蒸发的泪液保持眼球的湿润;或戴软性角膜接触镜;或暂时性睑缘缝合,以保护角膜。

(二)手术病人护理

1. 术前护理　①按外眼手术常规准备:滴抗生素眼液、查凝血功能、清洁脸部皮肤等。②讲解术中配合要点。

2. 术后护理　①注意保持眼部卫生,避免用脏手或脏毛巾揉擦伤口。②避免辛辣刺激饮食。③改变不良的行为习惯。

(三)心理护理

睑外翻病人因颜面仪容受损,常产生自卑感,应对病人心理状态进行评估,多与病人交谈,进行心理疏导,使病人树立自信心,并恢复正常人际交往。

(四)健康教育

指导病人正确揩拭泪液的方法:用手帕由下眼睑往上揩拭泪液,避免向下揩拭泪液加重睑外翻,改善溢泪现象。

【护理评价】　病人是否达到:①无并发症发生。②病人自觉溢泪症状减轻。③病人能正确对待疾病,树立自信心,并恢复正常人际交往。

第五节　泪道狭窄或阻塞病人的护理

 导入情景

情景描述:

李奶奶近段时间发现左眼眼泪比较多,而且滴有苦味的林可霉素眼药水时,喉咙中也没有感觉苦了,于是就去医院做了检查,护士在为李奶奶冲洗泪道时,发现大部分液体从泪小点返流。

请思考:

1. 李奶奶存在的主要护理问题是什么?

2. 护士应该提供哪些护理措施呢?

　　泪道阻塞或狭窄（stenosis of lacrimal passage）是指泪道的各部位如泪小点、泪小管、泪总管、鼻泪管等，因先天或外伤、炎症、肿瘤和异物等因素引起管径狭窄、阻塞，泪液不能流入鼻腔而引起的溢泪。

【病因与发病机制】

　　1. 眼睑及泪小点位置异常　泪小点不能接触泪湖，如老年性眼睑松弛或睑外翻。

　　2. 泪小点异常　包括泪小点狭窄、闭塞或缺如，泪液不能进入泪道。

　　3. 泪小管至鼻泪管的阻塞或狭窄　包括先天性闭锁、炎症、肿瘤、结石、外伤、异物、药物毒性作用等各种因素引起的泪道结构或功能不全，导致泪液不能排出。鼻泪管下端是解剖学的狭窄段，更易受鼻腔病变的影响。

　　4. 其他原因　如鼻阻塞等。

【护理评估】

（一）健康史

　　1. 评估老年病人是否有沙眼病史，是否有泪道疾病病史如泪道外伤、炎症，是否有鼻部病变如慢性鼻炎、鼻窦炎、鼻甲肥大、鼻息肉、鼻中隔偏曲等。青年病人多有泪道外伤史。

　　2. 患儿如果先天性泪道闭锁，则有泪道阻塞而引起的溢泪病史。正常婴儿出生后4~6周内鼻泪管下端的残膜可自行萎缩而恢复通畅。

（二）身体状况

　　病人自诉溢泪为主要症状，在刮风或寒冷气候时症状加重。因长期泪液浸渍，可引起慢性刺激性结膜炎、下睑和面颊部湿疹性皮炎；由于不断揩拭眼泪，可导致下睑外翻，加重溢泪症状。溢泪分为功能性和器质性两种：

　　1. 功能性溢泪　多数病人溢泪并无明显的泪道阻塞，泪道冲洗可能仍通畅。溢泪主要是因为眼轮匝肌松弛、泪液泵作用减弱或消失，导致的泪液排出障碍，为泪液功能性滞留。

　　2. 器质性溢泪　由于泪道阻塞或狭窄引起的溢泪。

（三）辅助检查

　　1. 染料试验　在双眼结膜囊内滴入2%荧光素钠溶液1滴，5分钟后观察和比较双眼泪膜中荧光素消退情况。正常情况下在滴入荧光素钠2分钟后，用一湿棉棒擦拭下鼻道，则棉棒带黄绿色，说明泪道通畅，或没有完全性阻塞。如其中一眼荧光素保留较多，说明该侧泪道可能有相对性阻塞。

　　2. 泪道冲洗术　从泪小点注入生理盐水，正常情况是冲洗无阻力，液体顺利进入鼻腔或咽部，表明泪道通畅。根据液体流向判断泪道阻塞部位：①冲洗液完全从注入原路返回，提示该部位有泪小管阻塞。②冲洗液自下泪小点注入，液体由上、下泪小点反流，泪囊部没有隆起，提示泪总管阻塞。③冲洗有阻力，部分自泪小点返回，泪囊部隆起，提示鼻泪管狭窄；如果同时有脓性分泌物，提示鼻泪管阻塞合并慢性泪囊炎。

　　3. 泪道探通术　具有诊断和治疗作用。诊断性泪道探通用于了解泪道，包括泪小点、泪小管、泪囊的阻塞部位；治疗性泪道探通主要用于婴幼儿泪道阻塞。

　　4. X线碘油造影　可以显示泪囊大小及阻塞部位。

（四）心理-社会状况

　　护士要评估病人的心理状态和对疾病的认知程度，了解疾病对病人工作、学习的影响。病人常常因为对原发病治疗的不重视，导致不良后果。溢泪会给病人带来不适感，并且影响容貌，容易产生焦虑不安心理。

【治疗要点】

　　1. 功能性溢泪　选用硫酸锌及肾上腺溶液滴眼，以收缩泪囊黏膜。

　　2. 器质性溢泪　根据部位不同而有不同处理：①泪小点狭窄、闭塞或缺如：可用泪小点扩张器扩张或探通。②睑外翻泪小点位置异常:手术矫正使泪小点复位。③泪小管阻塞:泪小管探通,并行泪道硅管留置治疗;近年来开展激光治疗。④鼻泪管阻塞:有传统的经皮肤径路泪囊鼻腔黏膜吻合术,和近年来新开展的鼻内镜下泪囊鼻腔吻合术或鼻泪管支架置入术。⑤婴儿泪道阻塞或狭窄,可试用手指压迫泪囊区,自下睑眶下线内侧与眼球之间向下压迫,如保守治疗无效,半岁后可考虑泪道探通术。

【常见护理诊断/问题】 舒适受损:溢泪 与泪道阻塞或狭窄有关。

【护理目标】 病人自觉溢泪症状改善或消失

【护理措施】

(一)溢泪护理

1. 帮助病人查找溢泪原因,检查阻塞部位和阻塞程度。通过泪道冲洗了解泪道是否通畅:如果从泪小点注入生理盐水,液体顺利进入鼻腔或咽部,无阻力感,表示泪道通畅。根据液体流向判断泪道阻塞部位。

2. 向病人说明治疗原发病的重要性,积极治疗原发病。

(二)围术期护理

1. 术前护理 ①术前3天滴用抗生素眼药水,并进行泪道冲洗。②术前1天用1%麻黄碱液滴鼻,以收缩鼻黏膜,利于引流及预防感染。③解释手术过程,使病人配合治疗。泪囊鼻腔吻合术是将泪囊和中鼻道黏膜,通过一个人造的骨孔吻合起来,使泪液经吻合孔流入中鼻道。④经鼻内镜下泪囊吻合术者,术前需清洁鼻腔、剪除鼻毛。

2. 术后护理 ①术后置半坐卧位,利于伤口积血的引流,减少出血量;出血量较多者,可行面颊部冷敷;注意鼻腔填塞物的正确位置,以达到压迫伤口止血的目的,嘱病人勿牵拉填塞物及用力擤鼻。②用1%麻黄碱液滴鼻,以收敛鼻腔黏膜,利于引流。③手术当天不要进过热饮食。④术后第3天开始连续进行泪道冲洗,并注意保持泪道通畅。⑤经鼻内镜下泪囊吻合术者,术后注意并发症的观察,如眶周淤血、复视等。术后3~5天起,每天在鼻内镜下对手术侧腔道进行彻底清理,以减少腔道内结痂、黏膜炎症等,加快愈合。

(三)健康教育

指导病人保持眼部卫生,切忌用手揉眼及挖、抠鼻腔;切忌牵拉鼻腔填塞物。避免感冒及用力擤鼻,如有咳嗽或打喷嚏,应用舌头顶住上腭,以减轻压力。遵医嘱按时用药,定期门诊随访。

【护理评价】 病人是否溢泪症状消失。

第六节 泪囊炎病人的护理

泪囊炎(dacryocystitis)是泪囊黏膜的卡他性或化脓性炎症。可分为慢性泪囊炎、急性泪囊炎和新生儿泪囊炎。临床上以慢性泪囊炎较为常见,急性泪囊炎常发生在慢性泪囊炎的基础上。慢性泪囊炎多见于中老年女性,占70%~80%。

一、急性泪囊炎

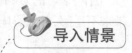

情景描述:

王女士患慢性泪囊炎约5年了。3天前早晨,李女士睡醒后发现左眼眼屎增多,眼部周围皮肤红肿胀痛,自觉头痛,测量体温38.5℃,心情比较焦虑。

请思考：
1. 王女士可能的护理诊断是什么？
2. 护士应提供的主要护理措施有哪些？

【病因与发病机制】

急性泪囊炎（acute dacryocystitis）是泪囊黏膜的急性卡他性或化脓性炎症，最常见的致病菌为金黄色葡萄球菌或溶血性链球菌。儿童常为流行性感冒嗜血杆菌感染。

【护理评估】

（一）健康史

询问是否有慢性泪囊炎的病史。

（二）身体状况

患眼充血、流泪，有脓性分泌物；泪囊区皮肤红肿，触之坚实、剧痛，炎症可扩展到眼睑、鼻根及面颊部，甚至引起眶蜂窝织炎，常伴有耳前淋巴结肿大。严重时可伴畏寒、发热等全身症状。经过数日红肿局限，并有脓点，脓肿穿破皮肤，脓液排出，这时局部炎症症状减轻。

（三）辅助检查

血常规检查发现中性粒细胞计数升高。

（四）心理 - 社会状况

急性泪囊炎病人由于起病急，症状重，常常有焦虑心理。

【治疗要点】 早期可行局部热敷，局部、全身应用足量抗生素，待炎症控制后进行择期手术，常用的手术方式：泪囊鼻腔吻合、鼻内镜下鼻腔泪囊造口或泪囊摘除等。炎症期间切忌泪道探通或冲洗。

【常见护理诊断 / 问题】 急性疼痛 与泪囊炎泪囊区红肿、压痛有关。

【护理目标】 病人自觉泪囊区红肿、疼痛减轻或消失。

【护理措施】

（一）疼痛护理

1. 指导病人正确热敷和超短波物理治疗，以缓解疼痛，但要注意防止烫伤。

2. 按医嘱应用有效抗生素，注意观察药物的不良反应。

3. 急性期切忌泪道探通或泪道冲洗，以免导致感染扩散，引起眶蜂窝织炎。

4. 做好泪囊鼻腔吻合、鼻内镜下鼻腔泪囊造口或泪囊摘除手术病人护理（参照泪道狭窄或阻塞病人的手术护理）。

（二）健康教育

向病人解释及时治疗泪囊炎的重要性，脓肿形成后，切忌挤压，尽量保持泪囊壁完整，以备炎症消除后可行泪囊鼻腔吻合术。

【护理评价】 病人是否自觉泪囊区红肿、疼痛消失。

二、慢性泪囊炎

慢性泪囊炎（chronic dacryocystitis）是泪囊黏膜的慢性炎症，是常见的眼病，多继发于鼻泪管狭窄和阻塞后。中老年女性占 70%~80%，尤其是绝经期妇女；多为单侧发病。

【病因与发病机制】 鼻泪管狭窄或阻塞，泪液滞留于泪囊内，引起细菌大量繁殖并刺激泪囊内壁黏膜导致感染。致病菌多为肺炎球菌、白色念珠菌等。

【护理评估】

（一）健康史

了解病人的发病史、治疗经过和治疗效果。了解病人是否有沙眼、泪道外伤、鼻炎等疾病。慢性泪囊炎病人常因溢泪前来就诊。

（二）身体状况

以溢泪为主要症状，检查发现结膜充血、内眦部位的皮肤浸渍、糜烂、粗糙肥厚及湿疹。泪囊区囊样隆起，用手指压迫或泪道冲洗，有大量黏液脓性分泌物自泪小点反流。由于分泌物大量潴留，泪囊扩张，可形成泪囊黏液囊肿。

（三）辅助检查

X线泪道造影检查可了解泪囊的大小及阻塞部位；分泌物培养，可确定致病菌和选择有效抗生素。

（四）心理 - 社会状况

评估病人的生活、工作情况以及对疾病的认知程度。慢性泪囊炎的反复发作，常常使病人失去治疗信心，或者因病情开始症状较轻，对疾病的及时治疗不太重视。

【治疗要点】

1. 药物治疗　抗生素滴眼液。

2. 手术治疗　常用手术方法是泪囊鼻腔吻合术，或最近几年开展的鼻内镜下鼻腔泪囊造口术，可以达到消除溢泪症状，治疗慢性泪囊炎的目的。对于无法进行上述手术的病人可选择泪囊摘除术，以去除病灶，但溢泪症状仍然存在。

【常见护理诊断／问题】

1. 舒适受损：溢泪、内眦部位的皮肤浸渍、糜烂、粗糙肥厚及湿疹　与慢性泪囊炎有关。

2. 潜在并发症：角膜炎和眼内炎。

【护理目标】

1. 病人自觉溢泪症状改善或消失。

2. 病人无并发症发生或并发症得到及时治疗和护理。

【护理措施】

（一）溢泪的护理

1. 指导病人正确滴眼药　每日4~6次，每次滴抗生素眼药前，先用手指按压泪囊区或行泪道冲洗，以排空泪囊内的分泌物，利于药物吸收。

2. 冲洗泪道　选用生理盐水加抗生素行泪道冲洗，每周1~2次。

3. 指导病人及时清洗内眦部位的皮肤，不要使用肥皂水，以免增加对皮肤的刺激。

4. 做好泪囊鼻腔吻合和鼻内镜下鼻腔泪囊造口手术病人的护理（参照泪道狭窄或阻塞病人的手术护理）。如果进行泪囊摘除术者，应向病人及家属说明，手术可以消除病灶，但仍可能有溢泪症状存在。

（二）潜在并发症的护理

1. 观察畏光、流泪、眼部分泌物、视力等情况，注意角膜炎和眼内炎等并发症。

2. 及早治疗沙眼和鼻炎、鼻中隔偏曲等鼻部疾病，预防慢性泪囊炎的发生。积极治疗泪囊炎，可预防角膜炎和眼内炎等并发症的发生。

（三）手术病人的护理

具体护理措施见本章第五节"泪道狭窄或阻塞病人的护理"。

（四）健康教育

向病人解释及时治疗慢性泪囊炎及其他相关疾病的重要性，因慢性泪囊炎使结膜囊处于带菌状态，但眼外伤或眼部手术，极易引起化脓性感染，导致角膜炎、角膜溃疡和眼内炎。

笔记

【护理评价】　评价病人是否达到:①自觉溢泪症状消失。②无并发症发生。

（陈燕燕　陈辛红）

思考题

张阿姨,67岁,近期发现左眼不自主流泪,眼眶内泪液一直擦不干,外出时加重。今日来院就诊,诊断为"慢性泪囊炎"。

请思考:

1. 张阿姨目前存在的护理问题有哪些?
2. 如行手术治疗,护士应为其提供哪些护理?

第四章 结膜病病人的护理

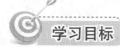 **学习目标**

1. 掌握急性细菌性结膜炎、病毒性结膜炎的护理评估、治疗要点、主要护理诊断和护理措施。
2. 熟悉免疫性结膜炎、沙眼的护理评估、治疗要点和护理措施。
3. 了解翼状胬肉、角结膜干燥症的身体状况的评估、治疗要点和护理措施。
4. 熟练运用护理程序对急性细菌性结膜炎、病毒性结膜炎病人进行护理评估,尝试书写护理计划,做出相应的护理诊断和采取正确的护理措施。
5. 具有理解和认同急性细菌性结膜炎病人及家属对传染性的担心和恐惧;以及沙眼病人疾病反复发作表现出的焦虑心情,并能进行心理疏导。

结膜大部分表面暴露于外界环境中,容易受各种病原微生物侵袭和物理、化学因素的刺激。正常情况下,结膜组织具有一定的防御能力。当全身或局部的防御能力减弱或致病因素过强时,将使结膜组织发生急性或慢性的炎症,统称为**结膜炎**(conjunctivitis)。结膜炎是最常见的眼病之一,根据病因可分为微生物性和非微生物性。微生物性结膜炎是最常见的结膜炎,多见于细菌、病毒或衣原体感染。

结膜炎的分类:①按发病的快慢分为超急性(24小时内)、急性或亚急性(几小时至几天)和慢性结膜炎(几天至几周)。通常将病程小于3周称为急性结膜炎,病程大于3周称为慢性结膜炎。②按病因分为感染性、免疫性、化学性、刺激性、全身疾病相关性、继发性结膜炎等。③按病变结膜的主要形态分为乳头性、滤泡性、膜性或假膜性、瘢痕性和肉芽肿性结膜炎。

第一节 急性细菌性结膜炎病人的护理

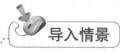 **导入情景**

情景描述:

小李2天前游泳后发现右眼发红。今天早晨醒来发现右眼眼睛睁不开,照镜子看到是大量黄色黏稠状分泌物把睫毛黏住了,其母亲说是"红眼病"。上午小李在母亲陪同下到医院就诊,很担心会传染给家人。

请思考:

1. 该病人护理诊断是什么?
2. 护士应提供的主要护理措施有哪些?

 笔记

急性细菌性结膜炎(acute bacterial conjunctivitis)是由细菌所致的急性结膜炎症的总称，具有传染性及流行性，通常为自限性，病程在 2 周左右。临床上最常见的是急性卡他性结膜炎和淋球菌性结膜炎。

【**病因与发病机制**】 急性细菌性结膜炎可由多种细菌所致，细菌可来自于眼睑、泪道及角膜，也可以通过手眼接触、性传播或角膜接触镜等感染。

1. 超急性化脓性结膜炎 主要为萘瑟菌属细菌，包括淋球菌和脑膜炎球菌感染所致。①淋球菌性结膜炎：成人主要为淋球菌性尿道炎的自身感染；新生儿常因出生时通过患有淋球菌性阴道炎的母体产道被感染。②脑膜炎球菌性结膜炎最常见于血源性感染，多见于儿童，常呈双侧性。

2. 急性细菌性结膜炎 以革兰氏阳性球菌感染为主的急性结膜炎症，俗称"红眼病"。可散发感染，也可流行于学校、游泳池等集体生活场所。常见致病菌为肺炎双球菌、流感嗜血杆菌和金黄色葡萄球菌等。金黄色葡萄球菌感染的结膜炎常伴有睑缘炎；流感嗜血杆菌是儿童结膜炎常见的病原体，80% 成人上呼吸道中可见流感嗜血杆菌。

结 膜

结膜是覆盖于眼睑后部和眼球前部的一层半透明的黏膜组织，不仅具有眼表面屏障功能，还含有相关淋巴组织，包含免疫球蛋白、中性粒细胞、淋巴细胞、肥大细胞和浆细胞等，结膜基质层本身含有抗原呈递细胞。结膜按其部位分为睑结膜、球结膜和穹隆结膜。睑结膜常为异物存留处；近穹隆部的球结膜下是注射药物的常用部位；穹隆结膜组织疏松，多皱褶，便于眼球活动。结膜血管来自眼睑动脉弓及睫状前动脉，由于结膜血液供给丰富，抵抗力强，故受损后修复愈合快。结膜的感觉受三叉神经支配。

【**护理评估**】

(一)健康史

询问病人发病的时间和周期，了解病人生活工作环境及卫生习惯，自身或患儿母亲有无尿路感染史等，是否与急性期结膜炎病人有接触史。

(二)身体状况

1. 超急性化脓性结膜炎 具有潜伏期短，病程进展急剧，传染性极强的特点，潜伏期通常 10 小时至 2~3 天。

(1) 淋球菌性结膜炎：新生儿常在出生后 2~5 天发病，多为双眼。发病急速，主要表现为畏光、流泪，眼睑、结膜高度水肿和充血；严重者球结膜可突出于睑裂外，并有假膜形成；常伴有耳前淋巴结肿大和压痛；眼部分泌物由初期的浆液性、黏液性迅速转为大量脓性分泌物，并有溢出，故有"脓漏眼"之称。严重者可引起角膜溃疡、穿孔和眼内炎。婴儿的淋球菌性结膜炎可并发身体其他部位的化脓性炎症，如关节炎、脑膜炎、肺炎、败血症等。成人淋球菌性结膜炎症状通常较小儿轻。

(2) 脑膜炎球菌性结膜炎：潜伏期为数小时至 1 天，多见于儿童，常为双眼，其症状与淋球菌性结膜炎相似，严重者可引起化脓性脑膜炎。

2. 急性细菌性结膜炎(急性卡他性结膜炎) 起病较急，潜伏期为 1~3 天，病程约 2 周，通常有自限性，可以双眼同时或间隔 1~2 天发病。

(1) 症状：病人自觉有异物感、灼热感、发痒、畏光、流泪等，可伴有发热和身体不适等全身中毒症状。

(2) 体征：眼睑肿胀，穹隆部和睑结膜最容易出现结膜充血水肿，并伴有滤泡生成。分泌物可由黏液性转变为脓性,早晨起床后,上下睫毛常被黏住,睁眼困难。白喉杆菌感染的结膜炎可在睑结膜表面发现假膜。

(三)辅助检查

结膜分泌物涂片及结膜刮片可见大量多型核白细胞及细菌,必要时可作细菌培养及药物敏感试验,以明确致病菌和选择敏感性抗生素。

(四)心理 - 社会状况

护士应了解病人发病以来的心理状况和疾病对病人工作、学习的影响。急性细菌性结膜炎发病突然,结膜高度充血、水肿,可见大量分泌物,常影响病人外观;如果病人被实行接触性隔离,容易产生孤独、自卑心理。

【治疗要点】 去除病因,抗感染治疗。广谱氨基苷类或喹诺酮类药物,可选用 0.3% 妥布霉素滴眼剂、0.3%~0.5% 左氧氟沙星滴眼剂或眼膏,急性期每 15~30 分钟滴眼一次,夜间涂眼膏;症状缓解后改为 1~2 小时一次,分泌物较多时应先清除再给药。淋球菌感染则局部和全身用药并重,局部用药有 5000~10 000U/ml 青霉素溶液;常用全身药物有:大剂量青霉素、头孢曲松钠或阿奇霉素等。

【常见护理诊断 / 问题】

1. 急性疼痛 与结膜炎症累及角膜有关。
2. 舒适受损:异物感、灼热感、发痒、畏光、流泪 与结膜炎症累及角膜有关。
3. 潜在并发症:角膜炎症、溃疡和穿孔。
4. 有感染传播的危险 与细菌性结膜炎的传染性有关。

【护理目标】

1. 病人自觉疼痛感减轻或者消失。
2. 病人异物感、灼热感、发痒、畏光、流泪等症状缓解或消失。
3. 病人无角膜炎症、溃疡和穿孔等并发症发生,或能得到及时治疗和护理。
4. 病人及家属无交叉感染发生。

【护理措施】

(一)疼痛及舒适护理

1. 认真倾听病人疼痛主诉,帮助病人放松,分散病人注意力。
2. 为减轻充血水肿、灼热等不适,炎症严重时可用眼部冷敷。
3. 减少眼部的光线刺激,建议配戴太阳镜;同时保持室内光线柔和。
4. 舒适护理 提供安静、舒适的休息环境。

(二)预防感染护理

1. 结膜囊冲洗护理 常选用生理盐水、3% 硼酸溶液冲洗结膜囊;淋球菌感染选用 1:5000 的青霉素溶液。注意冲洗时使病人取患侧卧位,以免冲洗液流入健眼。冲洗动作要轻柔,以免损伤角膜。如有假膜形成,应先除去假膜再进行冲洗。

2. 遵医嘱留取结膜分泌物,检查细菌培养及药物敏感试验。

3. 药物护理 根据医嘱选择眼药,急性期每 15~30 分钟滴眼一次,夜间涂眼膏。分泌物较多时应先清除,再给药。淋球菌感染则局部和全身用药并重,常用全身药物有:大剂量青霉素、头孢曲松钠或阿奇霉素等。

4. 健眼可用透明眼罩保护;禁忌包扎患眼,因包盖患眼,使分泌物排出不畅,不利于结膜囊清洁,反而有利于细菌生长繁殖,加剧炎症。

5. 严密观察病情变化,特别是角膜刺激征或角膜溃疡症状。

(三)接触性隔离护理

做好接触性隔离,安置病人于单人间或同病种同一房;接触病人前后双手要立即彻底

笔记

冲洗与消毒;接触病人分泌物的仪器、用具等要及时消毒;用过的敷料要放置于医疗专用垃圾袋。

（四）健康教育

1. 注意个人卫生 勤洗手,提倡一人一巾一盆;不能在传染期进入公共场所和游泳池,以免引起交叉感染;同时向病人和家属传授结膜炎预防知识和接触性隔离的方法。

2. 指导病人用药 白天滴眼药水,睡觉时涂眼药膏。使用眼药要注意一人一瓶;单眼患病病人实行一眼一瓶眼药。

3. 定期复查,如果自觉症状加重,立即就医。

4. 饮食要清淡富含营养,戒辛辣、烈酒、油煎等刺激性食物,多饮水,注意休息。

5. 患有淋球菌性尿道炎的病人,要注意每次便后立即洗手。如患有淋球菌性尿道炎的孕妇,须在产前治愈;对未愈产妇的婴儿出生后应常规滴用 1% 硝酸银滴眼液 1 次或涂 0.5% 四环素眼药膏,严密观察病情,以及时预防、治疗新生儿淋球菌性结膜炎。

【护理评价】 病人是否能达到:①疼痛感减轻。②异物感、灼热感、发痒、畏光、流泪等症状消失。③无角膜溃疡发生。④消毒隔离措施到位,病人及家属无交叉感染发生。

第二节 病毒性结膜炎病人的护理

病毒性结膜炎(viral conjunctivitis)是一种常见的急性传染性眼病,由多种病毒引起,传染力强,常有自限性。在世界各地引起过多次大流行,好发于夏秋季。临床上以流行性角结膜炎、流行性出血性结膜炎最常见。

【病因与发病机制】

病毒性结膜炎好发于夏秋季节,常有自限性,通过接触途径传播,传染性强。

1. 流行性角结膜炎 由 8、19、29 和 37 型腺病毒引起。潜伏期为 5~7 天。

2. 流行性出血性结膜炎 由 70 型肠道病毒引起,又称"阿波罗 11 号结膜炎"。常在 18~48 小时内发病,多为双眼发病,有自限性,一般持续 7 天左右。

【护理评估】

（一）健康史

了解病人有无病毒性眼病接触史,有无不良生活卫生习惯,或近期是否去过病毒性眼病流行区域。

（二）身体状况

1. 症状 病人眼部红肿明显,自觉异物感、眼痛、畏光、流泪。部分病人可有头痛、发热、咽痛等全身症状,并有耳前淋巴结肿大、压痛。

2. 体征 眼睑水肿,结膜充血,睑结膜滤泡增生,分泌物呈水样,常侵犯角膜,荧光染色可见角膜上点状上皮脱落,流行性出血性结膜炎病人球结膜上有点、片状出血,从上方球结膜开始向下方结膜蔓延。

（三）辅助检查

分泌物涂片镜检可见单核细胞增多,病毒培养、PCR 检测、血清学检查可协助病原学诊断。

（四）心理 - 社会状况

评估病人因被实行接触性隔离后的心理状态,以及患病对工作、学习的影响;了解家庭、朋友给予的支持情况,评估其对疾病的认知情况。

【治疗要点】 局部冷敷和使用血管收缩剂可减轻症状;眼部滴用抗病毒药,如 0.5% 利巴韦林、1% 碘苷、3% 阿昔洛韦等。

【常见护理诊断/问题】

1. 急性疼痛　与病毒侵犯角膜有关。

2. 有感染传播的危险　与病毒性结膜炎的传染性有关。

【护理目标】

1. 病人眼部疼痛感减轻至消失。

2. 病人及家属无交叉感染发生。

【护理措施】

(一) 疼痛护理

1. 认真倾听病人疼痛主诉,做好心理疏导工作。

2. 生理盐水冲洗结膜囊,眼局部冷敷以减轻充血和疼痛。

3. 根据医嘱选择药物,抗病毒眼液每小时1次滴眼;合并角膜炎、混合感染者,可配合使用抗生素眼药水;角膜基质浸润者可酌情使用糖皮质激素,如0.02%氟米龙。角膜上皮病变可选择人工泪液及促进上皮细胞修复药物。

(二) 预防感染护理

1. 一旦发现本病,应及时按丙类传染病要求,向当地疾病预防控制中心报告。注意做好传染性眼病的消毒隔离,禁止进入公共浴池及游泳池,避免生活用品混用等情况,防止交叉感染。

2. 指导病人养成健康的个人卫生习惯。

(三) 健康教育

1. 预防交叉感染　注意做好传染性眼病的消毒隔离,指导病人及家属做好接触性隔离,禁止进入公共浴池及游泳池,防止交叉感染。(详见急性细菌性结膜炎病人的护理)

2. 日常饮食　清淡为主,避免辛辣食物和饮酒。

【护理评价】　病人是否达到:①自觉疼痛感消失。②严格消毒隔离,病人及家属无感染及交叉感染发生。

第三节　沙眼病人的护理

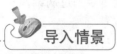

导入情景

情景描述:

7岁的蒙蒙最近总是频繁而用力地眨眼睛、揉眼睛,感觉眼睛不舒服,但没有眼睛疼痛,视力也没有下降。妈妈认为可能是学习用眼过度导致眼部疲劳了,于是给她买了人工泪液等眼药水,但使用后效果不好。

请思考:

1. 蒙蒙主要的护理诊断是什么?

2. 护士应该提供哪些护理措施?

沙眼(trachoma)是由沙眼衣原体引起的一种慢性传染性结膜角膜炎,因其睑结膜面粗糙不平,形似沙粒,故名沙眼。沙眼是致盲性眼病之一。

【病因与发病机制】　沙眼是由A、B、C或Ba抗原型沙眼衣原体感染结膜、角膜所致。沙眼衣原体寄生于细胞内,形成包涵体,或附于分泌物中,人通过直接接触眼分泌物或污染物传播,节肢昆虫也是传播媒介。生活居住环境恶劣,如酷热、沙尘气候,卫生条件差,营养不良和不良个人卫生习惯等都是易感因素。

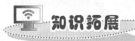 **知识拓展**

衣 原 体

衣原体是介于细胞与病毒之间,属立克次纲,衣原体目。沙眼衣原体目前分为三种生物型:小鼠生物型、沙眼生物型和性病淋巴肉芽肿生物型,后两种与人类有关。

沙眼衣原体耐寒怕热,紫外线和肥皂水对其无杀灭作用,对低温抵抗力比较强,即使在−50℃以下尚能存活;但不耐高温、且对消毒剂敏感,如遇70℃以上温度、75%酒精、0.1%甲醛溶液或1%苯酚则很快被杀灭。四环素、红霉素等药物对它有抑制作用。

【护理评估】

(一)健康史

了解病人有无沙眼接触史、环境卫生、生活居住条件和个人卫生习惯。

(二)身体状况

急性沙眼感染多发生于学前及低学龄儿童,常双眼发病,潜伏期5~14天,经过1~2个月急性期之后进入慢性期。慢性沙眼可反复感染,病程迁延数年至数十年。

1. **症状** 急性期有异物感、刺痒感、畏光、流泪、较多黏液或黏液性分泌物。慢性期症状不明显,仅有眼痒、异物感、干燥和烧灼感。并发感染时,刺激症状加重,可出现不同程度视力障碍及角膜炎症表现。

2. **体征** 急性期的体征:①上穹隆部和上睑结膜血管模糊、充血。②乳头增生:由于炎症刺激导致结膜上皮增生而形成。③滤泡形成:因结膜上皮下淋巴细胞浸润、聚集,形成大小不等的黄白色半透明隆起,内有胶样内容物,称滤泡形成。慢性期结膜充血减轻,仍可见乳头增生和滤泡形成,角膜缘滤泡发生瘢痕化改变称为Herbet小凹。慢性期沙眼的特有体征:①角膜血管翳:由于角巩膜缘血管扩张并伸入角膜引起。角膜血管翳记录方法:将角膜水平分成四份,按侵犯的面积以"P+""P++""P+++""P++++"(图4-1)。②睑结膜瘢痕:乳头、滤泡破坏代之以瘢痕,呈白色线状、网状、片状。

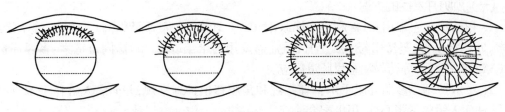

图 4-1 沙眼角膜血管翳分级示意图

我国于1979年制定的沙眼分期方法:

Ⅰ期(活动期):上睑结膜乳头与滤泡并存,上穹隆结膜血管模糊不清,有角膜血管翳。

Ⅱ期(退行期):除少许活动期病变外,有瘢痕形成。

Ⅲ期(完全瘢痕期):活动性病变完全消失,代之以瘢痕,此期无传染性。

3. **后遗症与并发症** 重症沙眼会留下后遗症与并发症。

(1) 倒睫及睑内翻:由于睑板肥厚变形与睑结膜瘢痕收缩。

(2) 上睑下垂与睑球粘连:因结膜瘢痕性收缩引起。

(3) 慢性泪囊炎:是沙眼病变侵袭泪道黏膜引起。

(4) 结膜角膜干燥症:由于结膜瘢痕破坏杯状细胞及阻塞泪腺排出口引起。

(5) 角膜混浊:因沙眼衣原体可致上皮性角膜炎,角膜血管翳可发生角膜浸润,加以倒睫

笔记

及睑内翻,最终导致角膜混浊。

沙眼的临床诊断至少要具备下列两项:①上睑结膜滤泡 5 个以上。②角膜缘滤泡或 Herbet 小凹。③典型的睑结膜瘢痕。④广泛的角膜血管翳。

(三)辅助检查

结膜刮片行 Giemsa 染色可找到包涵体;应用荧光抗体染色法或酶联免疫法,可测定沙眼衣原体抗原。

(四)心理 - 社会状况

护士要评估病人的心理状况。沙眼病人的心理变化比较复杂,部分病人认为沙眼病程长、容易复发,对治疗丧失信心;也有病人认为沙眼症状不明显,对治疗不重视,缺乏坚持治疗的毅力。

【治疗要点】 世界卫生组织 1987 年提出 SAFE 战略:S(surgery):手术矫正沙眼性睑内翻;A(antibiotics):抗生素治疗活动性沙眼感染人群;F(facial cleanliness):清洁眼部;E(environmental improvements):改善环境,通过改善水的供应、卫生和居住环境预防沙眼。

1. 局部治疗　0.1% 利福平滴眼液、0.3% 氧氟沙星滴眼液,每日 4~6 次,晚上涂红霉素、四环素眼膏,坚持用药 1~3 个月,重症需要用药半年以上。

2. 全身治疗　急性沙眼或严重沙眼,口服阿奇霉素、多西环素、红霉素和螺旋霉素等。

3. 并发症及后遗症的治疗　如倒睫可选电解术,睑内翻可行手术矫正,角膜混浊可行角膜移植术。

【常见护理诊断/问题】

1. 潜在并发症:倒睫、睑内翻、上睑下垂、睑球粘连、慢性泪囊炎、实质性结膜干燥症、角膜混浊。

2. 有传播感染的危险　与沙眼的传染性有关。

【护理目标】

1. 病人无并发症发生。

2. 防止病人及家属发生交叉感染。

【护理措施】

(一)预防并发症的护理

1. 用药护理　常用 0.1% 利福平滴眼液、0.3% 氧氟沙星滴眼液,每日 4~6 次,晚上涂红霉素、四环素眼膏,坚持用药 1~3 个月,重症需要用药半年以上。口服阿奇霉素、多西环素、红霉素和螺旋霉素等药物注意胃肠道反应。

2. 手术护理　参照外眼手术护理常规和角膜移植护理常规,并向病人解释手术目的、方法,使病人缓解紧张心理,积极配合治疗。

(二)预防交叉感染的护理

1. 指导病人和家属做好消毒隔离,接触病人分泌物的物品,通常选用煮沸和 75% 酒精消毒方法。

2. 培养良好的卫生习惯,不与他人共用毛巾、脸盆。不用手揉眼,防止交叉感染。

3. 搞好公共卫生,特别是理发店、游泳池、浴室等。

(三)健康教育

1. 告诉病人及家属沙眼的防治重视性,做到早发现、早诊断、早治疗,尽量在疾病早期治愈;同时积极治疗并发症和坚持用药。

2. 指导病人和家属做好消毒隔离,避免外出和到公共场所活动。

【护理评价】 病人是否达到:①无并发症发生。②严格消毒隔离,病人及家属无交叉感染发生。

笔记

第四节 免疫性结膜炎病人的护理

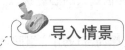导入情景

情景描述：

上午门诊遇到刘女士，只见她双眼眼睑红肿，结膜充血，主诉说2天前游公园后出现双眼发痒，逐渐加重，伴少量水样分泌物。既往有哮喘病及海鲜过敏史。病人平日性格较急，喜欢辛辣饮食。

请思考：

1. 刘女士可能的临床诊断和护理诊断是什么？

2. 护士如何对刘女士进行用药指导？

免疫性结膜炎（immunologic conjunctivitis）是结膜对外界过敏原的一种超敏性免疫反应，又称变态反应性结膜炎。多在春夏季节发病。临床上常见春季角结膜炎和泡性角结膜炎两种。**春季结膜炎**（vernal conjunctivitis）又名春季卡他性结膜炎、季节性结膜炎，是一种反复发作、季节性、速发型过敏性角结膜病，可持续5~10年，有自限性，好发于儿童、青少年、20岁以下男性。**泡性角结膜炎**（phlyctenular keratoconjunctivitis）是由微生物蛋白质引起的，以结膜角膜疱疹结节为特征的迟发性过敏反应，本病易复发，多发生于女性、儿童及青少年。

【病因与发病机制】

1. 春季结膜炎 病因还不确定，可能是Ⅰ、Ⅳ型超敏反应共同作用的结果。过敏原可能为花粉、微生物、动物羽毛等。

2. 泡性结膜炎 一般认为是对结核杆菌、葡萄球菌、白色念珠菌、球孢子菌属及沙眼衣原体等微生物蛋白的变态反应。

【护理评估】

（一）健康史

了解疾病反复发作和季节性的特点，特别接触花粉、烟尘等变应原或在户外活动后症状加重。

（二）身体状况

1. 春季角结膜炎 眼部奇痒、畏光、疼痛、流泪、异物感，可有大量的黏液性分泌物，夜间加重，好发于男性青年，可有家族过敏史。按病变部位可分3型：①睑结膜型：上睑结膜呈硬而扁平的肥大乳头，呈铺路石样，乳头形状不一，包含有毛细血管丛。睑结膜呈典型的粉红色。②角结膜缘型：上下睑结膜均出现小乳头，角膜缘充血、结节，外观呈黄褐色或污红色增厚的胶状物，以上方角膜缘明显。多见于黑色人种。③混合型：上述两种表现同时存在。

2. 泡性角结膜炎 一般有轻微异物感。如侵犯角膜，有明显角膜刺激征：刺痛、畏光、流泪及眼睑疼挛。好发于女性、儿童及青少年。根据病变部位分为：①泡性结膜炎：在睑裂部球结膜上出现灰红色微小结节隆起，其周围结膜有局限性充血，其结节顶部易破溃形成浅表溃疡，愈合后不留瘢痕。②泡性角膜炎：角膜上有灰白色点状浸润，角膜基层受累，愈合后可遗留角膜薄翳。③泡性角结膜炎：在角膜缘及附近球结膜可见单个或多个灰白色小结节，周围结膜充血。如有溃疡形成，愈合后可遗留浅淡瘢痕。

笔记

（三）辅助检查

春季角结膜炎病人的结膜刮片提示每高倍视野嗜酸性粒细胞大于 2 个。

（四）心理 - 社会状况

了解因免疫性结膜炎反复发作对病人的学习、工作和生活的影响，评估病人的心理状态。

【治疗要点】

1. 春季角结膜炎　因疾病的自限性，以短期对症治疗为主，可选择局部应用抗组胺药物和肥大细胞稳定剂；严重者可结合应用糖皮质激素或环孢素 A 滴眼液或 FK506（他克莫司）；顽固性春季角结膜炎可选用地塞米松（4mg/ml）或长效激素曲安西龙奈德（40mg/ml）于睑板上方注射，可以提高疗效。

2. 泡性角结膜炎　积极消除诱发因素，局部滴用糖皮质激素眼药水，严重者可进行球结膜下注射地塞米松。如合并感染要选用抗感染药物治疗。

【常见护理诊断 / 问题】

1. 舒适受损：痒、异物感　与变态反应有关。

2. 潜在并发症：角膜炎。

【护理目标】

1. 病人痒、异物感减轻直至消失。

2. 病人无角膜炎发生，或发生后能得到及时治疗和护理。

【护理措施】

（一）舒适护理

1. 积极寻找过敏原，并脱离过敏因素。

2. 指导眼睑冷敷，以减轻眼部红肿、奇痒等不适感。

3. 用药护理

（1）正确使用眼药：①激素间歇疗法：如 0.1% 地塞米松、0.5% 可的松眼药水，一般 24 小时可缓解症状，48 小时病灶可以消失。急性期病人开始时眼部滴药每 2 小时 1 次，症状减轻后迅速降低滴药频率，提醒病人及家属不能随意停用。②对于有强烈畏光病人，经抗组胺药物如色甘酸钠、奈多罗米等和缩血管药使用后，仍然无法正常生活者，根据医嘱局部应用 2% 环孢素或 0.05% FK506（他克莫司）。③对顽固性春季角结膜炎症状明显改善后，应根据医嘱减少糖皮质激素的使用量。

（2）观察药物不良反应：①长期应用糖皮质激素的病人严密观察眼痛、头疼、眼压及视力变化，警惕青光眼和白内障等并发症的发生。②局部应用抗组胺药物和肥大细胞稳定剂，要观察眼部痒、结膜充血、流泪等症状和体征的改善情况。

（3）预防性用药：根据春季角结膜炎发病的季节性和规律性，在发病前 1 个月提早应用抗组胺药物和肥大细胞稳定剂如色甘酸钠、奈多罗米，可以预防疾病发作或减轻症状。

（4）使用不含防腐剂的人工泪液可以稀释炎症介质，改善因角膜缺损引起的异物感。

（二）预防角膜炎护理

指导病人正确用药，密切观察畏光、眼痛、流泪、异物感等症状，注意眼部分泌物的量及性质，并告诉病人按时门诊随访。

（三）健康教育

1. 避免诱发因素　通过讲解让病人明白疾病发作的诱因，避免接触致敏原，保持空气流通，外出戴有色眼镜，减少与光线、花粉的接触及刺激等。

2. 饮食指导　选择清淡、易消化饮食，多补充维生素，加强营养，改善体质。不宜食用鱼、虾、蟹、蛋类、牛奶等易过敏食物以及辛辣、酒类食品。

【护理评价】　病人是否能达到：①痒、异物感减轻。②无角膜炎发生。

第五节 翼状胬肉病人的护理

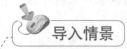

情景描述：

赵师傅照镜子时发现左眼靠鼻侧眼白部分长出了好像肌肉样的组织，而且有慢慢向瞳孔部位靠近了，视力也不如从前。吃消炎药不见好转，他表现得很紧张。

请思考：

1. 赵师傅眼白长出的好像肌肉样的组织可能是什么？
2. 护士应该提供哪些护理措施呢？

翼状胬肉（pterygium）是一种向角膜表面生长的与结膜相连的纤维血管样组织，呈三角形，形似翼状。通常双眼患病，只限于睑裂部，多见于鼻侧。

【病因与发病机制】 病因尚不十分明确，流行病学显示所居住的地理位置以及暴露于日光及风沙下的时间与胬肉的发生有密切关系。一般认为与结膜慢性炎症、风沙、粉尘等长期刺激使结膜组织变性及增生有关；也可能与长期紫外线照射导致角膜缘干细胞损害有关，故多见于户外工作者，如渔民、农民等；遗传也是它发病的一个因素。如果家属成员有翼状胬肉病史，则更容易发病；其他因素包括有眼部流泪异常、Ⅰ型变态反应、人乳头瘤病毒感染等。

【护理评估】

（一）健康史

了解病人是否从事有长时间被紫外线照射的户外工作经历及日常的预防措施；了解是否有结膜慢性炎症病史；恶劣的环境因素，如风沙、粉尘等长期刺激；了解家属成员是否有同样病史。

（二）身体状况

三角形翼状胬肉的尖端为头部；其角膜缘为颈部；其球结膜处为体部（图4-2）。小的翼状胬肉一般无症状，偶有异物感；若侵及瞳孔区则影响视力。进行性翼状胬肉的头部前端角膜灰色浸润，其颈部、体部肥厚、充血；静止性翼状胬肉的头部前方角膜透明，颈部及体部较薄而无充血。

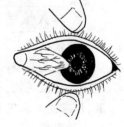

图4-2 翼状胬肉

翼状胬肉与假性胬肉和睑裂斑的鉴别

翼状胬肉是一种与结膜相连的纤维血管样组织，呈三角形向角膜表面生长，进行性翼状胬肉可侵及瞳孔区而影响视力。

假性胬肉是因炎症或损伤而引起的结膜与角膜之间的粘连，无进展趋势。

睑裂斑是一种黄白色无定形的结膜变性性损害，发生在睑裂部近角膜缘的球结膜下，三角形底向角膜缘而不进入角膜，表面无血管。

笔记

（三）心理-社会状况

翼状胬肉的存在不仅影响美观，还会引起视力下降，对工作、学习、生活会造成一定的影响。它容易复发,病人常因此失去治疗信心,评估病人的心理状态。

【治疗要点】 胬肉小而静止,一般无须治疗。如侵袭瞳孔区影响视力,或因外观容貌上需要,可手术治疗。常用手术方法:①胬肉单纯切除术。②胬肉切除合并结膜瓣转移术。③胬肉切除联合角膜缘干细胞移植或羊膜移植术。④板层角膜移植联合角膜缘干细胞移植或羊膜移植术。

【常见护理诊断/问题】 知识缺乏:缺乏翼状胬肉的预防、治疗和防止复发的知识有关知识。

【护理目标】 病人获取一定的胬肉的防治知识。

【护理措施】

(一) 手术病人护理

1. 术前护理 参照外眼手术护理,术前3天滴抗生素眼液,介绍手术过程和配合方法,消除病人紧张心理,积极配合手术。

2. 术后护理 嘱病人注意眼部卫生,一般7~10天后拆除缝线。定期复查,观察是否有胬肉复发。

3. 为预防术后复发,可应用β射线照射或局部短期滴用丝裂霉素C。

(二) 健康教育

1. 小而无须治疗者,应做好病情解释工作,定期门诊随访。

2. 日常饮食要清淡,避免辛辣食物和饮酒。

3. 户外活动时戴上防风尘和防紫外线眼镜;避免风沙、粉尘环境,减少户外工作时间;并积极防治慢性结膜炎。

【护理评价】 病人是否了解胬肉的防治知识。

第六节 角结膜干燥症病人的护理

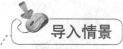 **导入情景**

情景描述:

小许是某公司的白领,每天上班都对着电脑,最近由于天气炎热房间内又一直开着空调。这段时间,他感觉眼睛很容易疲劳,并且很干燥,滴人工泪液后不适症状有所缓解,但很快又出现干燥感。

请思考:

1. 小许的眼睛不适感是什么眼病引起的?

2. 护士应该提供哪些护理措施呢?

角结膜干燥症(keratoconjunctivitis sicca)又称**干眼症**(dry eye syndrome),是指泪液分泌数量下降或质量改变而导致泪膜功能异常者,伴有眼部不适和(或)眼表组织病变特征的一类疾病。

【病因与发病机制】 泪膜是指通过眼睑瞬目运动,将泪液均匀覆盖于角结膜表面形成的超薄膜。泪液中水占98%,还含有免疫球蛋白、葡萄糖、Na^+、K^+、Cl^- 等。泪膜从外至内分别是由脂质层、水样层、黏蛋白层构成(图4-3),任何一层结构的异常均可导致干眼症。

笔记

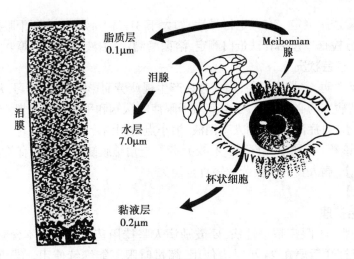

图 4-3 泪膜的形成

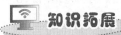 **知识拓展**

泪膜的主要生理功能

泪膜厚约 7μm, 总量约 7.4μl, 以 12%~16%/min 更新, pH 值 6.5~7.6, 渗透压 296~308mOsm\L。

泪膜的主要生理功能包括:①形成光滑的光学折射面,提供良好的光学介质。②湿润眼球前表面,防止角膜、结膜干燥。③向角膜提供必需的营养物质,包括氧气等。④通过机械的冲刷及其抗菌成分抑制眼球表面异物和微生物生长,保护角膜。

泪膜的成分改变、眼球表面的不规则以及眼睑与眼球间的解剖位置、运动不协调均可导致泪膜质或量的异常,从而造成泪膜功能障碍。

干眼的病因很多,发病机制复杂,有引起泪液成分变化和泪膜结构改变的各种内因和外因。根据病因可将干眼分为脂质异常型、水液异常型、黏蛋白异常型、泪液动力学异常型和混合型。根据 1995 年美国干眼研究小组的分类:①泪液生成不足型:为水样液缺乏性干眼症,因泪腺疾病或功能不良引起。②蒸发过强型:泪液分泌正常,因泪液蒸发过强导致的,如睑板腺功能障碍,暴露过久、长期佩戴角膜接触镜等原因。

干眼的常见病理学表现为炎症反应、表面上皮化和细胞凋亡等。

【护理评估】

(一) 健康史

常见于 40 岁以上;有沙眼病史或角膜接触镜佩戴史等。

(二) 身体状况

最常见症状为干涩感、异物感,其他还有烧灼感、痒感、畏光、视物模糊、容易视疲劳,不能耐受有烟尘的环境等。严重干眼症多见于 Sjögren 综合征,常伴有口干、关节痛等。

(三) 辅助检查

1. 泪河宽度　泪河高度正常 >0.3mm, ≤0.3mm 提示结膜囊内泪液可能不足。

2. 泪液分泌试验　正常 10~15mm, 低于 10mm 为低分泌, 低于 5mm 为干眼。

3. 泪膜稳定性检查　泪膜破裂时间:小于 10 秒为泪膜不稳定。

4. 角膜荧光素染色、角结膜虎红染色　可观察角膜上皮缺损和判断泪河的高度,观察干燥失活的上皮细胞。

5. 泪液溶菌酶含量测定　如溶菌区 <21.5mm², 或含量 <1200μg/ml, 则提示干眼症。

6. 泪液的渗透压测定 有一定特异性,如大于 312mOsm/L,可诊断干眼症。

7. 泪液成分检查 包括乳铁蛋白测定、溶菌酶测定、泪液蛋白测定等。

（四）心理 - 社会状况

干眼症是慢性病,需长期用药;病人容易产生视疲劳而影响工作、学习,从而导致焦虑心理。护士应评估病人的心理状况,了解其对干眼症的认知和平时用眼习惯。

【治疗要点】 对症治疗,常用人工泪液、泪小点封闭治疗。

【常见护理诊断 / 问题】 舒适受损:视疲劳 与角结膜缺乏润滑液有关。

【护理目标】 病人自诉视疲劳减轻直至消失。

【护理措施】

（一）视疲劳护理

1. 药物护理 干眼症是慢性病,要鼓励病人坚持用药。①使用不含防腐剂的人工泪液时,每支药液打开后要在 24 小时内使用,超过时限不能继续使用。②重度干眼症选用 0.05%~0.1% 的环孢素 A 滴眼剂或 0.05%FK506 滴眼剂时,注意观察药物反应。③口服多西环素 50mg,每天 2 次,要坚持数月;同时注意观察它的副作用,如对光敏感、牙釉质异常;8 岁以下儿童、孕妇、哺乳期妇女慎用。

2. 指导病人科学用眼,减少视疲劳的发生。

3. 颌下腺导管移植手术病人,做好围术期的护理。

（二）健康教育

1. 注意用眼卫生,避免用眼疲劳和避免接触烟雾、风尘和空调环境。

2. 屈光不正者,佩戴眼镜者要验光配镜准确、度数适合,如选戴角膜接触镜,避免使用质量低劣的护理液。

3. 保留泪液,减少蒸发 指导病人使用硅胶眼罩、湿房镜,用泪小点栓塞等方法。

4. 睑板腺功能障碍病人 指导病人注意眼睑部清洁,可选择生理盐水或硼酸水清洗眼睑缘和睫毛。睑板腺阻塞病人可以先热敷眼睑 10 分钟,再用棉签在睑结膜面上,向睑缘方向推压分泌物,使其排出;为减轻疼痛也可在操作前眼表面滴用表面麻醉药。

5. 指导科学用眼 对长期使用电脑工作者,指导病人选择合适的距离和环境亮度。室内调整灯光应以让眼睛舒适为原则;要保持正确的姿势,视线稍向下,眼与屏幕距离 40~70cm;一般在用电脑 1~2 小时后休息 10~15 分钟,并向远处眺望;电脑尽量不要放置在窗边,不要让光源直接照射在电脑屏幕上,容易有眩光,而导致眼睛疲劳酸痛。

【护理评价】 病人是否达到:自诉已养成良好的用眼习惯,视疲劳较以前减轻。

（陈燕燕 陈 艳）

 思考题

林女士,56 岁,家庭主妇,平日喜爱游泳,几天前应朋友邀请去野外游泳,两天后感觉自己眼睛特别痒,晨起眼部还有黏液性分泌物,她感到很紧张,于是决定去医院检查。

请思考:

1. 林女士可能得了什么眼病?

2. 我们可以为林女士提供哪些健康教育?

第五章 角膜病病人的护理

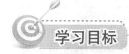

学习目标

1. 掌握细菌性角膜炎、真菌性角膜炎、单纯疱疹病毒性角膜炎的护理评估和护理措施。

2. 熟悉角膜移植手术病人的护理要点。

3. 了解细菌性角膜炎、真菌性角膜炎、单纯疱疹病毒性角膜炎在病因、护理评估、护理措施方面的异同点。

4. 熟练运用护理程序评价细菌性角膜炎、真菌性角膜炎、单纯疱疹病毒性角膜炎病人,并正确书写护理计划、做出相应的护理诊断、采取正确的护理措施。

5. 具有理解和认同角膜炎病人及家属对疾病治愈缓慢的焦虑心情的意识,并能进行心理疏导。

角膜病是我国的主要致盲眼病之一。角膜疾病主要有炎症、外伤、先天性异常、变性、营养不良和肿瘤等,其中感染性角膜炎最为常见。它可导致视力损害,甚至摧毁眼球。感染性角膜炎的病原体包括细菌、真菌、病毒、棘阿米巴、衣原体等。

角膜炎的病因虽然不同,但其病理变化过程基本相同,可以分为:①浸润期:致病因子入侵角膜,引起角膜缘血管网充血,随即炎性渗出液及炎症细胞进入,导致病变角膜出现水肿和局限性灰白色的浸润灶,如炎症及时控制,角膜仍能恢复透明。②溃疡形成期:浸润期的炎症向周围或深层扩张,可导致角膜上皮和基质坏死、脱落形成角膜溃疡,甚至角膜穿孔,房水从角膜穿破口涌出,导致虹膜脱出、角膜瘘、眼内感染、眼球萎缩等严重并发症。③溃疡消退期:炎症控制、病人自身免疫力增加,阻止致病因子对角膜损害,溃疡边缘浸润减轻,可有新生血管长入。④愈合期:溃疡区上皮再生,由成纤维细胞产生的瘢痕组织修复,留有角膜云翳、角膜斑翳、角膜白斑。

第一节 细菌性角膜炎病人的护理

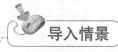

情景描述:

小李今年 26 岁,佩戴角膜接触镜已有 6 年多。前天小李打完篮球后,突然出现右眼红、眼痛、怕光、流泪,症状逐渐加重,出现视物模糊,眼屎增多,为黄绿色。他心里感到紧张、害怕。

请思考:

1. 该病人可能的临床诊断和护理诊断是什么?

2. 护士需采取哪些主要护理措施?

细菌性角膜炎（bacterial keratitis）是由细菌引起的角膜炎症的总称，是常见的角膜炎之一。

【病因与发病机制】 常由于角膜外伤后被感染所致，常见的致病菌有表皮葡萄球菌、金黄色葡萄球菌、肺炎双球菌、链球菌、铜绿假单胞菌等。眼局部因素如慢性泪囊炎、倒睫、戴角膜接触镜等，以及全身抵抗力低下如长期使用糖皮质激素和免疫抑制剂、营养不良、糖尿病等均可诱发感染。

知识拓展

角膜接触镜

隐形眼镜，也叫角膜接触镜，包括硬性、半硬性、软性三种，是一种戴在眼球角膜上达到矫正视力或保护眼睛的镜片。

但是，角膜接触镜戴用时间过长、夜间戴用、镜片透氧性差或压迫过紧是导致感染性角膜炎的危险因素。有研究表明感染性角膜炎发病率大约为 0.63/10 000，而在角膜接触镜使用人群中发病率为 3.4/10 000，最常见者为细菌性角膜炎。

所以在佩戴前一定要先做眼部检查以确定是否适合佩戴，并且应选择适合自己的隐形眼镜；在隐形眼镜使用过程中则要特别注意眼部卫生；佩戴过程中一旦有不舒服，应及时去正规医院就诊检查，及时治疗。

【护理评估】

（一）健康史

了解有无角膜外伤史，慢性泪囊炎、眼睑位置异常、倒睫病史，或长期佩戴角膜接触镜史；有无营养不良、糖尿病病史；有无长期使用糖皮质激素或免疫抑制剂史；以及此次发病以来的用药史。

（二）身体状况

1. 症状 发病急，常在角膜外伤后 24~48 小时内发病。病人有明显的眼痛、畏光、流泪、眼睑痉挛、异物感、视力下降等症状，伴较多的脓性分泌物。

2. 体征 常见体征为眼睑肿胀、球结膜水肿，睫状充血或混合性充血。角膜上有黄白色浸润灶，周围组织水肿，很快形成溃疡。毒素渗入前房导致虹膜睫状体炎时，表现为角膜后沉着物、瞳孔缩小、虹膜后粘连及前房积脓等。

3. 不同致病菌有不同特征。

（1）革兰氏阳性球菌感染：圆形或椭圆形局灶性脓肿、边界清楚。金黄色葡萄球菌、肺炎双球菌所致的匐行性角膜溃疡是典型的细菌性角膜溃疡，因常伴有前房积脓，故又称前房积脓性角膜溃疡。

（2）革兰氏阴性球菌感染：以铜绿假单胞菌引起的感染具有特征性。发病急重，角膜溃疡浸润灶及分泌物呈黄绿色，前房积脓严重。感染如未控制，往往 24 小时波及全角膜，甚至角膜穿孔、眼内炎。

（三）辅助检查

角膜溃疡刮片镜检和细胞培养可进一步明确诊断。

（四）心理 - 社会状况

通过与病人交流，了解病人是否有因眼部不适以及对疾病的发生、发展和转归缺乏了解而出现紧张、焦虑、悲哀等心理表现，了解其性格特征以及家属朋友的支持情况。

【治疗要点】 积极控制感染，减轻炎症反应，促进溃疡愈合，减少瘢痕形成。

1. 药物治疗 局部使用抗生素是治疗急性细菌性角膜炎最有效的途径。治疗前应常

笔记

规行角膜刮片、细菌培养和药物敏感试验,以便根据试验结果及时调整用药。但在无试验报告前,常选用 0.3% 氧氟沙星、0.3% 妥布霉素滴眼液等治疗;必要时全身应用抗生素,革兰氏阳性球菌常选用头孢唑林钠、万古霉素,革兰氏阴性杆菌常选用妥布霉素、头孢他啶、多黏菌素、喹诺酮类等。

2. 手术治疗　药物治疗无效,即将或已经出现角膜溃疡穿孔,以及眼内容物脱出者,可考虑进行治疗性角膜移植。

【常见护理诊断/问题】

1. 舒适受损:眼痛、畏光、流泪及异物感等　与角膜炎症刺激有关。

2. 感知受损:视力障碍　与角膜溃疡有关。

3. 潜在并发症:角膜溃疡、穿孔、眼内炎。

【护理目标】

1. 病人的眼痛、畏光、流泪及异物感等症状减轻或消失。

2. 病人的视力稳定或提高。

3. 病人无并发症发生。

【护理措施】

(一) 舒适护理

1. 向病人解释眼痛、畏光、流泪及异物感等症状是角膜炎症的表现,帮助病人转移注意力。

2. 密切观察角膜刺激征、角膜炎症、溃疡等病情变化,根据医嘱留取结膜分泌物送检和药物敏感试验。

3. 保证充分休息、睡眠　①提供安静、舒适的环境,病房要适当遮光,避免强光刺激。②指导促进睡眠的自我护理方法,如睡前热水泡脚、喝热牛奶、听轻音乐、避免情绪波动等。

(二) 视力障碍病人的护理

1. 鼓励病人表达自己的感受,及时给予安慰和理解,提高自我护理意识。

2. 按方便病人使用的原则,将常用物品固定摆放,病人活动空间不留障碍物,避免跌倒。

3. 教会病人使用传呼系统,鼓励其寻求帮助。

4. 厕所必须安置方便设施,如坐便器、扶手等,并教会病人如何使用。

(三) 预防并发症的护理

1. 用药护理　①遵医嘱积极抗炎治疗。急性期:选择高浓度的抗生素滴眼液频繁滴眼,严重病例,可在开始 30 分钟内每 5 分钟滴药一次;病情控制后,每 15~30 分钟滴眼一次;症状缓解后改为 1~2 小时一次。如果眼部分泌物多,应先清除再给药。白天滴眼液,睡前涂眼膏。严重者球结膜下注射妥布霉素、庆大霉素等,应事先向病人解释清楚,并充分麻醉后进行,以免加重局部疼痛。②角膜溃疡局部使用半胱胺酸等胶原酶抑制剂,可以延缓角膜溃疡的进一步发展;口服维生素 C、B,有助于溃疡愈合。

2. 病情观察　严密观察视力、角膜刺激征、结膜充血、角膜病灶变化、分泌物,并注意有无角膜穿孔症状。如角膜穿孔,房水从穿孔处急剧涌出,虹膜被冲至穿孔处,可出现眼压降低、前房变浅或消失、疼痛减轻等。

3. 预防角膜溃疡穿孔护理　①滴眼药动作要轻柔,勿压迫眼球。②多食易消化食物,保持大便通畅,避免便秘,以防增加腹压。③勿用力咳嗽及打喷嚏。④告诫病人不要用手揉眼球。⑤球结膜下注射时,避免在同一部位反复注射,尽量避开溃疡面。⑥深部角膜溃疡、后弹力层膨出者,可加压包扎,配合局部及全身应用降低眼压药物。⑦按医嘱使用散瞳剂,防止虹膜后粘连而导致眼压升高。⑧可用眼罩保护患眼,避免外物撞击;外出应佩戴有色眼镜。

4. 虹膜睫状体炎时,可应用散瞳剂,以防止虹膜后粘连及解除瞳孔括约肌痉挛和睫状肌痉挛,减轻疼痛。

5. 手术护理　具体措施参见本章第四节"角膜移植术病人的护理"。

6. 隔离护理　①指导病人做好手卫生和床边隔离措施。②检查、换药、滴眼药应严格掌握消毒隔离制度,避免交叉感染。③接触病人的药品及器械应专人专眼专用。

(四) 健康教育

1. 积极预防角膜外伤,及时治疗慢性泪囊炎、眼睑位置异常、倒睫等眼局部疾病。

2. 长期佩戴角膜接触镜者,务必严格按照正规要求和方法进行佩戴,如出现眼痛症状,应立即停止戴镜并及时就诊。

3. 指导病人养成良好的卫生习惯,不用手或不洁手帕揉眼。

4. 帮助病人了解疾病相关知识,树立战胜疾病的信心。

【护理评价】 病人是否达到:①眼痛、畏光、流泪及异物感等不适症状消失。②视力有所提高。③无并发症发生。

第二节　真菌性角膜炎病人的护理

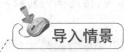 **导入情景**

情景描述:

农民老王,2个月前在农田中劳动时右眼不慎被玉米叶划伤,自用氯霉素眼药水点眼。10天后,出现右眼疼痛、怕光、视力下降,老王心情焦急。

请思考:

1. 该病人可能的临床诊断和护理诊断是什么?

2. 护士需采取哪些主要护理措施?

真菌性角膜炎(fungal keratitis)是由致病真菌引起的感染性角膜病。近年来,随着广谱抗生素和糖皮质激素的广泛应用,其发病率有升高趋势,是致盲率极高的角膜病。

【病因与发病机制】 常发生于生活在潮湿环境的人群,角膜外伤是主要诱因,有的因长期应用广谱抗生素、糖皮质激素,或因机体抵抗力下降而感染。常见的致病真菌有镰孢属、曲霉属、弯孢属和念珠菌属等。

【护理评估】

(一) 健康史

询问病人有无农作物(如树枝、稻草、麦芒等)划伤角膜史和长期应用广谱抗菌药物、糖皮质激素药物史。

(二) 身体状况

1. 症状　轻度畏光、流泪、视力下降,病程进展相对缓慢,呈亚急性,自觉症状较轻。

2. 体征　体征较重,眼部充血明显,角膜病灶呈白色或灰白色,表面微隆起,外观干燥而欠光滑,似牙膏样或苔垢样。溃疡周围抗体与真菌作用,形成灰白色环形浸润即"免疫环"。有时在角膜病灶旁可见"伪足"、"卫星状"浸润病灶,角膜后可有纤维脓性沉着物。前房积脓为灰白色的黏稠脓液。由于真菌穿透力强,易发生眼内炎。

(三) 辅助检查

角膜溃疡刮片、培养检查找到真菌菌丝可以确诊。角膜共焦显微镜检查,可直接发现病

笔记

灶内的真菌病原体。

(四) 心理 - 社会状况

真菌性角膜炎病程长,病人容易产生焦虑、抑郁、悲观心理,护士应评估病人的心理状况,了解病人及家属对真菌性角膜炎的认知程度。

【治疗要点】 以抗真菌药物治疗为主,如有角膜溃疡穿孔危险或已穿孔者,可考虑治疗性角膜移植手术。

【常见护理诊断 / 问题】

1. 舒适受损:眼痛、畏光、流泪　与角膜炎症刺激有关。

2. 感知受损:视力障碍　与角膜溃疡有关。

3. 潜在并发症:角膜溃疡、穿孔、眼内炎。

【护理目标】

1. 病人的眼痛、畏光、流泪等症状减轻或消失。

2. 病人的视力稳定或提高。

3. 病人无并发症发生。

【护理措施】

(一) 舒适护理

1. 环境布置　适当遮光,减少强光刺激,外出戴防护眼镜,保证病人充分休息,减少眼球转动。

2. 药物护理

(1) 眼部常用抗真菌药物有 0.25% 两性霉素 B、0.5% 咪康唑、2.5% 那他霉素、0.5%~1% 氟康唑。指导正确给药方法:每 0.5~1 小时滴眼一次,白天用眼药水滴眼,睡前用眼膏。症状严重者,可结膜下注射咪康唑或两性霉素 B。临床治愈后仍要坚持用药一段时间,以防复发。

(2) 病情严重者可口服伊曲康唑或静脉滴注咪康唑或氟康唑,同时要观察药物的副作用。禁用皮质类固醇激素。

(3) 有虹膜睫状体炎时,可应用散瞳剂,如复方托吡卡胺滴眼液、1% 阿托品滴眼液。

(4) 长期局部应用糖皮质激素或抗生素者应注意眼部病情变化,避免发生真菌性角膜炎。

3. 做好视力下降病人的生活护理。

(二) 预防并发症护理

1. 密切观察病情　注意视力、角膜刺激征、结膜充血等变化。

2. 做好预防角膜穿孔护理,具体措施参考本章第一节"细菌性角膜炎病人的护理"。

3. 饮食注意清淡,避免饮酒和刺激性食物。

(三) 健康教育

告诉病人坚持用药对于预防疾病复发的重要性,并指导正确用药;定期门诊随访。

【护理评价】 病人是否达到:①不适症状消除。②视力得到提高。③无并发症发生。

第三节　单纯疱疹病毒性角膜炎病人的护理

单纯疱疹病毒性角膜炎(herpes simplex keratitis,HSK)是由单纯疱疹病毒所致的、严重的感染性角膜病,居角膜病致盲首位。

【病因与发病机制】 单纯疱疹病毒性角膜炎多由于单纯疱疹病毒原发感染后的复发。原发感染常发生于幼儿,单纯疱疹病毒感染三叉神经末梢和三叉神经支配的区域(头、面部皮肤和黏膜),并在三叉神经节长期潜伏下来。当机体抵抗力下降时,潜伏的病毒激活,可沿三叉神经至角膜组织,引起单纯疱疹病毒性角膜炎。

【护理评估】

(一)健康史

了解病人有无感冒、发热史;有无全身或局部使用糖皮质激素、免疫抑制剂;有无饮酒、过度劳累、精神紧张史。了解病人发病以来的用药情况,治疗效果等。

(二)身体状况

1. 原发感染 常见于幼儿,有发热、耳前淋巴结肿大、唇部皮肤疱疹,呈自限性。眼部表现为急性滤泡性或假膜性结膜炎,眼睑皮肤疱疹,可有树枝状角膜炎。

2. 复发感染 常因疲劳、发热、饮酒、紫外线照射或角膜外伤等引起角膜感染复发,多为单侧。患眼可有轻微眼痛、畏光、流泪、眼睑痉挛等,若中央角膜受损,视力明显下降。

根据角膜病变累及部位和病理生理特点进行以下分类:

(1)上皮型角膜炎:是最常见类型。此型最典型的体征是角膜知觉减退。知觉减退的分布取决于角膜病损的范围、病程和严重程度。初起时患眼角膜上皮呈小点状浸润,排列成行或成簇,继而形成小水疱,水疱破裂互相融合,形成树枝状表浅溃疡,称树枝状角膜炎。随病情进展,炎症逐渐向角膜病灶四周及基质层扩展,可形成不规则的地图状角膜溃疡,称地图状角膜炎。

(2)神经营养性角膜病变:多发生在单纯疱疹病毒感染的恢复期或静止期。病灶可局限于角膜上皮表面及基质浅层,也可向基质深层发展,溃疡一般呈圆形或椭圆形,多位于睑裂区,边缘光滑,浸润轻微。

(3)基质型角膜炎:根据临床表现的不同分为免疫性和坏死性两种类型。①免疫性基质型角膜炎:最常见的类型是盘状角膜炎。炎症浸润角膜中央深部基质层,呈盘状水肿,增厚,边界清楚,后弹力层皱褶。②坏死性基质型角膜炎:表现为角膜基质内单个或多个黄白色坏死浸润灶、胶原溶解坏死以及上皮广泛性缺损。

(4)角膜内皮炎:可分为盘状、弥漫性和线状三种类型,盘状角膜内皮炎最为常见,表现为角膜中央或旁中央基质水肿。

(三)辅助检查

角膜上皮刮片可见多核巨细胞、病毒包涵体或活化性淋巴细胞;角膜病灶分离出单纯疱疹病毒;酶联免疫法发现病毒抗原;分子生物学方法如 PCR 可检测角膜组织中的病毒 DNA。

(四)心理 - 社会状况

单纯疱疹病毒性角膜炎病情反复发作,病程持续时间长,病人容易产生焦虑、抑郁、悲观心理,护士应评估病人的心理状况,了解病人及家属对疾病的认知程度。

【治疗要点】 治疗原则是抑制病毒在角膜内复制,减轻炎症反应引起的角膜损害。

1. 药物治疗 常用抗病毒药物有更昔洛韦、阿昔洛韦(无环鸟苷)、利巴韦林、安西他滨、三氟胸腺嘧啶核苷眼液和眼膏。急性期每 1~2 小时滴眼一次,晚上涂眼膏。严重感染者需全身使用抗病毒药物。

2. 手术治疗 已穿孔的病例可行治疗性穿透性角膜移植。具体措施参考本章第四节"角膜移植术病人的护理"。

3. 减少复发 单纯疱疹病毒性角膜炎容易复发,口服阿昔洛韦片持续 1 年,可减少复发率;控制诱发因素对于降低复发率也很重要。

【常见护理诊断 / 问题】

1. 舒适受损:眼痛、畏光、流泪 与角膜炎症刺激有关。

2. 感知受损:视力障碍 与角膜溃疡有关。

3. 潜在并发症:角膜溃疡、穿孔、眼内炎。

【护理目标】

1. 病人眼痛、畏光、流泪等症状减轻或消失。

2. 病人的视力稳定或得到提高。

3. 病人无并发症发生。

【护理措施】

（一）舒适护理

1. 保持病房的安静、舒适,病房内要适当遮光,减少眼部刺激。

2. 指导病人充分休息,减少转动眼球。

3. 药物护理

（1）指导正确用药:①使用糖皮质激素眼药水者,要告知病人按医嘱及时用药。停用时,要逐渐减量,不能随意增加使用次数和停用,并告知其危害性。②应用散瞳药的病人,外出可戴有色眼镜,以减少光线刺激,并加强生活护理。

（2）树枝状和地图状角膜炎应早期使用有效的抗病毒药,禁用糖皮质激素。

（3）盘状角膜炎,可在抗病毒药物应用基础上,适量应用糖皮质激素药物。常用局部滴眼、涂眼及球结膜下注射。也可选用免疫抑制剂,如环孢霉素眼药水。

（4）对可疑或发生细菌或真菌的合并感染者,应做病原学检查,并进行预防性治疗:加用广谱抗生素眼药水。

（5）严重者局部眼药和全身抗病毒药一起使用,注意监测肝肾功能。

4. 做好视力下降病人的生活护理。

（二）预防并发症护理

药物治疗无效、反复发作、角膜溃疡面积较大,有穿孔危险者,可行治疗性角膜移植术。行角膜移植术者,参照本章第四节"角膜移植术病人的护理"。

（三）健康教育

1. 嘱病人注意防寒保暖,加强营养,保证休息,避免疲劳和精神过度紧张。

2. 注意饮食调理,避免食用刺激性食物,不宜抽烟饮酒。

3. 鼓励病人参加体育锻炼,增强体质,预防感冒,降低复发率。

【护理评价】　病人是否达到:①眼痛、流泪、畏光等眼部不适感觉消失。②视力有所提高。③角膜溃疡得到控制,无并发症发生。

第四节　角膜移植术病人的护理

角膜移植术是一种采用同种异体的透明角膜替代病变角膜的手术。根据角膜取材的厚薄,可分为板层角膜移植术和穿透性角膜移植术。目前已研制出高分子材料人工角膜,但尚未在临床广泛应用。

【适应证】

1. 板层角膜移植术　采用部分厚度的角膜进行移植的手术方法。适用于角膜病变未累及角膜全层,内皮功能正常或可复原者,如浅表角膜病变(包括瘢痕、营养不良、变性肿瘤等)。有的角膜病变虽已累及全层角膜组织,但为改善穿透性角膜移植的植床条件,也可考虑先行板层角膜移植。

2. 穿透性角膜移植术　采用全层透明角膜代替全层混浊角膜的手术方法。适用于角膜白斑、圆锥角膜、角膜变性和营养不良、角膜内皮功能失代偿、角膜严重的化脓性感染等。

【常见护理诊断/问题】

1. 有眼压升高的危险　与角膜与虹膜粘连有关。

2. 有感染的危险　与手术创口及机体抵抗力低下有关。

3. 有排斥反应的危险　与自身免疫识别作用有关。

【护理目标】

1. 病人术后眼压正常。

2. 病人眼部无感染发生。

3. 病人眼部无排斥反应发生。

【护理措施】

(一)预防眼压升高护理

1. 评估眼压升高的危险因素及其程度。

2. 避免引起眼压升高的护理,具体措施参考本章第一节"细菌性角膜炎病人的护理"措施中"预防角膜溃疡穿孔护理"。

3. 定时测量眼压,观察眼压变化,注意角膜植片有无变混浊、水肿、向外膨隆等现象。局部使用糖皮质激素滴眼剂、眼膏时,要密切观察眼压的变化。

4. 遵医嘱使用散瞳剂和降低眼压的药物。

(二)预防感染护理

1. 密切观察角膜感染征象　如眼部疼痛、头痛、畏光、流泪、突然视力下降,应检查眼球是否充血、结膜囊有无分泌物增多或有房水闪辉或渗出等。

2. 抗感染药物　按医嘱给予抗生素眼药或全身用药。

(三)预防排斥反应护理

1. 密切观察角膜排斥反应征象　如病人主诉眼痛、头痛、畏光、流泪、突然视力下降、眼球充血、眼压升高。如有角膜植片由透明变为混浊、水肿,并向外膨隆等现象。应进一步检查植片上皮化和吻合口对合情况,有无结膜囊异常分泌物、角膜基质水肿、切口房水渗漏、角膜后沉着物(KP)、房水闪辉或渗出、瞳孔前或瞳孔后粘连等。

2. 抗排斥反应药物　皮质类固醇为目前最常用的抗排斥反应药物,术后常规连续静脉滴注地塞米松。要坚持足量、规则用药和缓慢停药原则,注意有无眼压升高等药物副作用。如果皮质类固醇治疗无效,根据医嘱使用环孢素A。

(四)手术病人的护理

1. 术前护理　①术前告知:解释角膜移植手术的必要性;按内眼手术常规做好术前准备。②眼部检查:说明术前检查重要性,它包括视功能检查、眼压、常规泪道冲洗检查和结膜、角膜、晶状体和玻璃体检查,如有炎症,应先治疗后手术。③降低眼压:术前半小时开始快速静脉滴注20%甘露醇注射液。④缩瞳剂:术前手术眼滴1%毛果芸香碱滴眼液,使瞳孔保持在2mm左右,以便术中易于缝合,并保护晶状体免受环钻刀的损害。

2. 术后护理　①参照内眼术后护理常规。建议戴上硬性眼罩保护术眼,尤其是睡眠或打盹时。②术后24小时,每天换药。若植片平整,可改用眼垫包扎,至刺激症状基本消退为止;若植片不平整,应适当延长包扎时间。③密切观察病情变化,特别是角膜感染和角膜排斥反应征象。④抗感染、抗排斥反应药物护理。⑤对症处理:前房渗出反应较重者,应使用散瞳剂如托吡卡胺、阿托品等。如角膜组织愈合不佳者,遵医嘱给予促角膜上皮生长和人工泪液等药物。⑥嘱病人避免做引起眼压升高的动作,如用力挤眼、低头弯腰等。

(五)健康教育

笔记

1. 定期复查,按时来院拆除角膜缝线,一般板层角膜移植为术后2~3个月;穿透性角膜移植为术后6~12个月。

2. 指导病人及家属正确上眼药。如果出现畏光、流泪、突然视力下降反应,须立即来医院就诊。

3. 饮食起居要有规律,保持充分睡眠,避免过度疲劳,注意预防感冒。多吃易消化食物,多食水果、蔬菜,保持大便通畅,忌食刺激性食物。

4. 角膜移植术后3个月内要完全休息。一年内注意勿用力揉眼,外出要戴防护眼镜,以免受伤。同时注意眼部卫生,不进游泳池,防止感染。避免眼部日晒、热敷,保护角膜移植片。

【护理评价】　病人是否达到:①术后眼压正常。②术后无眼部感染。③术后无排斥反应发生。

（刘雅馨）

 思考题

农民老张家的板栗大丰收,一家人都高高兴兴地摘板栗。一不小心老张的右眼被板栗刺给划了一下,他以为没什么关系,就自行滴了眼药水,但两天后右眼畏光、流泪现象加剧并且视力下降,老张很紧张,于是一家人陪他来医院就诊。

请思考:

1. 老张目前的主要护理诊断是什么?

2. 作为护士,您可以为他提供哪些护理措施?

笔记

第六章 白内障病人的护理

1. 掌握白内障的定义,年龄相关性白内障的分类,皮质性白内障的临床分期、治疗要点、护理措施。
2. 熟悉糖尿病性和先天性白内障病人身体状况的评估、治疗要点、护理措施。
3. 了解白内障的分类、病因和发病机制。
4. 能正确运用护理程序评价年龄相关性皮质性白内障病人,并正确书写护理计划,做出相应的护理诊断,采取正确的护理措施。
5. 能理解病人长时间视物模糊的痛苦,对视力恢复的期盼、焦躁心理,并体现在护理上。

白内障(cataract)指晶状体混浊。白内障目前已成为主要致盲性眼病之一。根据发病原因,可分为年龄相关性、糖尿病性、外伤性、并发性白内障等。按发病时间可分为先天性、获得性白内障。根据混浊部位不同,可分为皮质性、核性、囊膜下白内障。

外伤性白内障是指由于眼球挫伤、穿通伤、辐射伤及电击伤等引起的晶状体混浊。多伴有其他眼部组织损伤。并发性白内障是由于眼部炎症或退行性病变,使晶状体营养代谢障碍而变混浊,有原发病的改变,多为单眼,也有双眼者。本节重点介绍年龄相关性白内障、糖尿病性白内障和先天性白内障。

第一节 年龄相关性白内障病人的护理

 导入情景

情景描述:

张大娘在家务农,感到双眼看不清楚已有 5 年,近 1 年来逐渐加重,只能看清眼前 10cm 左右的物体,无眼部疼痛、红肿,张大娘的儿子很关心母亲的病情。

请思考:

1. 张大娘可能的临床诊断和护理诊断是什么?
2. 张大娘手术后在护理上要注意什么?

年龄相关性白内障(age related cataract),是最常见的后天性原发性白内障,多发生在 50 岁以上的老年人,故又称**老年性白内障**(senile cataract),是最主要的致盲原因之一。发病率随年龄增长,多为双眼发病,但发病可有先后。主要表现为无痛性、进行性视力减退。皮质性白内障是最常见的一种类型。

【病因与发病机制】　发病机制较为复杂,据流行病学调查,与紫外线照射、饮酒过多、吸烟过多、妇女生育过多、全身疾病(糖尿病、高血压、动脉硬化等)、遗传因素、晶状体营养及其代谢状况等有关。此型白内障多见于老年人,随着年龄增加,其发病率和患病率均明显提高。

【护理评估】

(一)健康史

询问病人起病时间、起病的缓急、发展的速度和治疗经过等。了解有无糖尿病、高血压、心血管疾病和家族史等。

(二)身体状况

双眼呈渐进性无痛性视力下降,最后只剩光感。早期病人常出现眼前固定不动的黑点,可有单眼复视或多视、屈光改变等表现。按其开始形成部位分为皮质性、核性、囊膜下白内障。

1. 皮质性白内障　最常见,根据病程可分为四期。

(1)初发期:仅有晶状体周边部皮质混浊,呈楔状,尖端指向中央,晶状体大部分仍透明。早期无视力障碍,混浊发展缓慢,可达数年才进入下一期。

(2)膨胀期或未成熟期:混浊逐渐向中央发展,并伸入瞳孔区,晶状体有不均匀的灰白色混浊,视力明显减退,晶状体皮质吸收水分而肿胀,将虹膜推向前,使前房变浅,可诱发闭角型青光眼。因晶状体皮质层尚未完全混浊,虹膜瞳孔缘部与混浊的晶状体皮质之间尚有透明皮质,用斜照法检查时,光线投照侧的虹膜阴影投照在深层的混浊皮质上,在该侧瞳孔区内出现新月形投影,称虹膜新月形投影,为此期的特点。

(3)成熟期:晶状体完全混浊,呈乳白色。视力仅剩光感或手动。虹膜新月形投影消失。前房深度恢复正常。

(4)过熟期:晶状体皮质溶解液化变成乳汁状物,核失去支撑,随体位变化而移位。直立时核下沉,避开瞳孔区,视力有所提高;低头时核上浮遮挡瞳孔区,视力突然减退。由于核下沉,上方前房变深,虹膜失去支撑而出现虹膜震颤。液化的皮质渗漏到囊外,可引起晶状体过敏性葡萄膜炎;皮质沉积于前房角,可引起晶状体溶解性青光眼。晶状体悬韧带退行性变化,可发生晶状体脱位。

并发症:①膨胀期:急性闭角型青光眼。②过熟期:晶状体过敏性葡萄膜炎、晶状体溶解性青光眼等。

2. 核性白内障　较少见,发病较早,一般40岁左右开始,进展缓慢。早期不影响视力,以后随着晶状体核密度增加,屈光指数明显增强,故常表现为近视增加或老视减轻。

3. 囊膜下白内障　因混浊位于视轴区,早期即可影响视力。

(三)辅助检查

1. 眼电生理及光定位检查,以排除视网膜或视神经疾病。

2. 角膜曲率及眼轴长度检查,可计算手术植入人工晶状体的度数。

(四)心理-社会状况

评估病人年龄、性别、生活环境等,因年龄相关性白内障病人大多为老人,又有视力障碍,病人生活大多需要协助。护士应多与病人沟通交流,及时帮助他们完成日常生活,并缓解病人对手术的恐惧感。

【治疗要点】　目前尚无疗效肯定的药物,主要以手术治疗为主,常选用的手术方法有白内障囊外摘除联合人工晶状体植入术、白内障超声乳化吸除联合人工晶状体植入术、激光乳化白内障吸除联合人工晶状体植入术。白内障早期可试用谷胱甘肽滴眼液、口服维生素C等药物,以延缓白内障进展。

【常见护理诊断/问题】

1. 感知受损:视力障碍　与晶状体混浊有关。

2. 潜在并发症:继发性闭角型青光眼、术后伤口感染。

【护理目标】

1. 病人的视力得到提高。

2. 病人无并发症发生。

【护理措施】

(一) 视力障碍的护理

1. 白内障早期可试用谷胱甘肽滴眼液、口服维生素 C 等药物,以延缓白内障进展。

2. 教会病人使用床旁传呼系统,并鼓励病人寻求帮助。

3. 按照方便病人使用的原则,将常用的物品固定位置摆放,活动的空间不设置障碍物,避免病人绊倒。

(二) 预防继发性闭角型青光眼的护理

1. 定期门诊随访,特别注意急性青光眼早期症状,嘱病人如出现头痛、眼痛、视力下降、恶心、呕吐等,应立即到医院检查,可能为急性青光眼先兆,应立即采取降低眼压等措施。

2. 慎用散瞳剂如阿托品,尤其在膨胀期,容易诱发急性青光眼。

3. 白内障成熟期,动员病人早日手术,以免引起诸多并发症。

(三) 预防手术切口感染的护理

1. 评估术后伤口感染的危险因素,密切注意病情变化,观察眼部创口分泌物、视力等情况。

2. 换药、上眼药时,要严格执行无菌操作,保持创口干燥。

3. 认真做好术前准备,如剪睫毛、冲洗结膜囊、滴用抗生素眼药等。

4. 注意个人卫生,保护眼部创口不受污染。

5. 病房定期通风、消毒,消灭感染源,减少陪护,限制探视人员。

(四) 手术护理

1. 简要介绍手术时机和手术方法。

(1) 手术时机:既往认为白内障成熟期为最佳手术时机。而现在由于显微手术技术的快速发展,如果视力下降影响工作和生活质量,即主张手术。

(2) 手术方式:①白内障囊外摘除术(ECCE):手术中将晶状体摘除,保留完整的后囊膜,可减少眼内结构的颤动,并为后房型人工晶状体的植入做好准备。目前成为最广泛使用的方法之一。②白内障超声乳化吸除术(phacoaemulsification):用超声乳化仪将硬的晶状体核粉碎使其呈乳糜状,通过小切口将之吸出,保留后囊膜。优点是手术时间短,切口小,不需要缝合,炎症反应轻,术后散光小,视力恢复快,可同时进行人工晶状体植入。它是目前被公认的最安全有效的白内障手术方法之一。③激光乳化白内障吸除术:应用激光对混浊晶状体进行切割,然后切除,是继超声乳化术后切口更小、对组织损伤更小的手术方法,但目前该技术尚未完全成熟。

2. 术前护理　协助病人进行各项术前检查,并说明检查目的、意义。需要进行的检查项目主要有:眼部检查包括视功能、角膜、晶状体、眼压、角膜曲率半径和眼轴长度等;全身检查包括血压、血糖、心电图、X 线胸片、肝功能、血尿常规、凝血功能等。

3. 术后护理　手术后除按眼部内眼术后常规护理外,还应注意病情观察和术眼的保护。

(1) 病情观察:注意观察术眼有无渗血、分泌物、眼压升高、疼痛等变化。如手术眼突然疼痛敷料有渗血,可能为伤口出血或裂开;眼痛伴头痛、恶心、呕吐等,可能为眼压升高;眼部持续疼痛,视力突然下降、流泪、畏光、有较多分泌物可能为感染性眼内炎,应及时通知医生处理。

（2）保护术眼，预防感染：①眼部包盖眼罩，防止碰撞，不用力闭眼。②注意眼部卫生，不用手或不洁物品擦揉眼睛，洗头洗澡时，注意避免水进入眼睛。

（3）术后配镜指导：白内障摘除后，无晶状体眼呈高度远视状态，一般为 +10D~+12D。矫正方法可有眼镜、接触镜或人工晶状体植入，后房型人工晶状体植入是最好最有效的方法。

（五）健康教育

1. 手术后注意休息，适当活动，避免低头弯腰，避免提重物。

2. 注意保暖，预防感冒，避免咳嗽、打喷嚏、擤鼻涕。

3. 饮食清淡，易消化，多进食富含蛋白质、维生素、纤维素的食物，保持大便通畅，不要屏气。

4. 不要穿领口过紧的衣服。

5. 按时用药，定期门诊随访。

【护理评价】　病人是否达到：①病人视力提高。②没有青光眼、感染等并发症发生。

第二节　糖尿病性白内障病人的护理

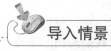 **导入情景**

情景描述：

章阿姨今年 65 岁了，患有糖尿病 8 年，平时血糖时有波动。近半年来感觉双眼逐渐视物不清，但无眼红、眼痛等症状。

请思考：

1. 章阿姨可能患什么病？

2. 章阿姨的主要护理措施有什么？

糖尿病性白内障（diabetic cataract）是指白内障的发生与糖尿病有直接关系的白内障，临床上分为两大类，一种为合并年龄相关性皮质性白内障，另一种为真性糖尿病性白内障，可合并糖尿病性视网膜病变。

【病因与发病机制】　由于血糖增高，晶状体内葡萄糖增多，转化为山梨醇，使晶状体内渗透压升高，吸收水分，纤维肿胀变性而致晶状体混浊。

【护理评估】

（一）健康史

了解病人糖尿病发病情况和治疗经过，目前血糖控制情况；了解病人目前视力情况、下降速度、生活环境、家庭应对情况；有无糖尿病家族史。

（二）身体状况

因晶状体混浊及视网膜病变的损害，可有不同程度视力下降。糖尿病病人的年龄相关性白内障发生率比非糖尿病病人高 4~6 倍，症状相似，但发生较早，进展较快，容易成熟。

真性糖尿病性白内障大多发生于严重的青少年糖尿病病人，多为双眼，前后囊下白点状或雪片状混浊，迅速扩展为全部晶状体混浊，可伴有屈光变化。当血糖升高时，房水进入晶状体内使之肿胀变凸，形成近视；血糖降低时，晶状体内水分渗出，晶状体变扁平，形成远视。

笔记

(三) 辅助检查

1. 辅助检查　检测血糖、尿糖、糖化血红蛋白,可了解病人血糖控制情况。

2. 眼电生理及光定位检查　可了解视网膜或视神经功能。

3. 角膜曲率及眼轴长度检查　可计算手术植入人工晶状体的度数。

(四) 心理 - 社会状况

糖尿病伴随病人终身,使得病人及家属对治疗和护理比较熟悉,往往会产生挑剔心理。漫长的病程和并发症的出现又会使病人产生焦虑不安或对疾病治疗失去信心。护士应评估病人心理状况,家庭朋友的支持情况等,多与病人沟通交流。

【治疗要点】　严格控制血糖,在血糖控制正常的情况下行白内障摘除术和人工晶状体植入术。糖尿病视网膜病变,应在术前治疗。

【常见护理诊断 / 问题】　潜在并发症:术后感染及出血。

【护理措施】

(一) 预防手术切口感染和出血的护理

1. 密切观察血糖变化,血糖控制正常后方可手术。

2. 严格无菌操作,保持创口干燥。

3. 术后密切观察病情变化,发现纱布有较多渗血、渗液,应及时通知医师处理。

(二) 健康教育

向病人讲解治疗原发病的重要性,并指导糖尿病治疗,如药物、饮食、运动治疗。

1. 用药指导　遵医嘱应用降血糖药物。密切观察血糖变化。严密观察药物的副作用,如低血糖反应。

2. 饮食指导　应以控制总热量为原则,实行低糖、低脂(以不饱和脂肪酸为主)、适当蛋白质、高纤维素(可延缓血糖吸收)、高维生素饮食。饮食治疗应特别强调定时定量。

3. 运动指导　强调因人而异、循序渐进、相对定时定量、适可而止。一般每日坚持半小时左右运动。运动量简易计算方法:运动中脉率达到(170 - 年龄)。运动时间:餐后一小时运动可达到较好降糖效果,最好不要空腹运动,以免发生低血糖。

【护理评价】　病人是否达到:①病人视力得到提高。②病人住院期间无并发症发生。

第三节　先天性白内障病人的护理

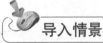 导入情景

情景描述:

吴宝宝,8个月,妈妈在喂奶时发现宝宝左眼眼球发白,玩具在其眼前晃动时宝宝左眼无反应,妈妈非常担心宝宝会失明。

请思考:

1. 该患儿可能的护理诊断是什么?

2. 该如何做好家长的健康指导?

先天性白内障(congenital cataract)是胎儿发育过程中,晶状体发育生长障碍的结果,表现为各种形态与部位的晶状体混浊;多为双侧,大多数在出生前即已存在,小部分在生后逐渐形成。

【护理评估】

（一）健康史

询问病人或家属起病时间、起病的缓急；疾病发作次数、有无规律性；发病时有无伴随症状；有无上述促发因素存在；有无青光眼家族史。

（二）身体状况

1. 先天性白内障病人多为婴幼儿，双侧、静止性，少数出生后继续发展。

2. 视力障碍程度可因晶状体混浊发生部位和形态不同而异，有的可不影响视力，有的视力下降明显，甚至只剩光感。因患儿年龄太小，不能自诉，常依赖其父母观察才发现。

3. 先天性白内障可按晶状体混浊的形态、部位不同，分为前极、后极、冠状、点状、绕核性、核性、膜性和全白内障，其中绕核性白内障为最常见的类型。

4. 常合并其他眼病如斜视、眼球震颤、先天性小眼球等。

（三）辅助检查

辅助检查如染色体检查、血糖、尿糖和酮体等可以帮助了解病因。

（四）心理 - 社会状况

多数为儿童病人，护士应注意评估患儿父母的情绪状况、经济水平、文化背景、生活环境等，与家属多进行沟通、交流，缓解患儿父母的焦虑、紧张情绪。

【治疗要点】　治疗目标是恢复视力，减少弱视和盲的发生。

1. 对视力影响不大者，一般不需治疗，定期随访。

2. 对明显影响视力者，应尽早选择晶状体切除、晶状体吸出、白内障囊外摘除等手术治疗。一般宜在 3~6 个月手术，最迟不超过 2 岁，以免发生形觉剥夺性弱视。

3. 感染风疹病毒者不宜过早手术，以免因手术使潜伏在晶状体内的病毒释放而引起虹膜睫状体炎、眼球萎缩。

4. 无晶状体眼者需进行屈光矫正和视功能训练。屈光矫正方法有：框架眼镜、角膜接触镜、人工晶状体植入。

【常见护理诊断 / 问题】　潜在并发症：弱视、斜视。

【护理目标】　病人无弱视、斜视发生，或弱视得到及时有效治疗。

【护理措施】

（一）预防弱视、斜视的护理

1. 对明显影响视力的患儿，应尽早行手术治疗。一般宜在 3~6 个月手术，最迟不超过 2 岁，以免发生弱视。

2. 手术病人参照眼部手术护理常规和全麻手术护理常规，做好相应护理。并指导家长注意术眼的保护，防止抓伤、碰伤。

（二）健康教育

1. 已发生弱视的患儿，应指导家长进行正确的弱视训练：如遮盖疗法、光学药物压抑法、精细动作训练等。

2. 内源性先天性白内障具有遗传性，注意优生优育。外源性先天性白内障应做好孕妇早期保健护理，特别是母亲怀孕头 3 个月内。

【护理评价】　病人是否达到：无弱视发生。

（施颖辉）

思考题

　　王老太太今年 103 岁了,脑子非常的灵活,可是她的双眼视力却越来越差了,平时没有眼痛等不适。她的生活越来越不方便,家里人都很关心她,于是决定带老太太去医院检查一下。

　　请思考:

1. 目前老太太的主要护理诊断是什么?
2. 作为护士,您可以为她提供哪些护理教育?

笔记

第七章 青光眼病人的护理

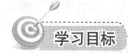

青光眼是一组以视神经萎缩和视野缺损为共同特征的疾病,病理性眼压升高是其主要危险因素。青光眼是主要的致盲性眼病之一,且有一定的遗传倾向,在病人的直系亲属中,10%~15% 的个体可能发生青光眼。

眼压是眼球内容物作用于眼球壁的压力。统计学上,正常眼压值是 11~21mmHg,但实际上正常人群眼压并非呈正态分布,因此不能机械地把眼压 >21mmHg 都认为是病理值。临床上,有部分病人眼压虽已超过正常上限,但长期随访却并不出现视神经损害和视野缺损表现,称为高眼压症(ocular hypertension);也有部分病人眼压在正常范围,但已经发生了典型的青光眼视神经萎缩和视野缺损,称为正常眼压青光眼(normal tension glaucoma, NTG)。因此,眼压与青光眼虽然关系非常密切,眼压升高是引起视神经及视野损害的重要因素,但高眼压并不都是青光眼,正常眼压也不能排除青光眼。

正常眼压不仅反映在眼压的绝对值上,还有双眼稳定、昼夜压力相对稳定等特点。正常人双眼眼压差不应 >5mmHg,24 小时眼压波动范围不应 >8mmHg。生理性眼压的稳定性主要通过房水的产生与排出之间的动态平衡来维持。房水循环途径任何一个环节发生障碍,都会影响到房水生成与排出之间的平衡,表现为眼压的波动。大多数青光眼眼压升高的原因为房水外流的阻力增高,或因房水引流系统异常(开角型青光眼),或是周边虹膜堵塞了房水引流系统(闭角型青光眼)。青光眼的治疗也着眼于采用各种方法,或增加房水排出,或减少房水生成,以达到降低眼压、保存视功能的目的。

第一节 急性闭角型青光眼病人的护理

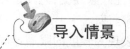

情景描述：

赵女士 2 个月前曾出现头痛、恶心,左眼发红、疼痛、视物模糊,经休息 2 小时后自行缓解。前天晚上,赵女士与朋友唱完KTV回家,发现左眼再次发红,视物模糊,头部眼部疼痛,且一直未缓解,心里着急。

请思考:

1. 赵女士可能的临床诊断和护理诊断是什么?

2. 护士应提供的护理措施主要有哪些?

青光眼(glaucoma)是一组以视神经萎缩和视野缺损为共同特征的疾病,眼压升高的水平、视神经对眼压的耐受性与青光眼造成的视神经萎缩和视野缺损有关。**急性闭角型青光眼**(acute angle-closure glaucoma)是一种以眼压急剧升高并伴有相应症状和眼前段组织改变为特征的眼病,多见于50岁以上妇女,男女发病比约为1:2。多为双眼同时或先后发病,与遗传因素有关。

【**病因与发病机制**】 青光眼的视神经损害机制学说认为,青光眼的视神经损害很可能是视神经受到机械压迫和缺血的合并作用。急性闭角型青光眼的病因尚未充分阐明,但被公认与以下因素相关。

1. 解剖因素 眼轴短、前房浅、房角窄及瞳孔阻滞为本病发病的特征性解剖因素。发病机制主要是周边部虹膜机械性堵塞了房角,阻断了房水的流出通道而致眼压急剧升高。通常小梁和Schlemm管等房水排出系统功能正常。

2. 诱发因素 情绪激动、暗室环境、抗胆碱类药物、长时间阅读、过度疲劳和疼痛等均可使瞳孔散大,周边虹膜松弛,从而诱发急性闭角型青光眼。

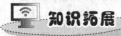 **知识拓展**

高眼压和低眼压

遗传、种族、性别、年龄、体位、运动、药物、全身及眼内因素等均可引起眼压的变化。

眼压高的原因较多,如青光眼、糖尿病、心血管疾病、虹膜睫状体炎、白内障、外伤等眼病均可出现高眼压,近视眼也可造成高眼压,并有报道显示,眼压与眼轴和近视度数呈正相关。

眼压过低主要是房水分泌减少或排出增加,如睫状体炎等前房发炎会导致房水分泌减少、而外伤或手术会让房水排出增加,导致眼压过低,大多只是短暂的过程。如果持续眼压过低会导致眼球萎缩及脉络膜剥离,需积极治疗。

【**护理评估**】

(一) 健康史

询问病人起病时间、起病的缓急;疾病发作次数、有无规律性;发病时伴随症状;有无青光眼发病的因素存在;有无青光眼家族史。

(二) 身体状况

典型的急性闭角型青光眼可表现为以下临床阶段:

1. 临床前期 当一眼急性发作被确诊为急性闭角型青光眼,另一眼只要有浅前房、虹膜膨隆、房角狭窄等表现,即使病人没有临床症状也可以诊断为临床前期。另外,部分病人的双眼在急性发作前没有自觉症状,但具有上述的眼球解剖特征或青光眼家族史,尤其是在诱发因素如暗室试验后房角关闭,眼压明显升高,可诊断为本病的临床前期。

2. 先兆期 表现为一过性或反复多次的小发作,经常在傍晚。表现为轻度的眼痛伴同侧偏头痛、视力减退、鼻根部酸胀和恶心,轻度睫状充血、角膜轻度雾状混浊、眼压略高,经睡眠或充分休息后可自行缓解。

 笔记

3. 急性发作期

(1) 症状：表现为剧烈的头痛、眼痛、虹视、雾视,视力急剧下降,常降到指数或手动,可伴有恶心、呕吐等全身症状。

(2) 体征：①眼睑水肿,混合充血或伴球结膜水肿。②角膜水肿,呈雾状或毛玻璃状。③瞳孔中等散大,常呈竖椭圆形,对光反射迟钝或消失,有时可见局限性后粘连。④前房极浅,周边部前房几乎完全消失,房角镜检查可见房角完全关闭。⑤眼压升高,可突然高达50mmHg 以上。指测眼压时眼球坚硬如石。⑥高眼压缓解后,症状减轻或消失,眼前段常留下永久性组织损伤。如角膜后色素沉着、虹膜节段性萎缩及色素脱落、青光眼斑,统称为三联征。

4. 间歇期　指小发作缓解后,房角重新开放,症状和体征减轻或消失,不用药或仅用少量缩瞳剂就能将眼压维持在正常范围。但瞳孔阻滞的病理基础尚未解除,随时有青光眼再发作的可能。

5. 慢性期　急性大发作或多次小发作后,房角发生广泛粘连,小梁功能严重损害,表现为眼压中度增高,视力进行性下降,眼底可见青光眼性视乳头凹陷,并有相应的视野缺损。

6. 绝对期　眼压持续升高,眼组织特别是视神经遭到严重破坏。视功能完全丧失,无光感,症状不显或出现顽固性眼痛、头痛,瞳孔极度散大强直,角膜上皮水肿、知觉减退。

(三) 辅助检查

1. 房角镜、眼前段超声生物显微镜检查　可观察和评价前房角的结构,对明确诊断、用药以及手术方式的选择有重要意义。

2. 暗室实验　病人可进行暗室实验,即在暗室内,病人处于清醒状态下,静坐 60~120 分钟,然后在暗光下测眼压,如测得的眼压比实验前升高 >8mmHg,则为阳性。

3. 视野检查　视野缺损情况反映病变的严重程度。

4. 眼底彩照　可观察眼底视神经盘凹陷、出血等情况。

(四) 心理 - 社会状况

急性闭角型青光眼发病急,视力下降明显且反复发作后视力很难恢复,对病人的学习、工作、生活造成很大影响;而且过重的心理负担容易产生紧张、焦虑心理。护士通过与病人交流,了解其性格特征、家属朋友的支持和对急性闭角型青光眼的认识情况。

【治疗要点】　治疗原则是迅速降低眼压,减少组织损害,积极挽救视力。治疗方法首先是药物降低眼压,待眼压恢复正常后,可考虑手术治疗。

1. 常用降低眼压药物　有拟副交感神经药(缩瞳剂)、碳酸酐酶抑制剂、β 肾上腺能受体阻滞剂、前列腺素衍生物、高渗剂等。

2. 辅助治疗　局部滴用糖皮质激素有利于减轻充血及虹膜炎症反应。全身症状重者,可给予止吐、镇静、安眠药物。

3. 神经保护性治疗　钙离子通道阻滞剂、谷氨酸拮抗剂、神经营养因子、抗氧化剂(维生素 C、维生素 E)及某些中药可起到一定的保护视神经的作用。

4. 手术治疗　根据眼压情况和房角的开放范围选择手术方式。常用的手术方法：①激光手术:如激光周边虹膜切除术。②显微手术:周边虹膜切除术、小梁切除术、房角切开术。③对于难治性青光眼尚可采用房水引流装置植入术。

【常见护理诊断 / 问题】

1. 疼痛:眼痛伴偏头痛　与眼压升高有关。

2. 感知受损:视力障碍　与眼压升高致角膜水肿、视网膜及视神经损害有关。

3. 焦虑　与视力下降和担心预后有关。

【护理目标】

1. 病人眼压降至正常范围,眼痛、头痛等症状减轻或消失。

2. 病人视力不再继续下降或下降延缓。

3. 病人焦虑心理减轻或消除。

【护理措施】

(一) 疼痛护理

1. 药物护理　在使用降眼压药、缩瞳剂,神经保护性药物和糖皮质激素眼药等治疗时,护士应注意观察药物的副作用。

(1) 拟副交感神经药(缩瞳剂):通过兴奋虹膜括约肌,缩小瞳孔来解除周边虹膜对小梁网的堵塞,使房角重新开放,从而降低眼压。常用 0.5%~2% 的毛果芸香碱(pilocarpine)滴眼液,每隔 5~10 分钟一次,瞳孔缩小眼压降低后,改为 1~2 小时一次。护理上注意:每次点眼药后应压迫泪囊区数分钟,并仔细观察,如果出现恶心、呕吐、流涎、出汗、腹痛、肌肉抽搐等药物反应,应及时报告医生,并立即停药,严重者可用阿托品解毒。

(2) 碳酸酐酶抑制剂:可减少房水生成从而降低眼压,常用乙酰唑胺(diamox)口服。有人服用后出现口周及手脚麻木,停药后即可消失。此药长期服用可引起尿路结石、肾绞痛、血尿及小便困难等副作用。服药期间应嘱病人多次少量饮水,若发生上述症状,应嘱病人停药,并及时至内科就诊。有磺胺过敏史的病人禁用此类药物。目前已研制出碳酸酐酶抑制剂局部用药制剂,如 1% 布林佐胺,其降眼压效果略小于全身用药,但全身副作用也较少。

(3) β 肾上腺能受体阻滞剂:通过抑制房水生成而降低眼压。常用 0.25%~0.5% 噻吗洛尔(timolol)滴眼液,每日滴眼 2 次。注意心率变化,对心脏房室传导阻滞、窦性心动过缓和支气管哮喘者禁用。

(4) 前列腺素衍生物:通过增加房水经葡萄膜巩膜外流通道排出而降低眼压。常用药物有 0.005% 拉坦前列素、0.004% 曲伏前列素滴眼液,每日滴眼 1 次。常见的不良反应有轻微结膜充血,睫毛变粗加长,虹膜变深。长期用药者可出现眼周皮肤颜色加深。理论上与毛果芸香碱有拮抗作用,不宜联合用药。

(5) 高渗剂:可在短期内提高血浆渗透压,使眼组织特别是玻璃体中水分进入血液,从而减少眼内容积。常用 20% 甘露醇(mannitol)注射液 250ml 快速静脉滴注。护士注意用药后观察病人全身情况,特别是年老体弱或有心血管疾病病人,应注意呼吸及脉搏变化,以防发生意外。药物作用使颅压降低,部分病人出现头痛、恶心等症状,用药后宜平卧休息。

2. 布置舒适的环境　提供安静、整洁、舒适、安全的休息环境,并帮助病人学习放松疗法,分散病痛的注意力。

3. 做好手术病人的护理。

(二) 视力障碍病人的护理

护士根据病人的视力情况,告诉病人及家属注意预防外伤。

1. 教会病人使用床旁传呼系统,并鼓励病人寻求帮助。

2. 厕所、浴池等必须安置方便的设施,如坐便器、扶手等,并教会病人使用方法。

3. 按照方便病人使用的原则,将常用的物品固定位置摆放,活动的空间不设置障碍物,避免病人绊倒。

(三) 焦虑病人的护理

根据青光眼病人性情急燥、易激动的特点,做好耐心细致的心理疏导工作。教会病人控制情绪方法,消除自悲、焦虑等心理,保持良好的心态。

(四) 手术病人的护理

原发性闭角型青光眼以手术治疗为主。向病人解释手术目的:①沟通前后房,平衡前后房压力,解除瞳孔阻滞。②建立房水向外引流的新通道。

1. 术前护理　①按内眼手术护理常规做好术前准备。②眼压高者使用降眼压药物(缩瞳剂),严禁使用散瞳剂。③保证充足睡眠,保持心情愉快。

2. 术后护理　①密切观察病人病情变化,尤其是眼压变化,滤过泡形成,前房形成和手术切口愈合。病人如有眼胀、眼痛,应及时通知医师采取降眼压处理。②指导病人健侧卧位,注意用眼卫生。③遵医嘱按时眼部上药,预防术后感染。④介绍术后治疗、用药、护理过程中的注意事项,取得配合。

(五) 健康教育

向病人及家属讲解青光眼是一种不能完全根治的疾病,一旦确诊,需长期用药、定期复查,手术后也是一样。

1. 指导病人遵医嘱按时用药,不得随意自行停药、改药。教会病人正确滴眼药水、涂眼药膏的方法,注意观察药物不良反应。

2. 指导病人及家属识别可能发生急性发作的征象,如头痛、眼痛、恶心、呕吐,应及时就诊。

3. 指导滤过手术后病人注意保护滤过泡,避免用力揉捏或碰撞术眼,如有眼部胀痛感可行眼部按摩。

4. 避免诱发因素　根据病人及家属提出的问题,讲解本病的相关知识,尤其是发病诱因:①保证充足的睡眠,可适当垫高枕头。②避免长时间暗室工作以及近距离阅读,看电影时建议适当开灯。③避免短时间内饮水量过多(一次饮水量<300ml 为宜),以免加重病情或引起发作。④选择清淡易消化的饮食,保持大便通畅。⑤不宜烟酒、浓茶、咖啡和辛辣等刺激性食物。⑥适当有氧运动,避免举重、倒立等,避免增加腹压、眼压的动作。⑦保持良好心态,避免情绪激动。

【护理评价】　病人是否达到:①眼压回落正常,眼痛、偏头痛等症状减轻。②视力基本稳定。③病人情绪稳定。

第二节　原发性开角型青光眼病人的护理

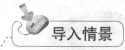

导入情景

情景描述:

关女士今年50岁,近1年来逐渐视物不清,伴有视疲劳,偶有眼胀、头痛,清晨和上午较为明显。因其父亲有青光眼病史,关女士担心遗传其父亲的疾病。

请思考:

1. 关女士有可能得青光眼吗?

2. 应如何对关女士进行健康教育?

开角型青光眼(open-angle glaucoma,OAG)的特点为发病缓慢,症状隐匿,眼压升高但房角始终是开放的,并有特征性的视乳头变化和视野缺损表现。

【**病因与发病机制**】　病因不十分清楚,一般认为由于房水排出系统病变使房水流出阻力增加造成眼压升高所致。

【**护理评估**】

(一) 健康史

询问病人起病时间、起病的缓急;疾病发作次数、有无规律性;发病时有无伴随症状;有无上述促发因素存在;有无青光眼家族史。

(二)身体状况

早期眼压不稳定,波动大,多数病人无任何自觉症状。少数病人眼压升高时,出现眼胀、雾视等症状。房角宽而开放,房水流畅系数降低。

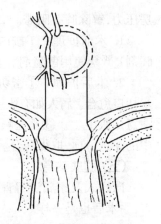

典型的眼底表现是:①视乳头凹陷进行性扩大和加深(图7-1)。②视乳头上、下方局限性盘沿变窄,C/D值增大,形成切迹。③双眼凹陷不对称,C/D差值>0.2。④视乳头上或其周围浅表线状出血。⑤视网膜神经纤维层缺损。

正常人C/D(杯盘比,即视乳头凹陷与视乳头直径的比值)多在0.3以下,双侧对称。若C/D>0.6或两眼C/D差值>0.2,多视为异常,应做进一步检查。

图7-1　视乳头凹陷图

视功能改变特别是视野缺损,是开角型青光眼诊断和病情评估的重要指标。典型的早期视野改变为旁中心暗点、弓形暗点。随着病情发展,可出现鼻侧阶梯、环形暗点、向心性缩小,晚期仅存颞侧视岛和管状视野(图7-2)。过去认为开角型青光眼对中心视力影响不大,近年发现,开角型青光眼除视野改变外也损害黄斑功能,出现获得性色觉障碍、视觉对比敏感度下降及某些视觉电生理异常等。

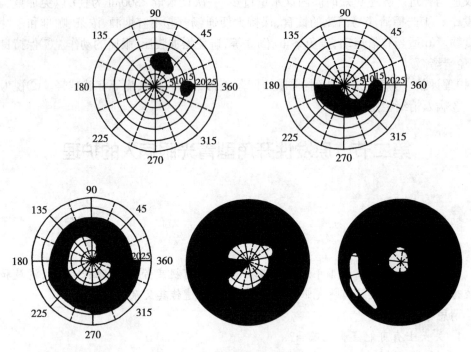

图7-2　开角型青光眼视野改变

(三)辅助检查

1. 24小时眼压测定　在24小时内,每隔2~4小时测眼压一次,并记录。最高与最低差值正常不应>5mmHg,若≥8mmHg者为病理状态;双眼压差≥5mmHg为异常。

2. 饮水试验　早晨空腹或禁饮食4小时以上测眼压,再在5分钟内饮完1000ml温开水,然后每隔15分钟测一次眼压,共测4次。如果眼压升高≥8mmHg或顶压达30mmHg,即为阳性。高血压、心脏病、肝肾功能不良、消化道溃疡出血及穿孔史者禁忌做此试验。

笔记

(四) 心理 - 社会状况

开角型青光眼同时出现视野改变和黄斑损害,严重影响病人的工作和生活,病人易产生焦虑、悲伤心理。护士应注意评估病人的自理能力、情绪、教育程度和对疾病的认知程度。

【治疗要点】 控制眼压升高,防止或延缓视功能进一步损害。滤过性手术可作为首选的治疗手段,并且早期手术比长期药物治疗失败后再做手术的效果要好。

【常见护理诊断 / 问题】

1. 感知受损:视野改变　与眼压升高、视神经纤维受损有关。

2. 自理能力缺陷　与视神经损害导致视力和视野改变有关。

【护理目标】

1. 病人的视野不再缩小。

2. 病人生活能完全自理或自理能力得到提高。

【护理措施】

(一) 视野改变的护理

1. 观察病人的视野改变情况,视野缺损明显者,鼓励其寻求帮助。

2. 病人常用的物品固定放置;活动的空间尽量宽敞,不设置障碍物,以免绊倒。

3. 做好降眼压药物使用的护理,参考本章第一节"急性闭角型青光眼病人的护理"的药物护理。

(二) 健康教育

评估病人对疾病知识的了解程度,有针对性地进行讲解。强调遵医嘱坚持用药和按时复诊的重要性,以了解眼压和视功能变化,及时调整治疗方案。

【护理评价】 病人是否达到:①视野不再缩小。②生活能完全自理或自理能力提高。

第三节　先天性青光眼病人的护理

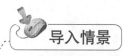 **导入情景**

情景描述:

出生85天的男婴豆豆,有怕光流泪的情况。开始家人没太在意,反而因其一双水汪汪的大眼睛而倍感欣喜。但长到2个多月时,豆豆仍然看不见东西,并且眼球开始发绿,角膜增大,不透明。家人急忙将他送到医院,医生检查发现其角膜已增大到12mm,比正常婴儿大1.5mm。

请思考:

1. 豆豆最可能的护理诊断是什么?

2. 护士应为豆豆提供哪些护理?

先天性青光眼(congenital glaucoma)是由于胚胎发育时期,前房角发育异常,影响了小梁网及Schlemm管系统的房水引流功能,导致眼压升高。根据发病年龄的早晚分为婴幼儿型青光眼和青少年型青光眼。

【病因与发病机制】 病因尚不完全清楚。一般认为,先天性青光眼属常染色体显性、隐性或多因素遗传病,常伴其他先天异常如虹膜缺损、白内障及心脏病等。青少年型青光眼为房角结构发育不全或未发育,或房角组织被一层中胚叶残膜覆盖,阻塞了房水排出通道,导致眼压升高而发病。多为双眼发病。

【护理评估】

（一）健康史

询问病人发病时间，有无伴随症状，治疗经过，母亲妊娠情况，有无青光眼家族史。

（二）身体状况

1. 婴幼儿型　指3岁以内，约50%病例出生时就有临床表现，80%在1岁内出现症状。常见畏光、流泪、眼睑痉挛，尤其在强光下。检查发现：①眼球扩大，前房加深，呈轴性近视。②角膜直径增大，横径常>12mm。角膜上皮水肿，外观呈雾状混浊。③眼压升高，常在全麻下测量。④眼底可见青光眼性视乳头凹陷，且出现早、进展快。

2. 青少年型　6~30岁发病，早期一般无自觉症状，发展到一定程度可出现虹视、眼胀、头痛等症状。其房角多数是开放的，视野、眼底表现与开角型青光眼相似；有轴性近视；眼压升高，但波动较大。

（三）辅助检查

眼压测量、超声、前房角镜检查等可辅助诊断。

（四）心理-社会状况

年龄较大的患儿会出现恐惧、孤单的心理；患儿家长对本病的相关知识缺乏了解，担忧疾病预后及对患儿今后生活的影响。护士应对患儿及家长进行不同的知识宣教和沟通。

【治疗要点】　一旦确诊应及早手术治疗，常用手术方式有房角切开术、小梁切开术或房角分离术等。术前用药物控制眼压。

【常见护理诊断/问题】

1. 感知受损：视力障碍　与视神经受损有关。

2. 无能性家庭应对　与家庭主要成员缺乏该病的防治知识有关。

【护理目标】

1. 病人的眼压得到控制，视力不再下降或下降延缓。

2. 病人及家属熟悉疾病防治知识。

【护理措施】

（一）视力障碍护理

1. 按照医嘱使用降眼压药物，并教会家属正确使用眼药水、眼药膏。

2. 围术期护理　参照眼部手术护理和全麻护理常规进行。注意保护患眼，防止意外伤。术后为防止碰撞，术眼加盖保护眼罩，防止患眼抓伤和碰伤。

（二）健康教育

1. 向家庭主要成员介绍本病的有关知识，婴幼儿如果出现怕光、流泪和不愿睁眼，应尽早到医院检查。

2. 如遇眼球明显增大的患儿，应特别注意保护眼睛，避免受到意外的伤害而出现眼球破裂。

3. 对于年龄较大的患儿，应正确引导，做好心理护理工作，消除其自悲情绪，恢复小朋友间的正常交往。

【护理评价】　病人是否达到：①眼压升高得到控制，视力基本稳定。②病人及家属能正确运用青光眼预防和治疗知识，进行自我护理，有效应对。

（施颖辉）

思考题

周奶奶,76岁,出现左眼视力严重模糊伴随疼痛现象2个月余,到医院后测视力右眼0.6、左眼光感,测眼压右眼21mmHg、左眼60mmHg,诊断为左眼白内障加急性闭角青光眼。周奶奶平时有糖尿病。

请思考:

1. 周奶奶目前存在的主要护理诊断有哪些?

2. 因周奶奶年龄较大,家属决定保守治疗。用药期间,护士应采取哪些主要护理措施? 对病人和家属应进行哪些健康教育?

笔记

第八章 葡萄膜、视网膜和玻璃体病病人的护理

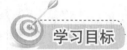

学习目标

1. 掌握急性虹膜睫状体炎病人的护理评估、主要护理诊断和护理措施。

2. 熟悉视网膜动静脉阻塞、高血压性视网膜病变、糖尿病性视网膜病变、黄斑裂孔及视网膜脱离、中心性浆液性脉络膜视网膜病变、年龄相关性黄斑变性、玻璃体病病人的护理评估、护理诊断、护理措施。

3. 了解上述疾病的病因与发病机制。

4. 熟练运用护理程序评价急性虹膜睫状体炎病人,并正确书写护理计划、做出相应的护理诊断、采取正确的护理措施。

5. 具有理解和认同葡萄膜、视网膜和玻璃体病病人及家属对疾病表现出的焦虑心情的意识,并能进行心理疏导。

第一节 葡萄膜炎病人的护理

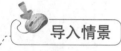

情景描述:

赵女士,7 天前开始出现右眼红、胀痛、怕光、流泪,曾自滴"氯霉素"眼药水治疗,未见好转,右眼逐渐出现视物模糊。心情焦躁不安。

请思考:

1. 该病人可能的临床诊断和护理诊断是什么?

2. 护士为病人提供哪些主要护理措施?

葡萄膜炎(uveitis)是一类由多种原因引起的发生在葡萄膜、视网膜、视网膜血管和玻璃体的炎症,为眼科常见疾病,多发生于青壮年,常反复发作。葡萄膜炎按其发病部位可分为前葡萄膜炎(包括虹膜炎、虹膜睫状体炎和前部睫状体炎)、中间葡萄膜炎、后葡萄膜炎和全葡萄膜炎。本节主要介绍急性虹膜睫状体炎。

【病因与发病机制】 病因复杂,通常分为感染性和非感染性葡萄膜炎两大类。

1. 感染性葡萄膜炎 是由细菌、病毒、真菌、寄生虫等病原体感染所致。

2. 非感染性葡萄膜炎 又分为外源性和内源性两类。外源性主要是由于外伤、手术等物理损伤和酸、碱及药物等化学损伤所致;内源性主要是由于自身免疫系统反应、过敏以及对变性组织等的反应所致。

3. 继发性葡萄膜炎 继发于眼部和眼附近组织的炎症。

78

【护理评估】

（一）健康史

重点了解病人发病时间,有无反复发作史和全身相关性疾病如风湿性疾病、结核病、溃疡性结肠炎、梅毒等。

（二）身体状况

1. 症状　急性虹膜睫状体炎表现为眼痛、眼红、畏光、流泪和视力减退。

2. 体征　①睫状充血或混合充血为常见体征。②角膜后沉着物(KP):炎症时由于血 -房水屏障功能破坏,房水中进入大量炎症细胞和纤维素,沉积于角膜后表面。③房水混浊:裂隙灯下前房内光束增强,呈灰白色半透明带,称为前房闪辉,是由于血 - 房水屏障功能破坏,蛋白、炎性细胞进入房水造成。混浊的前房水内可见浮游的炎症细胞,称 Tyndall 现象,为炎症活动期的体征。④虹膜水肿、纹理不清,并有虹膜粘连、虹膜膨隆等改变。⑤瞳孔改变:瞳孔缩小、光反射迟钝或消失。⑥可出现并发性白内障、继发性青光眼、低眼压及眼球萎缩等并发症。

知识拓展

虹膜后粘连

虹膜后粘连是晶状体前表面的纤维蛋白性渗出和增殖可使虹膜与晶状体二者粘附在一起。随着病程发展,粘连逐渐增多,终至瞳孔区虹膜与晶状体全部粘连,造成瞳孔闭锁,使前后房的房水流通受阻,后房的压力大于前房,使没有粘连的虹膜向前突,形成虹膜膨隆。由于房水不能经过瞳孔进入前房,致使眼压升高,形成严重的继发性青光眼。有时虹膜后粘连同时合并有渗出物在瞳孔区形成一层白色机化膜,阻挡光线通过而使视力减退,称为瞳孔膜闭。

（三）辅助检查

了解病人的血常规、血沉、HLA-B27 抗原分型等辅助检查,对怀疑病原体感染者,应进行相应的病原学检查。

（四）心理 - 社会状况

通过与病人交流,了解病人对虹膜睫状体炎的认识程度、有无紧张、焦虑等心理表现。

【治疗要点】

应用散瞳剂、糖皮质激素、非甾体类抗炎药和抗感染药,以达到扩瞳、抗炎和防止并发症的作用。

1. 散瞳　是治疗急性虹膜睫状体炎的首要措施。其目的一是防止和拉开虹膜后粘连,避免并发症;二是解除睫状肌和瞳孔括约肌的痉挛以减轻充血、水肿及疼痛,促进炎症恢复。眼局部点阿托品眼药水或涂阿托品眼药膏;效果不理想者可结膜下注射散瞳合剂(1% 阿托品、1% 可卡因和 0.1% 肾上腺素等量混合)0.1~0.2ml。炎症恢复期可给予 0.5%~1% 的托吡卡胺滴眼剂点眼,每日 1 次。

2. 糖皮质激素　具有抗炎、抗过敏的作用,同时还能抑制炎性介质的释放。局部用药可采用眼药水滴眼、眼膏涂眼及球结膜下注射等方式。常用醋酸氢化可的松(0.2%、2.5%)、醋酸地塞米松(0.1%)、醋酸泼尼松龙(0.12%、0.125%、0.5%、1%)等。病情严重者可口服或静脉使用糖皮质激素。

3. 非甾体抗炎药和抗感染药　非甾体抗炎药有吲哚美辛和双氯芬酸钠。根据感染的病原体,选择抗感染药物。

4. 热敷　局部热敷能扩张血管促进血液循环,消除毒素和炎症产物,从而减轻炎症反应,并有止痛作用。

5. 积极治疗并发症　并发性白内障待炎症控制后行白内障摘除术和人工晶状体植入术(参照白内障手术治疗);继发性青光眼可给予降眼压药物治疗(参照青光眼处理)。

【常见护理诊断/问题】

1. 疼痛:眼痛　与毒性物质刺激睫状神经末梢有关。

2. 感知受损:视力障碍　与房水混浊、角膜后沉着物、晶状体色素沉着、继发性青光眼、并发性白内障及黄斑水肿有关。

3. 潜在并发症:晶状体混浊、眼压升高、低眼压及眼球萎缩等。

【护理目标】

1. 病人的眼痛、畏光、流泪等症状减轻或消失。

2. 病人的视力逐步提高直至恢复发病前状况。

3. 病人无并发症发生。

【护理措施】

(一) 疼痛的护理

1. 评估病人疼痛的程度。

2. 指导病人及家属减轻疼痛的方法,如转移注意力等。

3. 用药指导　应用散瞳剂和糖皮质激素时,先向病人解释用药目的及药物的副作用,同时注意观察使用过程中出现的副作用,尤其是眼压变化。

(1) 散瞳剂:①点散瞳药后,要压迫内眦 3~5 分钟,以减少药物经鼻腔黏膜吸收引起的全身中毒反应。②抽取散瞳合剂时要选择 1ml 的注射器,结膜下注射时要选择瞳孔未散开的部位,并告诉病人如果出现心跳加速、面红、口干等症状是药物的正常作用,休息片刻即可缓解。③注意药物浓度,如出现口干欲饮水,继而出现心跳加速、面色潮红、头晕、烦躁不安、胡言乱语等症状要立即停药,及时通知医生。嘱病人卧床休息,多饮水,注意保暖,遵医嘱静脉滴注葡萄糖。④中老年人、前房浅的病人为避免散瞳后房角堵塞,引起青光眼发作,可先用 1% 去氧肾上腺素散瞳,若无眼压升高再用阿托品。心脏病病人应慎用。

(2) 糖皮质激素:局部应用糖皮质激素,可出现青光眼、白内障、黄斑水肿等并发症,应注意观察眼压和眼底的变化。长期全身用药的病人可出现向心性肥胖、胃出血、骨质疏松等副作用。

(二) 做好视力下降病人的生活护理,注意病人安全

(三) 预防并发症的护理

观察眼压、视力变化,及时发现晶状体混浊、眼压升高、低眼压及眼球萎缩的出现。警惕青光眼、并发性白内障的发生。

(四) 心理护理

虹膜睫状体炎病程长,病情易反复发作,应向病人介绍本病特点,帮助病人掌握疾病的保健知识,明确坚持用药的重要性。多关心病人,帮助病人树立战胜疾病的信心。

(五) 健康教育

1. 指导病人正确的眼部护理方法,如热敷、点眼药水等。

2. 本病易反复发作,应告知病人戒烟酒,锻炼身体,提高机体的抵抗力。

3. 散瞳期间外出可佩戴有色眼镜,避免强光刺激。

4. 出院后按医嘱用药,切忌自行停药。应用激素者,注意监测不良反应,如有不适及时就诊。

【护理评价】　病人是否达到:①眼痛、畏光、流泪等症状减轻。②视力逐步提高至发病前状况。③无并发症发生。

第二节 视网膜动脉阻塞病人的护理

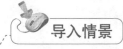 **导入情景**

情景描述：

王先生开车时突然发现自己右眼看不见东西，但眼睛不疼、不红、不肿，当时心情恐慌，焦虑。

请思考：

1. 该病人可能的护理诊断是什么？
2. 护士需采取哪些主要护理措施？

视网膜动脉阻塞（retinal artery occlusion，RAO）是指视网膜中央动脉或其分支阻塞。视网膜中央血管为终末血管，当动脉阻塞后，该血管供应的视网膜营养中断、势必引起视网膜的功能障碍，如果处理不及时，终将失明。

【**病因与发病机制**】 本病多发生于高血压、糖尿病、心脏病、颈动脉粥样硬化、血黏度增高或青光眼的病人。导致视网膜血管发生阻塞的直接原因主要为血管栓塞、血管痉挛、血管壁受损和血栓形成，以及血管外部的压迫等。

【**护理评估**】

（一）健康史

询问病人的年龄，有无高血压、糖尿病、心脏病、颈动脉粥样硬化等病史。有无视力一过性丧失，但自行恢复的病史。了解病人出现视力障碍的时间、诱因，有无采取治疗措施等。

（二）身体状况

1. 症状 视网膜中央动脉主干阻塞者表现为突然发生一眼无痛性视力丧失，90%的病人初诊视力在指数至光感之间。某些病例发病前有阵发性黑矇史。分支阻塞者视力可有不同程度下降，视野某一区域突然出现遮挡。

2. 体征 外眼检查正常，但主干阻塞的患眼瞳孔直接光反射消失，而间接光反射存在。眼底检查可见视网膜呈灰白色，黄斑区可透见其深面的脉络膜红色背景，与其周围灰白水肿的视网膜形成鲜明的对比，成为樱桃红点。分支阻塞者，该动脉分布区的视网膜呈灰白色水肿，有时可以见到栓子阻塞的部位。

（三）辅助检查

眼底荧光血管造影显示视网膜阻塞支动脉充盈时间明显延迟或可见视网膜动脉充盈前锋，视网膜循环时间延长，动、静脉血流变细。视野检查提示病变范围及程度。

（四）心理-社会状况

视网膜动脉阻塞起病急，视力突然丧失或视野突然出现遮挡，特别是短时间内视力恢复不明显者，会出现严重的焦虑、恐惧、紧张心理。本病多为单眼发病，无痛性，所以容易被病人忽视。应评估病人的年龄、性别、文化程度以及对疾病的认知。

【**治疗要点**】 应尽可能在短时间内急诊处理，即迅速吸氧，降低眼压，扩张血管，溶解栓子，务求视力恢复到最大限度，同时积极治疗原发病。

（一）降眼压治疗

前房穿刺、眼球按摩等。

笔记

(二) 药物治疗

1. 血管扩张剂　如乙酰胆碱、妥拉唑啉等。

2. 纤溶制剂　如尿激酶。

3. 改善微循环药物　如普罗林、丹参注射液等。

4. 其他　口服阿司匹林或活血化瘀药。

【**常见护理诊断 / 问题**】

1. 感知受损:突然视力丧失或视野缺损　与视网膜动脉阻塞有关。

2. 自理缺陷　与视功能障碍有关。

3. 焦虑　与视力突然下降或视野遮挡有关。

【**护理目标**】

1. 病人的视力、视野有所改善或逐渐恢复至正常。

2. 病人的自理能力提高或恢复。

3. 病人的焦虑心情消除。

【**护理措施**】

(一) 视力障碍的护理

1. 眼球按摩　立即协助或指导病人按摩眼球,降低眼压,改善灌注。具体方法:先嘱病人闭眼,用手掌鱼际肌放在眼睑上压迫眼球 5~10 秒钟,然后立即松开数秒钟,重复 5~10 次。

2. 配合前房穿刺　解释前房穿刺放液目的是突然降低眼内压,使视网膜动脉扩张,促使栓子被冲到周边小支血管中,减少视功能的受损范围。

3. 吸氧　白天每小时吸入 10 分钟的 95% 氧及 5% 二氧化碳混合气体,晚上每 4 小时吸入一次,以增加脉络膜毛细血管血液的氧含量,从而缓解视网膜缺氧状态,二氧化碳还可扩张血管。

4. 药物护理

(1) 血管扩张剂:急诊时应立即吸入亚硝酸异戊酯或舌下含服硝酸甘油片;睫状神经节封闭或球后注射乙酰胆碱、妥拉唑啉、罂粟碱等药,可促使血管扩张。用药过程中应注意观察药物的副作用,监测血压的情况,嘱病人卧床休息,避免低头,突然站起等动作,以防直立性低血压。

(2) 纤溶制剂:对疑有血栓形成或纤维蛋白原增高的病人可应用纤溶制剂如静脉滴注尿激酶。用药期间要监测血纤维蛋白原,降至 200mg% 以下者应停药。

5. 协助寻找病因　指导病人进行全身检查,特别注意颈动脉及心血管系统的异常体征,以寻找病因,积极全身疾病治疗,预防另一只眼发病。

6. 观察病人的视力恢复状况,并做好记录。急救期(12 小时内)应每 1~2 小时检查 1 次,急救期后每天检查 2 次。视力改变时要及时报告医生做好相应检查和处理。

(二) 自理缺陷的护理

病人视力未恢复期间要协助病人做好生活护理。

(三) 焦虑的护理

视力突然完全丧失或视野某一区域出现遮挡,病人在短时间内很难接受这一现实,护士应主动安慰病人,帮助病人树立战胜疾病的自信心,密切配合治疗。

(四) 健康教育

1. 指导病人积极治疗动脉硬化、高血压、糖尿病等危害身体健康的慢性疾病,避免情绪紧张、劳累、精神压力过大等。

2. 讲解本病的特点,教会病人预防和自救的方法。告诉病人视网膜动脉阻塞发病后,1 小时内阻塞得到缓解,视力可以恢复,超过 4 小时则很难恢复。因此,一旦出现相关症状,应立即就诊。

【护理评价】　病人是否达到：①视力、视野有改善。②自理能力恢复。③焦虑消除,情绪稳定。

第三节　视网膜静脉阻塞病人的护理

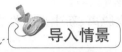 **导入情景**

情景描述:

王大爷,3 天前的早晨起床时发现左眼看不清东西,眼前大量黑影闪烁,已持续多日,心里非常紧张。

请思考:

1. 王大爷得了什么病?

2. 护士需提供哪些主要护理措施?

视网膜静脉阻塞(retinal vein occlusion,RVO)是比较常见的眼底血管病,临床上根据阻塞部位的不同,分为视网膜中央静脉阻塞和视网膜分支静脉阻塞两种。本病比视网膜中央动脉阻塞更多见,常为单眼发病,左右眼发病率无差别。

【病因与发病机制】　病因比较复杂,与高血压、动脉硬化、血液高黏度和血流动力学异常等有密切关系。本病的特点是静脉扩张迂曲,沿静脉分布区域的视网膜有出血、水肿和渗出。

【护理评估】

(一) 健康史

询问病人的年龄,有无高血压、高血脂、动脉粥样硬化等病史,血液黏稠度和血流动力学检查是否异常,有无劳累、情绪激动、嗜酒等发病诱因。

(二) 身体状况

视网膜中央静脉阻塞可分为轻型(非缺血型)和重型(缺血型)两种类型。视力损害的程度依据黄斑区出血及囊样水肿的程度而不同,一般视力损害较严重,主要表现为突然不同程度视力减退,眼底表现为视网膜静脉粗大、迂曲,血管呈暗红色,大量的火焰状出血,视网膜静脉管壁的渗漏引起视网膜水肿,病程久者可见一些黄白色硬性脂质渗出及黄斑囊样水肿。

视网膜分支静脉阻塞,主要表现为视力不同程度下降。阻塞点远端视网膜静脉扩张、迂曲,出现视网膜水肿,并有火焰状出血。阻塞严重者,有时可见棉绒斑;黄斑区常发生管壁渗漏,引起阻塞侧的黄斑囊样水肿,中央视力依据黄斑区水肿及出血的程度而异,一般较总干阻塞者稍好。

(三) 辅助检查

眼底荧光血管造影显示静脉充盈时间延长,管壁渗漏,毛细血管迂曲扩张,缺血型可出现大量毛细血管无灌注区。

(四) 心理 - 社会状况

视网膜静脉阻塞发病急,病程长,视力多有明显下降,病人易产生焦虑心理。应评估病人及家属对疾病的认知。

【治疗要点】　目前尚无有效治疗药物,不宜用止血剂、抗凝剂及血管扩张剂。应积极治疗原发病如高血压、糖尿病、动脉硬化等。眼部局部治疗的重点在预防和治疗并发症。药物治疗：溶栓抗凝治疗如尿激酶、链激酶等。对大面积毛细血管无灌注区（面积超过 10 个 PD）或已产生新生血管者，应采用全视网膜激光光凝。玻璃体积血者可考虑行玻璃体切割术或眼内冷凝术。

【常见护理诊断／问题】

1. 感知受损：视力下降　与视网膜出血、渗出等因素有关。

2. 焦虑　与视力下降，预后不良有关。

3. 潜在并发症：玻璃体积血、增殖性玻璃体视网膜病变、视网膜脱离、新生血管性青光眼。

【护理目标】

1. 病人的视力提高或恢复正常。

2. 病人的焦虑心情缓解或消除。

3. 病人无并发症发生。

【护理措施】

（一）视力障碍的护理

监测视力恢复情况，注意溶栓抗凝治疗如尿激酶、链激酶的副作用，监测血纤维蛋白原和凝血酶原的时间。同时做好视力下降病人的照护。

（二）焦虑的护理

评估病人的焦虑程度，积极做好心理护理，帮助病人增强疾病恢复的自信心。

（三）预防并发症的护理

积极预防并发症。观察视力恢复情况，指导病人严格按医嘱用药，定期复查如有异常及时来医院就诊。

（四）健康教育

1. 嘱病人严格按医嘱用药，定期复查，及早发现视网膜缺血和新生血管，以便早期治疗。

2. 积极治疗高血压、糖尿病、动脉硬化等全身性疾病。

3. 饮食注意低脂肪、低胆固醇、清淡易消化，保持大便通畅。

【护理评价】　病人是否达到：①视力逐步提高。②焦虑解除，情绪稳定。③并发症没有发生。

第四节　高血压性视网膜病变病人的护理

高血压性视网膜病变（hypertensive retinopathy，HRP）是指由于高血压导致视网膜血管内壁损害的总称，可以发生于任何原发性或继发性高血压病人。

【病因与发病机制】　因长期高血压的作用使得视网膜动脉管壁硬化、管径狭窄，血管管壁开始渗漏血浆，致使视网膜水肿、渗出等。眼底改变与病人年龄、血压升高的程度、病程长短有关。

【护理评估】

（一）健康史

询问病人的高血压史、血压控制情况以及是否合并其他高血压的并发症。

（二）身体状况

1. 症状　不同程度的视力下降，与视网膜损害的程度、部位有关。

2. 体征　临床上根据病变进展和严重程度将高血压性视网膜病变分为四级：

Ⅰ级:主要是血管的收缩、变窄。视网膜小动脉反光带加宽,管径不规则,动静脉交叉处压迹虽不明显,但透过动脉管壁见不到其深面的静脉血柱。

Ⅱ级:主要表现为动脉硬化。视网膜动脉光带加宽,呈铜丝或银丝状外观,动静脉交叉处压迹明显,深面的静脉血管有改变,视网膜可见硬性渗出或线状小出血。

Ⅲ级:主要表现为渗出,可见棉绒斑、线性出血等。

Ⅳ级:在Ⅲ级眼底改变的基础上伴有视乳头水肿、动脉硬化等并发症。

(三) 心理 - 社会状况

高血压性视网膜病变病人晚期出现视力障碍影响生活时,会产生焦虑心理。还要评估病人的饮食习惯、生活方式、有无不良嗜好以及对疾病的了解和认识程度。

【治疗要点】

1. 积极治疗高血压,将血压控制在正常范围之内。

2. 眼部采取对症治疗,如渗出或出血可使用吸收剂维生素 C 和 E、路丁、碘剂及血管扩张剂。

【常见护理诊断 / 问题】 感知受损:视力下降 与视网膜及视神经损害有关。

【护理目标】 病人的视力提高或恢复正常。

【护理措施】

1. 做好视力下降病人的生活护理,注意病人安全。

2. 健康教育

(1) 指导病人进低盐、低脂、低胆固醇饮食。改变不良的生活方式,如戒烟、限酒,保证充足的睡眠,适当运动,并保持乐观的情绪。

(2) 指导病人按医嘱服用降血压药物,定期测量血压、检查眼底,注意药物不良反应。

【护理评价】 病人是否达到:视力有所改善。

第五节 糖尿病性视网膜病变病人的护理

糖尿病性视网膜病变(diabetic retinopathy,DR)是指在糖尿病的病程中引起的视网膜循环障碍,造成一些毛细血管无灌注区的局限性视网膜缺氧症,是糖尿病引起的主要并发症。我国人群发病率约 1%,在经济发达的国家,糖尿病视网膜病变是一种主要的致盲眼病,一般约 1/4 的糖尿病病人有糖尿病视网膜病变,约 5% 有增殖性糖尿病视网膜病变。

【病因与发病机制】 DR 发病机制不确切,糖尿病主要损害视网膜的微小血管。视网膜毛细血管内皮细胞受损,失去其屏障功能,发生渗漏,从而引起视网膜水肿及视网膜小点状出血。进一步损害发生毛细血管闭塞,闭塞区附近的毛细血管产生大量的微动脉瘤。同时视网膜长期水肿,留下硬性脂质存留以及黄斑囊样水肿。

【护理评估】

(一) 健康史

评估病人的糖尿病病史、血糖控制状况,是否合并有其他糖尿病并发症。

(二) 身体状况

1. 症状 多数病人有糖尿病多饮、多尿、多食和体重下降等全身症状。眼部症状表现为不同程度的视力障碍等。

2. 体征 视网膜病变表现为微动脉瘤、视网膜出血、新生血管、增生性玻璃体视网膜病变和牵引性视网膜脱离等。糖尿病视网膜病变的临床分期见表 8-1。

表 8-1　糖尿病性视网膜病变的临床分期

病变严重程度	眼底表现
单纯型	
Ⅰ	以后极部为中心,出现微血管瘤和小出血点
Ⅱ	出现黄白色硬性渗出及出血斑
Ⅲ	出现白色棉绒斑和出血斑
增殖型	
Ⅳ	眼底出现新生血管或并有玻璃体积血
Ⅴ	眼底出现新生血管和纤维增殖
Ⅵ	眼底出现新生血管和纤维增殖,并发牵引性视网膜脱离

(三) 辅助检查

眼底荧光血管造影有助于诊断和判断眼底病变严重程度。

(四) 心理 - 社会状况

糖尿病性视网膜病变晚期严重影响视力,甚至失明,影响病人的生活、工作,病人可能产生严重的焦虑、悲观情绪,因此要注意评估病人的心理状态。还要注意评估病人的年龄、饮食习惯、生活习惯、经济状况、对疾病的认知等。

【治疗要点】　糖尿病性视网膜病变的根本治疗是严格将血糖控制在正常或接近正常的水平。同时积极治疗高血压和高血脂。眼部治疗早期主要采取口服药物如导升明、多贝斯、地法明等,可改善局部微循环,严重病例可行全视网膜光凝治疗或玻璃体切割手术治疗。

【常见护理诊断 / 问题】

1. 感知受损:视力下降　与视网膜出血及渗出等因素有关。
2. 潜在并发症:新生血管性青光眼、牵引性视网膜脱离等。
3. 知识缺乏:缺乏疾病的防治知识。

【护理目标】

1. 病人的视力得到改善。
2. 病人无并发症发生。
3. 病人及家属了解疾病的预防及护理知识。

【护理措施】

(一) 视力障碍的护理

1. 视力严重下降的病人,应指导其家属在家庭和其他活动环境中如何保护病人,注意病人的安全,防止意外。
2. 每年应散瞳检查眼底,以便能早期发现糖尿病视网膜病变,早期治疗。
3. 告知病人控制血糖的重要性。

(二) 预防并发症的护理

观察视力、眼压变化,指导病人按医嘱用药和门诊复查,警惕新生血管性青光眼、牵引性视网膜脱离的出现。

(三) 健康教育

1. 向病人或家属传授糖尿病和糖尿病视网膜病变的预防和治疗知识,强调控制血糖的意义。向病人介绍饮食治疗的目的、意义及具体措施,并监督落实。
2. 指导病人按医嘱用药,并定期复查眼底。
3. 告知病人发现异常及时就诊,如出现眼痛、头痛、雾视、虹视、视力突然下降,可能是新生血管性青光眼的发生。

【护理评价】　病人是否达到:①视力保持稳定。②无并发症发生。③了解疾病的预防及护理知识。

第六节　黄斑裂孔及视网膜脱离病人的护理

黄斑裂孔(macular hole)是指黄斑的神经上皮层局限性全层缺损。黄斑部中心凹部位易发生裂孔,发病率为 0.6%~0.7%。

视网膜脱离(retinal detachment,RD)是指视网膜的神经上皮层和色素上皮层之间的脱离。

【病因与发病机制】

1. 黄斑裂孔按发病原因分为　①继发性黄斑裂孔:多见于眼外伤、黄斑变性、长期黄斑囊样水肿、高度近视等引起。②特发性黄斑裂孔:病因不清,常见于老年人无明确诱因的相对健康的眼,女性多见。目前认为玻璃体后皮质收缩对黄斑的切线向的牵拉力起到重要作用。

2. 视网膜脱离根据病因不同可分为孔源性与非孔源性视网膜脱离　①孔源性视网膜脱离是因视网膜变性或玻璃体的牵拉引起视网膜神经上皮层发生裂孔,液化的玻璃体经此裂孔进入视网膜神经上皮与色素上皮之间积存,从而导致视网膜脱离。②非孔源性视网膜脱离按其病因又分为牵拉性及渗出性视网膜脱离。牵拉性视网膜脱离指因增殖性玻璃体视网膜病变的增殖条带牵拉而引起的没有裂孔的视网膜脱离;渗出性视网膜脱离是由于病变累及视网膜或脉络膜血液循环,引起液体集聚在视网膜神经上皮下造成。

【护理评估】

(一)健康史

1. 黄斑裂孔病人应询问病人的发病年龄、有无眼外伤史、高度近视、严重眼内炎症、日光灼伤等。

2. 孔源性视网膜脱离病人应重点评估病人是否为高度近视眼、白内障摘除术后的无晶状体眼、老年人和眼外伤病人。

3. 非孔源性视网膜脱离病人应评估病人全身疾病,了解有无妊娠高血压综合征、恶性高血压、肾炎、糖尿病病史;了解眼部疾病有无中心性浆液性脉络膜视网膜病变、葡萄膜炎、后巩膜炎、玻璃体积血、糖尿病视网膜病变以及特发性葡萄膜渗漏综合征等。

(二)身体状况

1. 黄斑裂孔病人主要表现为中心视力明显下降,视物变形,视野有中心暗点。特发性黄斑裂孔根据眼底表现分为 4 期。Ⅰ期:起病初期,黄斑中央凹脱离,视力轻度下降,眼底检查可见黄斑中心凹反光消失。Ⅱ期:病人视力明显下降,荧光素眼底血管造影可表现为孔中央透见荧光。Ⅲ期:黄斑裂孔扩大至 400~500μm。Ⅳ期:表现为玻璃体与黄斑的完全分离。

2. 视网膜脱离病人表现为　①眼前闪光感和眼前黑影飘动。②如果黄斑区受损,则中心视力下降。③相应于视网膜脱离区的视野缺损。④多有眼压偏低。⑤散瞳检查眼底可见脱离的视网膜失去正常的红色反光而呈灰白色隆起,大范围的视网膜区呈波浪状起伏不平。孔源性视网膜脱离可在脱离区发现裂孔。

(三)辅助检查

1. 黄斑裂孔病人的 OCT 检查　可直观显示玻璃体后皮质与黄斑裂孔的关系。

2. 视网膜脱离病人通过眼底荧光血管造影和眼部 B 超检查可协助诊断。

(四) 心理 - 社会状况

通过与病人交流,了解病人对黄斑裂孔及视网膜脱离的认识程度,有无紧张、焦虑等心理表现,特别注意评估病人的年龄、性别和受教育程度。

【治疗要点】 封闭裂孔,缓解或消除玻璃体牵拉;孔源性视网膜脱离应尽早手术封闭裂孔。

1. 黄斑裂孔应及早采用光凝或冷凝封闭。黄斑裂孔伴有视网膜下新生血管者应尽早进行视网膜光凝治疗。此外,内界膜剥离术是促进裂孔闭合的较好方式。特发性黄斑裂孔应用玻璃体切割术已取得良好效果。

2. 孔源性视网膜脱离应尽早手术封闭裂孔。常用闭合裂孔手术方式为激光光凝、透巩膜光凝、电凝或冷凝,再在裂孔对应的巩膜外做顶压术、巩膜环扎术。

3. 非孔源性视网膜脱离 牵拉性视网膜脱离累及黄斑行玻璃体手术治疗。

4. 渗出性视网膜脱离积极治疗原发病。

5. 复杂的视网膜脱离选择玻璃体内气体或硅油充填术等,使视网膜复位。

【常见护理诊断 / 问题】

1. 感知受损:视力下降及视野缺损 与黄斑裂孔及视网膜脱离有关。

2. 知识缺乏:缺乏疾病的防治知识、围术期护理。

3. 疼痛:眼痛 与手术眼肌牵拉或高眼压症有关。

4. 焦虑 与视功能损害及担心预后有关。

5. 潜在并发症:术后眼内出血、眼压升高、视网膜再脱离。

【护理目标】

1. 病人的视力稳定或有所提高。

2. 病人了解黄斑裂孔及视网膜脱离的预防和护理知识。

3. 病人的疼痛得到缓解。

4. 病人的焦虑心理减轻或消除。

5. 病人无并发症的发生。

【护理措施】

(一) 视力障碍的护理

1. 安静卧床,减少头部移动,使裂孔区处于最低位。

2. 术眼散瞳的病人做好生活护理。

3. 病人卧床期间协助病人生活护理,满足病人各项生活所需。

(二) 心理护理

术前向病人讲述手术的大概过程以及手术前后的注意事项,鼓励病人密切配合治疗,争取早日康复。

(三) 手术病人的护理

1. 手术前护理 ①术眼充分散瞳,协助医生查明视网膜脱离区与及裂孔是关键。若病程短并且视网膜下积液较多,不易查找裂孔时,应卧床休息,戴小孔眼镜,使眼球处于绝对安静状态,2~3 日后再检查眼底。②安静卧床,减少头部移动使裂孔区处于最低位,减少视网膜脱离范围扩大的机会。

2. 手术后护理

(1) 体位护理:①包扎双眼,安静卧床休息 1 周。②玻璃体注气或注油病人:使裂孔处于最高位,12~16h/d,以帮助视网膜复位和防止晶状体混浊,待气体吸收后行正常卧位。③指导病人正确卧位方法,并告知病人及家属保持正确体位的重要性,提高病人的依从性,保证治疗效果。④同时做好舒适护理,根据其卧位给以额、颈、肩、胸、腰、腿垫,并指导其定时变换体位,如俯卧位病人可轮流采取俯卧位、面向下坐位、面向下步行位,减少单一俯卧位引起

笔记

的不适,使病人能较舒适、长时间地保持体位。

(2) 眼部疼痛护理:①了解疼痛性质、程度、伴随症状,监测眼压。②评估疼痛原因,术后病人有不同程度的眼痛,可伴有恶心、呕吐。术后当天疼痛多为手术眼肌牵拉或高眼压症;手术注入气体、硅油也可使眼压升高、眼部疼痛;巩膜环扎手术病人也会明显眼痛。③玻璃体注入气体多为惰性气体,如 C_3F_8、SF_6,它有膨胀性,48~72 小时膨胀至最大,术后可能使得眼压升高、眼痛。④眼痛病人可及时给予止痛药或降眼压药,必要时适当放气。

(3) 药物治疗的护理:术后患眼散瞳至少持续 1 个月,做好散瞳期间病人生活护理。

(4) 预防并发症护理:注意观察眼部创口;了解头痛、眼痛等症状;监测视力、眼压情况,及时发现眼内出血,眼压升高,视网膜再脱离。

(四) 健康教育

1. 术后恢复期遵医嘱继续坚持适当体位。

2. 避免眼压升高因素,在恢复期避免用力大便、咳嗽、剧烈运动或重体力劳动等,以防视网膜再次脱离。

3. 教会病人正确点眼药水的方法,嘱按时用药,按时复查,如有异常,随时就诊。

4. 继续戴小孔镜 3 个月。

5. 玻璃体腔注气病人,术后避免高空旅行,以免眼压增高。

【护理评价】 病人是否达到:①视力稳定。②了解黄斑裂孔及视网膜脱离的预防和治疗知识。③疼痛缓解。④病人情绪稳定。⑤术后视力稳定,没有发生眼内出血,眼压升高,视网膜再脱离等并发症。

第七节 中心性浆液性脉络膜
视网膜病变病人的护理

中心性浆液性脉络膜视网膜病变(central serous chorioretinopathy,CSC),多见于中青年男性,属于散发性、自限性眼病,病变局限于眼底后极部,预后较好。

【病因与发病机制】 病因还不明确。由于视网膜色素上皮的屏障功能发生障碍,致使脉络膜毛细血管漏出的血浆通过受损的色素上皮进入视网膜下,液体积聚于视网膜神经上皮与色素上皮之间,从而形成后极部视网膜的盘状脱离。情绪激动、精神压力过大、妊娠及大剂量糖皮质激素等可诱发或加重病情。

【护理评估】

(一) 健康史

询问病人的发病年龄、性别、起病时间、起病的缓急,疾病发作次数、有无规律性,用药情况等。

(二) 身体状况

1. 症状 常单眼或双眼视物模糊,但视力常不低于 0.5,且可用凸透镜部分矫正;同时患眼可有视物变小、变远,眼前固定暗影。

2. 体征 眼底检查可见黄斑有一圆形反光轮,中心凹暗红,光反射消失。黄斑区可见灰白色视网膜后沉着物,后极部视网膜盘状脱离。

(三) 辅助检查

眼底荧光血管造影 在静脉期黄斑部有一个或数个很小的荧光素渗漏点,后期逐渐呈喷射状或墨迹样扩大的强荧光斑。

(四) 心理 - 社会状况

多数病人因中心视力下降、视物变形,影响生活和工作,评估病人生活和工作压力,了解性格、情绪、心理状态；A 型性格病人容易患病；精神压力过大也可能是诱因。

【治疗要点】　目前缺乏有效的药物治疗，一般在数月内常可自愈。维生素 C、E、路丁片等药物可减少毛细血管通透性。禁用皮质类固醇和血管扩张药。对明显的黄斑中心凹以外的荧光渗漏点，采用激光光凝治疗，可促使积液吸收，缩短病程。

【常见护理诊断 / 问题】
1. 感知受损：视力障碍、视物变形　与黄斑区沉着物等因素有关。
2. 知识缺乏：缺乏此病的防治知识。

【护理目标】
1. 病人的视力不再下降并有所提高。
2. 病人熟悉本病的预防及护理知识。

【护理措施】
1. 视力障碍的护理　视力下降明显者可佩戴凸透镜片矫正；有视物变小、变形者应减少活动，防止碰撞。
2. 健康教育
(1) 让病人及家属了解疾病发展规律，本病是一种自限性疾病，多数病人在 3~6 个月后能自行痊愈，视力恢复。部分病例，反复迁延，应做好病人的心理护理。
(2) 为预防及减少疾病复发，注意避免精神过度紧张、劳累等应激状况发生。
(3) 生活中应忌烟酒，尤其应避免摄入激素类药物。

【护理评价】　病人是否达到：①视力恢复正常。②熟悉疾病的预防和治疗知识。

第八节　年龄相关性黄斑变性病人的护理

年龄相关性黄斑变性（aged-related macular degeneration, AMD）是发达地区 50 岁以上人群常见的致盲眼病。病人可双眼先后或同时发病，视力出现进行性损害。该病发病率随年龄增长而增加，是 60 岁以上老人视力不可逆性损害的首要原因。

【病因与发病机制】　AMD 确切的病因尚不明确。可能与遗传因素、代谢因素、营养因素和黄斑受长期慢性的光损伤等有关。

【护理评估】
(一) 健康史
询问病人的发病年龄，有无家族史，视力损害是否为进行性。

(二) 身体状况
AMD 根据临床表现和病理的不同分为萎缩型老年性黄斑变性（干性型）和渗出型老年性黄斑变性（湿性型）两型。
1. 萎缩型老年性黄斑变性（干性型）　病人早期无任何症状，中心视力下降缓慢，双眼程度相近。眼底特点：玻璃疣和 RPE 异常改变。
2. 渗出型老年性黄斑变性（湿性型）　病人单眼视力下降迅速，视物变形或出现中心暗点。眼底特点：视网膜后极部出现脉络膜新生血管，引起视网膜出血、渗出，并伴有纤维化及胶质化。

(三) 辅助检查
眼底荧光血管造影，可见脉络膜新生血管和荧光素渗漏。

(四) 心理 - 社会状况
由于年龄相关性黄斑变性病人的视力损害严重，甚至中心视力完全丧失，且目前尚无有效的治疗方法，因此，病人的焦虑心理严重。

笔记

【治疗要点】　目前尚无有效治疗和根本性预防措施。

1. 药物治疗　有抗血管生成药物如抑制血管内皮生长因子；及抑制新生血管的糖皮质激素类药物如曲安奈德和醋酸阿奈可他。

2. 激光光凝治疗　软性玻璃膜疣，中心凹外的 CNV 治疗。

3. 光动力疗法　中心凹下的 CNV 治疗。

4. 手术治疗　主要有视网膜切开 CNV 取出术和黄斑转位术，CNV 取出后联合自体视网膜色素上皮细胞脉络膜植片移植是近年来研究探索的新方法。

【常见护理诊断 / 问题】

1. 感知受损：视力下降　与视网膜色素上皮变性、出血、渗出、瘢痕改变等因素有关。

2. 焦虑　与本病治疗效果不佳，担心预后有关。

3. 知识缺乏：缺乏与本病有关的防治知识。

【护理目标】

1. 病人的视力稳定。

2. 病人的焦虑心理减轻或消除。

3. 病人及家属了解本病的预防及护理知识。

【护理措施】

(一) 做好视力障碍的护理

1. 向病人及家属解释配合医生做好药物治疗和激光治疗的注意事项。光动力治疗护理的重点在于做好避光护理，穿长袖衣服和长裤，戴深色太阳镜，戴手套，晴天外出时应打伞，防止皮肤暴露在阳光下。

2. 双眼视力严重下降的病人，应指导其家属协助病人日常生活。

3. 注意病人的安全，防止意外。

(二) 心理护理

向病人说明本病的发病机制和疗效，使病人有充分的思想准备，客观对待疾病，保持良好的心理状态。

(三) 健康教育

1. 养成良好的生活习惯，避免精神紧张或劳累；不抽烟，少饮酒，对于 60 岁以上的老人应定期进行眼底检查，及时发现，及时治疗。

2. 指导病人多食用含抗氧化剂的食物，如绿茶、苹果、绿椰菜和坚果等，注意饮食均衡，忌烟、酒。

3. 鼓励病人适当休息，避免精神紧张或劳累。

4. 定期门诊复查。如有异常，随时就诊。

【护理评价】　病人是否达到：①控制病情发展，视力不再下降。②能客观认识和接受疾病，焦虑心理减轻或消失。③了解本病的预防和治疗知识。

第九节　玻璃体病病人的护理

玻璃体为透明的屈光介质，是一种特殊的黏液状胶样组织，呈凝胶状态，主要由水、Ⅱ型胶原纤维网支架和交织在其中的透明质酸分子组成，玻璃体内还含有可溶性蛋白、葡萄糖、游离氨基酸和电解质等。玻璃体的正常代谢依赖于睫状体、脉络膜和视网膜的正常生理功能。

玻璃体病是玻璃体受周围组织病变的影响而发生的变性、出血、渗出等病理变化，表现为玻璃体液化、后脱离、混浊等。

【病因与发病机制】

玻璃体液化（liquefaction of vitreous）是由于玻璃体内的代谢变化或光线与玻璃体内的维生素 C、氧和铁离子发生氧化反应，导致透明质酸分子降解、胶原纤维支架塌陷浓缩、水分析出，凝胶变性而成液体。常见于高度近视的老年人。此外无晶状体眼、炎症、外伤、出血也可引起玻璃体液化。

玻璃体后脱离（posterior vitreous detachment，PVD）是指玻璃体后皮质从视网膜内表面分离。通常在玻璃体液化的基础上发生。

玻璃体混浊是一种体征而不是一种独立的疾病。玻璃体液化变性、眼内炎的炎性渗出物、玻璃体内积血和眼内异物、寄生虫、转移性肿瘤细胞等，使玻璃体内出现不透明体，形成玻璃体混浊。

【护理评估】

（一）健康史

询问病人有无高度近视、眼外伤、葡萄膜炎、出血等病史。

（二）身体状况

1. 玻璃体病的常见症状为眼前有漂浮物，明显的玻璃体混浊可引起视力下降。

2. 散瞳后裂隙灯或检眼镜检查 ①玻璃体液化病人可见玻璃体腔内有光学空隙，附近有点片状白色混浊或膜状物漂浮。②玻璃体后脱离病人可见玻璃体后界面呈破碎漂浮的云絮状。③由于玻璃体与视乳头边缘有紧密的粘连，分离后在视网膜前出现一个如视乳头大小的环形混浊物（Wiss 环）。玻璃体混浊病人可见瞳孔区橘红色背景出现形状各异、大小不一的黑影，严重者，眼底朦胧不清，甚至只见或不见红光反射。

（三）辅助检查

眼部 B 超检查，可了解玻璃体液化、后脱离及混浊的程度。

（四）心理 - 社会状况

轻度的玻璃体液化或后脱离病人，由于对视力影响不大，心理问题不突出。如果病情较重或出现视网膜脱离者，会产生紧张或焦虑的心理。

【治疗要点】 玻璃体病的治疗原则是认真查找原因，积极治疗原发眼病。玻璃体液化及后脱离均无特殊治疗措施。如出现视网膜裂孔或脱离应及早手术治疗。单纯玻璃体内积血经 3~6 个月药物治疗仍未吸收者，或合并视网膜脱离者应尽早行玻璃体切割术。

【常见护理诊断/问题】 潜在并发症：视网膜裂孔、视网膜脱离。

【护理目标】 病人无并发症发生或并发症及时得到治疗。

【护理措施】

（一）预防并发症的护理

1. 告知病人不要进行剧烈运动，不做重体力劳动，减少活动，特别是减少头部大幅度、快速的运动，以免过度牵拉视网膜导致视网膜裂孔及脱离。

2. 观察视力情况，定期门诊随访。

（二）健康教育

1. 避免日光照射，晴天外出时应戴遮阳帽或打伞，并戴太阳镜保护眼睛。

2. 告知病人眼前黑影飘动的原因，缓解病人紧张心理。

3. 向病人讲述玻璃体病的相关知识和预后，使病人树立战胜疾病的自信心。

【护理评价】 病人是否达到：无并发症发生。

（刘雅馨）

思考题

　　老季,男,65岁,因"突然出现右眼视物不见半小时"而就诊。病人有高血压病史20年。检查:右眼视力眼前指数,左眼视力1.0。右眼瞳孔散大,直接光反射消失,间接对光反射存在。眼底检查可见视乳头边界模糊,颜色较淡,视网膜动脉狭窄,视网膜苍白水肿,黄斑区呈樱桃红点。临床诊断:右眼视网膜中央动脉阻塞。

　　请思考:

1. 该病人的护理诊断是什么?
2. 该病人的急救护理措施是什么?

第九章 眼外伤病人的护理

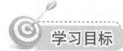

学习目标

1. 掌握眼化学伤病人身体状况的评估、治疗要点、主要护理诊断和护理措施。
2. 熟悉眼钝挫伤、眼球穿通伤、眼内异物伤、辐射性眼外伤病人身体状况的评估、治疗要点、主要护理诊断和护理措施。
3. 了解各种类型眼外伤病人的病因和发病机制。
4. 熟练运用所学知识为眼化学伤病人制订护理方案。
5. 具有理解和认同眼外伤病人表现出焦虑、恐惧心情的意识，并能进行有效心理疏导。

机械性、物理性和化学性等因素直接作用于眼部，引起眼结构和功能的损害，统称为**眼外伤**(ocular trauma)。病人多半为男性、青壮年。眼外伤往往造成视力障碍甚至眼球丧失，是单眼失明的最主要原因。根据眼外伤的致伤因素，可分为机械性和非机械性眼外伤两大类。前者包括钝挫伤、穿通伤和异物伤等，后者包括热烧伤、化学伤、辐射伤和毒气伤等。

第一节 眼钝挫伤病人的护理

眼钝挫伤(ocular blunt trauma)是眼部受机械性钝力引起的外伤，可造成眼附属器损伤，也可造成眼球的损伤，引起眼内多种组织和结构的病变。眼钝挫伤占眼外伤发病总数的1/3以上，严重危害视功能。

【病因与发病机制】 常见的病因为飞溅的石块、木棍、铁块，拳头，球类以及爆炸产生的气浪冲击等钝力直接作用于眼球，钝力除直接损伤接触部位外，还经眼内组织传导，产生间接损伤。

【护理评估】

(一) 健康史

询问病人是否有明确的外伤史，并仔细询问病人致伤的过程。

(二) 身体状况

依据挫伤部位不同，可有不同的症状和体征。

1. 眼睑挫伤 可引起眼睑水肿、皮下淤血、眼睑皮肤裂伤、泪小管断裂，以及眶壁骨折与鼻窦相通而致眼睑皮下气肿。

2. 结膜挫伤 可引起结膜水肿、球结膜下淤血及结膜裂伤。

3. 角膜挫伤 可引起角膜上皮擦伤，角膜基质层水肿、增厚及混浊，角膜后弹力层皱褶，角膜裂伤。

4. 巩膜挫伤 多见于巩膜最薄弱的角巩膜缘或眼球赤道部出现巩膜裂伤。

5. 虹膜睫状体挫伤 可引起外伤性虹膜睫状体炎、外伤性散瞳、瞳孔括约肌断裂、虹膜根部离断及前房积血，挫伤使睫状肌的环形纤维与纵形纤维分离，虹膜根部向后移位，前房

笔记

角加宽、变深,称房角后退,甚至导致房角后退性青光眼。

6. 晶状体挫伤　可引起晶状体脱位或半脱位及外伤性白内障。

7. 玻璃体积血　因损伤睫状体、脉络膜和视网膜血管引起。

8. 脉络膜、视网膜及视神经挫伤　表现为脉络膜破裂及出血、视网膜震荡和脱离以及视神经损伤。

(三)辅助检查

1. B超检查　可帮助诊断眼内出血部位,晶状体有无脱位,玻璃体有无积血、积血程度,视网膜有无脱离等。

2. X线、CT检查　可以明确有无眶骨骨折。

(四)心理-社会状况

通过与病人交流,了解病人是否有焦虑、悲伤和紧张等心理表现。

【治疗要点】　根据挫伤部位、症状,进行对症治疗,包括非手术治疗和手术治疗。

1. 非手术治疗期间注意观察视力、伤口、出血、眼压等情况,注意休息。

2. 手术治疗

(1) 眼睑皮肤裂伤、严重结膜撕裂伤、角巩膜裂伤者,需手术缝合。

(2) 泪小管断裂者,可行泪小管吻合术。

(3) 严重虹膜根部离断伴复视者,可行虹膜根部缝合术。

(4) 前房积血多,尤其有暗黑色血块,伴眼压升高,如经药物治疗眼压仍不能控制者,应做前房穿刺放出积血;如有较大血凝块时,需手术切开取出血块,避免角膜血染。

(5) 晶状体混浊者,可行白内障手术。

(6) 玻璃体积血者,观察积血吸收情况。如3个月以上仍未吸收,可考虑做玻璃体切割手术。若伴有视网膜脱离应及早进行视网膜复位手术治疗。

【常见护理诊断/问题】

1. 有视力下降的危险　与眼内积血和眼内组织损伤等因素有关。

2. 疼痛:眼痛　与眼内积血、眼压升高及眼组织损伤等因素有关。

3. 焦虑　与意外受伤担心视力和眼部外形受影响有关。

4. 有感染的危险　与局部创口的预防感染措施不当以及机体抵抗力下降有关。

【护理目标】

1. 病人的视力不再继续下降或视力提高。

2. 病人的疼痛及时得到缓解。

3. 病人的焦虑心情及时得到缓解。

4. 病人眼部未发生感染。

【护理措施】

(一)视力下降的护理

密切观察视力、伤口、出血、眼压的变化。

1. 眼睑水肿及皮下淤血者,通常数日至2周逐渐吸收,早期可指导病人冷敷,促进吸收。

2. 单纯的结膜水肿、球结膜下淤血及结膜裂伤者,应用抗生素眼药水预防感染。

3. 角膜上皮擦伤者涂抗生素眼膏,通常24小时即可愈合,角膜基质层水肿者选用糖皮质激素治疗。

4. 外伤性虹膜睫状体炎者应用散瞳剂、糖皮质激素点眼或涂眼。

5. 前房积血、视网膜出血者,应取半卧位卧床休息,按医嘱适当应用镇静剂和止血剂,不散瞳也不缩瞳;如眼压升高,应用降眼压药物;密切注意眼压变化和每日积血吸收情况。

6. 视网膜震荡与挫伤,按医嘱服用皮质类固醇、血管扩张剂、维生素类及止血药物。脉络膜破裂无特殊处理,早期应卧床休息。

7. 告诉病人眼压升高的影响因素,鼓励多进食富含纤维素、易消化的软食,保持大便通畅,避免用力排便、咳嗽及打喷嚏。

(二)眼痛的护理

评价疼痛程度,监测眼压,如眼压高,及时遵医嘱给予降眼压药物,必要时给予止痛药物。

(三)心理护理

眼外伤多为意外损伤,直接影响视功能和眼部外形,病人一时很难接受,多有焦虑及悲观心理,应给予心理疏导,使病人情绪稳定,配合治疗。

(四)预防创口感染的护理

1. 密切观察创口有无渗血,疼痛加重,眼内分泌物增加和视力下降等症状。

2. 换药、滴眼药时严格执行无菌操作,保持创口干燥。

3. 向病人及家属讲解有关的护理常识,保持个人卫生,禁止用手或不干净的物品揉眼。

(五)手术病人护理

按眼科手术护理常规,做好手术病人护理。

(六)健康教育

1. 加强安全生产与生活教育,建立健全生产安全制度,改善劳动条件和环境,预防眼外伤的发生。

2. 嘱病人保持健康心态,积极配合治疗。

【护理评价】　病人是否达到:①视力基本稳定。②眼痛症状减轻。③病人情绪基本稳定。④无感染发生。

第二节　眼球穿通伤病人的护理

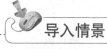

导入情景

情景描述:

小张,10岁,下午放学后在铁轨边玩。迎面来了一列飞驰的火车,他拿起铁轨边的一个废弃的罐头瓶朝火车砸去,返回的玻璃碎片溅入他的右眼,当即感觉右眼痛,眼内有水样液流出。

请思考:

1. 该病人可能的护理诊断是什么?

2. 护士可以为病人提供哪些护理措施?

眼球穿通伤(perforating injury of eyeball)是指锐器造成眼球壁全层裂开,是致盲的主要原因。眼球穿通伤按其损伤部位分为角膜穿通伤、角巩膜穿通伤和巩膜穿通伤三类,异物碎片击穿眼球可致球内异物。

【病因与发病机制】　以敲击金属飞溅出的碎片击入眼内,或刀、针、剪、玻璃等刺伤眼球引起眼球壁的穿通最为多见。

【护理评估】

(一)健康史

询问病人是否有明确的外伤史,并详细了解病人致伤的过程、致伤物性质等,询问受伤后诊治的过程。

（二）身体状况

依据致伤物的大小、形态、性质、刺伤的速度、受伤的部位、污染的程度及有无眼球内异物存留等,可有不同程度的视力下降及眼组织损伤。

1. 角膜穿通伤伤口较小时,常自行闭合,检查仅见点状混浊或白色条纹。大的伤口常伴有虹膜脱出、嵌顿,前房变浅,此时可有明显的眼痛、流泪等刺激症状。致伤物刺入较深可引起晶状体囊膜破裂。

2. 角巩膜穿通伤可引起虹膜睫状体、晶状体和玻璃体的损伤、脱出及眼内出血,伴有明显的眼痛和刺激症状,视力明显下降。

3. 巩膜穿通伤比较少见,较小的巩膜伤口容易忽略,穿孔处可能仅见结膜下出血,大的伤口常伴有脉络膜、玻璃体和视网膜损伤。

4. 异物碎片击穿眼球壁时,常将异物存留于眼内。

5. 睫状体区的巩膜穿通伤,伴有葡萄膜组织嵌顿于创口或有球内异物存留的眼球穿通伤,可能引起**交感性眼炎**(sympathetic ophthalmia)的发生。即穿通性外伤眼或眼内手术眼(称诱发眼),在经过一段时间的肉芽肿性(非化脓性)全葡萄膜炎后,另一眼也发生同样性质的全葡萄膜炎(称交感眼)。好发时间为受伤后 2~8 周。交感性眼炎为迟发性自身免疫性疾病,与细胞免疫有关。

（三）辅助检查

1. B 超　可帮助诊断玻璃体有无积血、积血程度,视网膜有无脱离,有无眼球壁破裂及球内异物等。

2. X 线、CT 检查　可以明确有无眶骨骨折,眼内及眼眶内有无异物以及异物的位置。

（四）心理 - 社会状况

病人及家属一时难以接受外伤所致的视功能损害或面部形象受损,常有悲观、焦虑心理。评估意外的损伤对工作、学习、家庭的影响,以及应对措施。评估家人、同事、朋友的支持情况。

【治疗要点】　急诊手术缝合伤口,积极预防感染和并发症的发生。

1. 协助伤口缝合,恢复眼球完整性。小于 2~3mm 伤口可不缝合,大于 3mm 以上伤口应在显微手术条件下缝合。对于复杂病例采用二步手术,即初期缝合伤口,恢复前房,控制感染;在 1~2 周内,再行内眼或玻璃体手术。

2. 预防感染　常规注射抗破伤风血清,全身及眼局部应用抗生素和糖皮质激素,包扎伤眼,并散瞳。

【常见护理诊断 / 问题】

1. 感知受损:视力下降　与眼内组织损伤及眼内积血有关。

2. 疼痛:眼部疼痛　与眼内组织受损及眼压升高等因素有关。

3. 焦虑　与外伤后病人一时难以接受事实有关。

4. 潜在并发症:外伤性虹膜睫状体炎、球内异物、感染性眼内炎、交感性眼炎、外伤性增殖性玻璃体视网膜病变。

【护理目标】

1. 病人的视力稳定或视力有所提高。

2. 病人的疼痛减轻或消失。

3. 病人情绪稳定,焦虑减轻或消除。

4. 病人无并发症发生或并发症得到及时处理。

【护理措施】

(一) 做好视力下降的护理

1. 评估病人的视力情况,做好安全教育。

2. 指导病人遵医嘱用药。

(二) 疼痛的护理

参照第一节"眼钝挫伤病人的护理"。

(三) 焦虑病人的护理

眼球穿通伤发病突然,病人一时很难接受视力下降,甚至眼球丧失的事实,护士要耐心安慰病人,积极面对现实,密切配合治疗。对伤后需行眼球摘除术者,应详细向病人和家属介绍手术的理由及术式、术后安装义眼等事项。

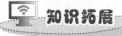

仿 真 义 眼

目前的医学水平虽然不能再造有视力的眼睛,但成功的仿真义眼手术可帮助病人重新树立生活的信心。仿真义眼由眼台和假眼片两部分组成(也称为眼座或眼托)。对于需做眼球摘除或已经做了眼球摘除的病人,医生可以在其眼窝组织里植入一个人工眼台(也称为眼座或眼托),这个眼台可与支配眼球运动的眼肌相连。待覆盖在眼台前面的组织愈合以后,再在眼台前面的结膜囊里放置一个义眼片。当眼台转动时,就可带动义眼片转动。更好地体现义眼的灵活性,逼真性和美观性。

(四) 预防并发症的护理

1. 观察病人的体温、瞳孔及双眼视力变化情况,一旦健眼发生不明原因的眼部充血、视力下降及眼痛,要警惕交感性眼炎的发生。

2. 如果发生感染性眼内炎,应充分散瞳,局部和全身应用大剂量抗生素或皮质类固醇。玻璃体内注药可以提供有效药物浓度,必要时可先抽取房水及玻璃体液做细菌培养和药敏试验,同时做好玻璃体切割手术准备。

(五) 手术病人的护理

按眼科手术护理常规,做好手术病人护理。

(六) 健康教育

1. 向病人和家属介绍交感性眼炎的临床特点、治疗原则及预后。嘱病人一旦发现未受伤眼出现不明原因的眼部充血、视力下降及疼痛,要及时到眼科检查,及早发现可能出现的交感性眼炎,早期治疗。

2. 加强安全防护措施的宣讲,必要时配戴防护面罩和眼镜,可减少眼外伤的发生率。

3. 嘱病人保持良好情绪,积极配合治疗。

【护理评价】　病人是否达到:①视力基本稳定。②眼痛消失。③病人情绪基本稳定。④无并发症发生。

第三节　眼内异物伤病人的护理

眼内异物伤(intraocular foreign bodies)是严重危害视力的眼外伤,是指异物碎片击穿眼球壁,存留于眼内。眼内异物对眼部的损害包括机械性损伤、化学及毒性反应和继发感染等。

【病因与发病机制】　异物碎片击穿眼球壁后,异物可直接伤及眼组织,铁质异物可引起铁质沉着症,铜在眼内组织沉着可引起铜质沉着症。

【护理评估】

（一）健康史

询问病人是否有明确的外伤史,并详细了解病人致伤的过程,为何物损伤,了解致伤物性质等,询问受伤后诊治的过程。

（二）身体状况

依据眼球损伤程度、异物性质和存留部位,有不同临床表现。

1. 多伴有眼球穿通伤的表现。

2. 眼内异物可存留于前房、晶状体、睫状体、玻璃体和眼球后段等,严重者可造成视网膜的损伤。

3. 眼内异物可引起外伤性虹膜睫状体炎、化脓性眼内炎及交感性眼炎以及眼球铁质沉着症、铜质沉着症、白内障、青光眼、增殖性玻璃体视网膜病变、视网膜脱离等并发症。

（三）辅助检查

1. B 超　可帮助诊断有无球内异物及眼球壁破裂等。

2. X 线、CT 检查　可以明确有无异物以及异物的位置。

（四）心理 - 社会状况

了解病人是否存在眼外伤后常有的悲观、焦虑、紧张等心理表现。注意评估病人的家庭状况及对本病的认识。

【治疗要点】　立即手术取出异物。眼球内铁质、铜质异物对眼内组织有严重损害,必须及早取出。磁性异物可用电磁铁吸出,非磁性异物需要通过玻璃体切割术取出。术后全身及眼局部应用抗生素和糖皮质激素治疗,防治眼内感染。

【常见护理诊断 / 问题】

1. 感知受损:视力下降　与眼球穿通伤及异物的存留有关。

2. 焦虑　与意外损伤一时难以接受事实,并担心预后有关。

3. 潜在并发症:虹膜睫状体炎、化脓性眼内炎、交感性眼炎。

【护理目标】

1. 病人的视力稳定或视力有所提高。

2. 病人的焦虑减轻或消失。

3. 病人无并发症发生。

【护理措施】

（一）视力下降的护理

1. 观察外伤眼及健眼视力。

2. 视力损伤严重者应卧床休息。

（二）心理护理

指导病人采取积极的应对方式正确对待眼外伤,密切配合治疗。

（三）预防并发症的护理

参照本章第二节"眼球穿通伤病人的护理"。

（四）手术病人的护理

参照本章第二节"眼球穿通伤病人的护理"。

（五）健康教育

1. 向病人和家属介绍交感性眼炎的临床特点、治疗原则及预后。及早发现可能出现的交感性眼炎,早期治疗。

2. 介绍眼内异物伤产生的原因,可能出现的后果,进行安全教育。

3. 嘱病人避免情绪激动,保持良好心态,积极配合治疗。

【护理评价】　病人是否达到：①视力有所提高。②焦虑缓解。③无并发症发生。

第四节　眼化学伤病人的护理

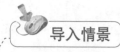 导入情景

情景描述：

小王今天在建筑工地干活时，一不小心，石灰溅入他的双眼，立即感觉双眼痛，睁不开眼，流泪。

请思考：

1. 该病人可能的护理诊断是什么？
2. 如何紧急救治该病人？

眼化学伤（ocular chemical injury）是指化学物品的溶液、粉尘或气体接触眼部，引起的眼部损伤，也称化学性烧伤，包括酸性和碱性烧伤，临床上以碱性化学伤更为多见。多发生在化工厂、实验室或施工场所等。

【病因与发病机制】　眼化学伤是由化学物品接触眼部组织引起的。酸性化学伤多见于硫酸、盐酸、硝酸等物质。碱性烧伤多见于氢氧化钠、石灰、氨水等物质。

1. 强酸能使组织蛋白凝固坏死，由于凝固的蛋白不溶于水，形成一凝固层，能阻止酸性物质继续向深层渗透，因此组织损伤相对较轻。

2. 碱能溶解脂肪和蛋白质，与组织接触后能很快渗透到组织深层和眼内，使细胞分解坏死，因此碱性烧伤的后果严重，预后较差。

【护理评估】

（一）健康史

询问是否有化学物质进入眼部，致伤物的性质、浓度、量，与眼部接触的时间。了解有无进行眼部冲洗或做其他处理。

（二）身体状况

根据酸碱烧伤后的组织反应，可分为轻、中、重三种程度烧伤。

1. **轻度**　多由弱酸或稀释的弱碱引起。眼睑与结膜轻度充血、水肿，角膜上皮有点状脱落或水肿。数日后水肿消失，上皮修复，不留瘢痕。

2. **中度**　可由强酸或较稀的碱性物质引起。眼睑皮肤可起水疱或糜烂；结膜水肿，出现小片缺血坏死；角膜有明显混浊、水肿，上皮层完全脱落或形成白色凝固层。治愈后可遗留角膜云翳或斑翳，影响视力。

3. **重度**　大多为强碱引起。结膜出现广泛的缺血性坏死；角膜全层混浊甚至呈瓷白色。角膜基质层溶解，造成角膜溃疡或穿孔。碱渗入前房，引起葡萄膜炎、继发性青光眼和白内障等。晚期可出现眼睑畸形、眼睑外翻、眼睑内翻、睑球粘连及结膜干燥症等。

（三）辅助检查

不明致伤物的性质和名称者，可做结膜囊 pH 测定，明确致伤物酸碱性。

（四）心理 - 社会状况

了解病人对化学烧伤的认知程度，是否存在悲观、焦虑、紧张等心理表现。注意评估病人的家庭状况及对本病的认识。

【治疗要点】　现场紧急彻底冲洗眼部是眼化学伤最重要的第一步，再根据病情进一步

 笔记

选择药物或手术治疗。

1. 现场紧急冲洗　就地取材,可用大量清水彻底冲洗至少30分钟,同时暴露穹隆结膜,让病人转动眼球,以达到彻底清除化学物质的目的。

2. 药物治疗　①酸性烧伤者可球结膜下注射5%磺胺嘧啶钠溶液1~2ml;碱性烧伤者早期可用维生素C溶液1~2ml结膜下注射。②局部或全身应用抗生素和皮质类固醇,但伤后2~3周内角膜有溶解倾向,应停用。③为预防虹膜睫状体炎,每天用1%阿托品滴眼液或眼膏散瞳。

3. 手术治疗　如果有球结膜角膜坏死,应早期手术切除坏死组织;晚期并发症的手术包括眼睑外翻、睑球粘连、角膜移植、继发性青光眼和并发性白内障等。

【常见护理诊断/问题】

1. 组织完整性受损:角膜组织受损　与化学物质接触角膜有关。

2. 感知受损:视力下降　与化学物质引起的眼内损伤有关。

3. 疼痛:眼痛　与化学物质进入眼内有关。

4. 恐惧　与眼部视力突然下降,眼部刺激症状明显,或担心眼部外形变化和治疗效果有关。

5. 潜在并发症:睑球粘连、眼睑外翻或内翻、结膜干燥症、角膜溃疡、虹膜睫状体炎、继发性青光眼、并发性白内障、眼球萎缩等。

【护理目标】

1. 病人的创口恢复良好。

2. 病人的视力稳定或视力有所提高。

3. 病人眼部疼痛减轻或消失。

4. 病人的恐惧心理减轻或消除。

5. 病人无并发症发生。

【护理措施】

(一)角膜损伤的护理

1. 急救护理　现场就地取材用大量清水彻底眼部冲洗,能将烧伤造成的损伤减低到最小的程度。如是石灰石溅入眼内,先用镊子夹取石灰石块,再行冲洗。冲洗时,护士应翻转病人上眼睑,暴露穹隆部,同时嘱病人转动眼球,反复冲洗至少30分钟。病人到医院后,注意观察结膜囊内是否还有异物存留,继续冲洗,将化学物质彻底洗出。

2. 详细询问受伤经过,致伤物质的名称、浓度、量、眼部接触时间,及当时的处理情况等。

3. 角膜上皮损伤一般经24小时即可恢复,可涂抗生素眼膏并包扎。角膜损伤严重需做角膜移植手术者,护理参照角膜移植手术护理常规。

(二)视力障碍的护理

密切观察并记录病人的视力状况,观察眼睑、结膜、角膜、眼内组织结构损伤进展,监测眼压变化。

(三)眼痛病人的护理

疼痛明显时,遵医嘱应用止痛剂,并观察和记录止痛效果。

(四)心理护理

眼化学伤直接影响病人的视功能及眼部外形,病人一时很难接受,多有焦虑及悲观心理,应耐心向病人解释病情及治疗情况,消除病人的恐惧感,使病人情绪稳定,配合治疗。

(五)预防并发症的护理

1. 严密观察视力的变化,观察眼睑、结膜、角膜及眼内组织结构的变化。

　　2. 对睑球粘连者,指导家属用玻璃棒分离睑球粘连区或安放隔膜,并涂大量抗生素眼膏。

(六)健康教育

　　1. 加强安全防护,配备防护眼镜,进行安全生产教育,严格操作规程。

　　2. 介绍眼化学伤的急救知识。

　　【护理评价】　病人是否达到:①创口恢复良好。②视力有所提高。③眼部疼痛缓解。④病人情绪基本稳定,配合治疗。⑤无并发症发生。

第五节　辐射性眼外伤病人的护理

　　辐射性损伤包括电磁波谱各种辐射线造成的损害,如微波、红外线、紫外线、X线、可见光等。本节主要介绍紫外线损伤造成的电光性眼炎。

　　电光性眼炎(electric ophthalmia)是机械工业中最常见的一种职业病,任何接触紫外线辐射而无防护者均可发生。在高原、冰川雪地、海面或沙漠上作业和旅游而发病者称日光性眼炎或雪盲。

　　【病因与发病机制】　紫外线对组织有光化学作用,使蛋白质凝固变性,角膜上皮坏死脱落。照射引起的组织损伤取决于吸收的总能量,即辐射的强度和持续的时间。

　　【护理评估】

(一)健康史

　　询问病人是否有明确的接触紫外线辐射史,并了解接触的时间。

(二)身体状况

　　电光性眼炎的潜伏期长短取决于吸收紫外线的总能量,以3~8小时多见。发病急,常在晚上或夜间发生,且多双眼同时发生。

　　1. 症状　表现为明显的眼红、眼痛、畏光、流泪、眼睑痉挛。

　　2. 体征　眼部紫外线损伤主要是累及角膜和结膜,表现为结膜充血,角膜上皮点状荧光素着色,严重者角膜上皮大片剥脱,知觉减退。

(三)心理-社会状况

　　了解病人是否有悲伤、焦虑、紧张等心理表现。注意评估病人的年龄、职业、家庭状况及对本病的认识。

　　【治疗要点】　主要是对症处理,减轻疼痛。抗生素眼膏涂眼,一般1~2天后症状消失痊愈。

　　【常见护理诊断/问题】　疼痛:眼痛　与角膜上皮脱落有关。

　　【护理目标】　病人的眼部刺激症状减轻或消失。

　　【护理措施】

　　1. 疼痛病人的护理

　　(1)早期冷敷可减轻症状,必要时滴表面麻醉眼药水地卡因可立即消除疼痛。如无感染一般经6~8小时可自行缓解,24~48小时完全消退。

　　(2)嘱病人不要用手揉眼,防止角膜上皮损伤。严重者涂抗生素眼膏,并包扎患眼。

　　2. 健康教育　教育病人注意职业防护,电焊时应配戴防护眼镜。在强光下,尤其在高原、雪地时应戴有色眼镜。

　　【护理评价】　病人是否达到:眼部刺激症状减轻。

（刘雅馨）

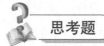

思考题

男性,35 岁,工人,双眼突然出现强烈的疼痛、畏光、流泪、视物模糊。自述 5 小时前曾做电焊工作。检查发现:双眼视力 0.4,角膜染色见弥散性点状着色。临床诊断双眼电光性眼炎。

请思考:

1. 该病人的护理诊断是什么?
2. 该病人的急救护理措施是什么?

第十章 斜视与弱视病人的护理

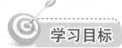
学习目标

1. 掌握共同性斜视、麻痹性斜视和弱视病人的护理评估、护理措施。
2. 熟悉共同性斜视、麻痹性斜视和弱视病人的病因和发病机制、治疗要点、主要护理诊断。
3. 了解共同性斜视、麻痹性斜视和弱视病人的临床病因、分类。
4. 能正确运用护理程序评价共同性斜视、麻痹性斜视和弱视病人,并书写正确护理计划,做出相应的护理诊断、采取正确的护理措施。
5. 能正确评估病人心理-社会状况,从病人角度思考,提供人性化服务。

斜视和弱视是一组与双眼视觉和眼球运动相关的眼病,是眼科的多发病,其发病率分别为3%和2%~4%。儿童斜视与弱视和视觉发育密切相关。

正常人的眼球运动系统处于完全平衡状态,即便融合功能受到干扰,其双眼仍能维持正常位置关系,不发生偏斜,称为正视眼。如果两眼有偏斜倾向而又能被融合功能所控制,使斜视不显,并保持双眼单视,称为隐斜视。如果融合功能失去控制,两眼处于间歇性或经常性偏斜状态时,称为显性斜视。临床上斜视分类方法很多,根据病因可分为共同性斜视和麻痹性斜视两大类。

第一节 共同性斜视病人的护理

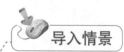
导入情景

情景描述:

小李夫妇发现他们两岁半的儿子贝贝,最近右眼经常出现俗称"斗鸡眼"或"对眼"的表现,有时喜欢闭上右眼,只用左眼看东西。小孩跑动时也没有其他孩子那么动作协调自然,很容易摔倒。小李夫妻俩很着急。

请思考:

1. 贝贝的护理诊断是什么?
2. 如果贝贝来眼科就诊,您会如何进行健康教育?

共同性斜视(concomitant strabismus)是指双眼轴分离,并且在向各方向注视时,偏斜度均相同的一类斜视。

【病因与发病机制】 病因较复杂,目前认为由于先天性眼外肌解剖发育异常,神经支配异常,融合及双眼视功能不全,导致调节与集合失衡。部分病人与遗传有关。

【护理评估】

(一)健康史

询问病人症状出现的时间,伴随症状,以及家族病史。

(二)身体状况

主要表现为眼轴不平行,遮盖健眼,眼球运动正常;双眼向各个方向注视时,斜视角皆相等,即第一斜视角(健眼固视时,斜视眼的偏斜角度)与第二斜视角(斜视眼固视时,健眼的偏斜角度)相等。在散瞳下进行屈光检查,常发现斜视病人有屈光不正和弱视;斜视角测量与双眼视功能检查,部分病人有异常视网膜对应。

如为内斜视,可有远视性屈光不正;如为外斜视,可有近视性屈光不正。

(三)辅助检查

较常用的有遮盖法,可确定眼位偏斜的性质及方向,测定不同注视眼位时眼球偏斜的特征,了解眼球运动有无异常。

(四)心理-社会状况

部分病人因眼位的偏斜和远、近视力下降,给日常社会交往带来障碍,久之,会使得病人产生封闭、自卑心理。

【治疗要点】

斜视的治疗目标是恢复双眼视觉功能,同时改善外观。如5岁前未能矫正眼位,则较难恢复正常双眼视觉。治疗要点是先消除斜视造成的感知缺陷,主要是治疗弱视,然后以光学、药物或手术矫正斜视。

【常见护理诊断/问题】

1. 自我形象紊乱　与眼位偏斜、面容受损有关。

2. 知识缺乏:缺乏斜视康复、训练、治疗知识。

【护理目标】

1. 病人恢复正常眼位,改善外观。

2. 病人了解斜视预防、康复等相关知识。

【护理措施】

(一)心理护理

1. 鼓励病人表达形象改变的心理感受和生活影响。通过沟通交流,使病人感受到护士对他的关心、尊重的态度,并及时提供或使其家属同时提供支持。

2. 帮助病人及家属正确认识疾病带来的形象改变,教授相关技能,提高病人及家属适应自我形象改变的能力。

3. 详细介绍视功能训练和有关治疗、手术知识,增强病人及家属治疗信心。

(二)手术护理

1. 按眼科手术常规护理。成人共同性斜视只能手术改善外观,要耐心细致地做好解释工作。

2. 为评估术后发生复视的可能性,需做三棱镜耐受试验或角膜缘牵引缝线试验。如可能发生融合无力性复视者,一般不宜手术。

3. 术后双眼包扎,使手术眼得到充分休息,防止肌肉缝线因眼球转动而被撕脱。告诉患儿及家属不要自行去掉健眼敷料,或自行观察矫正情况。

4. 认真观察手术后病人有无恶心呕吐,指导减轻恶心感的方法,如舌尖抵着硬腭等,以缓解症状。严重者遵医嘱给予肌内注射止吐药物,并解释由于手术牵拉眼肌引起,不必惊慌。

5. 密切观察术后感染症状,如发现分泌物增多,应报告医生,去除敷料,戴针孔镜,并嘱病人自行控制眼球运动,以防缝线撕开。

6. 术后根据医嘱,继续进行弱视及正位视训练,以巩固和提高视功能。

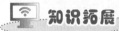 **知识拓展**

儿童斜视手术时机

儿童时期斜视,要根据患儿的具体条件决定手术时机。

生后 6 个月内出现的先天性内斜视,应早期进行弱视治疗。在患儿一岁至一岁半、能配合检查时,测出偏斜的角度后患儿就可手术。如延误,则患儿视觉功能改善效果欠佳。

生后 6 个月后出现的后天性内斜视、完全调节性内斜视,通过散瞳验光配镜,患儿视力可以得到完全矫正,不需手术治疗。

外斜视由于对视功能影响相对小,所以手术可较晚一些,应具体根据病人的融合功能、斜视度、年龄等决定。

(三)健康教育

1. 向患儿家属介绍斜视知识,斜视治疗效果和治疗年龄直接有关。斜视手术不只为了矫正眼位、改善外观,更重要的是建立双眼视功能。手术时机应不晚于 6~7 岁。

2. 指导患儿及家属配合训练,力争早日建立正常的双眼视功能。①矫正屈光不正:内斜伴远视、外斜伴近视或散光应全部矫正。②配合弱视治疗或正位视训练。

3. 做好散瞳检查解释和护理,如果使用阿托品散瞳,病人在用药后会感觉畏光、视近物模糊,约 3 周后视力恢复。

【护理评价】　病人是否能达到:①恢复正常眼位,改善外观。②了解斜视相关知识。

第二节　麻痹性斜视病人的护理

麻痹性斜视(paralytic strabismus)是由于病变累及眼外肌运动神经核、神经或肌肉等结构而致的眼位偏斜,又称为非共同性斜视。它与共同性斜视的主要鉴别点在于是否有眼球运动障碍,即眼外肌是否有麻痹或部分麻痹。

【**病因与发病机制**】　可能发病因素有:①先天性因素:先天性眼外肌发育异常。②神经因素:支配眼外肌的神经因炎症、外伤、肿瘤压迫等原因引起麻痹。③重症肌无力眼或眼外肌直接受损伤等。④代谢性、血管性、退行性病变:如糖尿病、动脉硬化、多发硬化等引起的麻痹。

【**护理评估**】

(一)健康史

了解病人有无外伤、感染、肿瘤等病史,有无家族性疾病史,以及斜视发生的时间。

(二)身体状况

1. 复视,伴头晕和恶心、呕吐等。遮盖一眼,症状可消失。还可出现眼性眩晕,由复视和视混淆所致。

2. 眼球运动受限且向麻痹肌正常作用方向的对侧偏斜。第二斜视角大于第一斜视角。

3. 代偿头位(眼性斜颈),为避免或减轻复视的干扰,尽量不使用麻痹肌,头向麻痹肌作用方向偏斜,使之直视时在尽可能大的视野范围内不发生复视。遮盖一眼则代偿头位消失。

(三)辅助检查

红镜片试验或 Hess 屏方法等检查,可以帮助确定麻痹的眼外肌。

(四)心理 - 社会状况

麻痹性斜视病因较复杂,治疗相对困难,护士应详细介绍病情,帮助病人正确对待,同时对于可能产生的封闭、自卑心理,要求眼科护士正确评估,并予以心理引导。

 笔记

【治疗要点】 先天性麻痹性斜视如果有代偿头位和斜视角较大者考虑手术治疗。后天性麻痹性斜视主要是病因治疗和对症处理;对病因消除后药物治疗半年以上无效者可考虑手术治疗。

【常见护理诊断/问题】

1. 感知受损:视力下降 与复视有关。

2. 自我形象紊乱 与视功能障碍、外观改变有关。

【护理目标】

1. 病人视觉障碍改善。

2. 病人头位和眼位恢复正常。

【护理措施】

(一)视力障碍的护理

1. 遮盖疗法时,说服病人遮盖一眼(最好健眼),以消除因复视引起的全身不适和预防拮抗肌的挛缩。严密观察,在挛缩发生前施行手术。

2. 遵医嘱进行支持疗法,给予肌内注射维生素 B_1、B_{12},针灸及理疗,以促进麻痹肌的恢复。

3. 手术治疗后应再次仔细检查病人的双眼视功能情况,进行双眼视功能训练。训练方法详见弱视训练部分。

(二)心理护理

焦虑、自卑病人应耐心细致沟通,进行心理疏导。

(三)健康教育

向病人和家属介绍麻痹性斜视的病因、临床特点等。帮助病人正确对待,合理期望,早期治疗。嘱病人保持良好情绪,积极配合治疗。

【护理评价】 病人是否能达到:①复视现象消失,视功能障碍得到改善。②头位和眼位恢复正常。

第三节 弱视病人的护理

导入情景

情景描述:

芳芳是一个4岁的小姑娘,非常活泼可爱。今天爸爸妈妈带她去动物园。来到狮虎山,芳芳兴奋地大叫起来:"爸爸妈妈,快看,大老虎!"可爸爸妈妈看到的分明是狮子。这引起了爸爸妈妈的警觉,他们发现芳芳不能分清老虎和狮子,而旁边的小朋友能很快辨认出来。于是,他们带着芳芳到眼科就诊。

请思考:

1. 护士要为芳芳准备哪些检查?

2. 有哪些措施可以帮助芳芳提高视力?

弱视(amblyopia)是指在视觉发育期间,由于各种原因引起的视觉细胞有效刺激不足,导致单眼或双眼最佳矫正视力低于其年龄段正常值,而眼部无明显器质性病变的一种视觉状态。流行病学研究结果表明,3岁儿童正常值下限为 0.5,4 至 5 岁为 0.6,6 至 7 岁为 0.7,7 岁以上为 0.8。弱视早期发现,早期治疗,则预后越好。

【病因与发病机制】 按发病机制的不同,弱视一般可分为:

1. 斜视性弱视　为消除和克服斜视引起的复视和视觉紊乱,大脑皮质抑制由斜视眼传入的视觉冲动,患眼黄斑功能长期被抑制而形成弱视。

2. 屈光参差性弱视　屈光参差,特别是未矫正时,双眼的视觉刺激不均衡,视物模糊眼容易形成弱视。

3. 形觉剥夺性弱视　由于先天性或早期获得的各种因素导致视觉刺激降低,如眼屈光介质混浊(如白内障、角膜瘢痕等)、完全性上睑下垂、不恰当的眼罩遮盖眼等,限制了视觉感知的充分输入,干扰了视觉正常发育。

4. 屈光不正性弱视　多见于双眼高度远视(也可高度近视),在发育期间未能矫正,使所成的像不能清晰聚焦于黄斑中心凹,造成视觉发育的抑制,从而形成弱视。

【护理评估】

（一）健康史

了解病人用眼习惯、视觉表现等,询问家族史、眼病史。

（二）身体状况

临床上弱视患儿往往无主诉,常在视觉检查时发现异常。家长可发现患儿用眼时(如看电视),头会出现偏向某一方向,或头位倾斜、下巴压低等不良姿势,患儿眼手协调能力较差等。检查可见:

1. 视力减退　临床上弱视患儿往往无主诉,常在视觉检查时发现病人屈光异常,且矫正视力低于 0.8。临床上将屈光矫正后视力在 0.6~0.8 者定为轻度弱视,0.2~0.5 者为中度弱视,≤0.1 者为重度弱视。但在暗淡光线下,弱视眼的视力改变不大。

2. 拥挤现象　即对单个字体的识别能力比对同样大小但排列成行的字体的识别能力要强。

3. 弱视眼可有异常固视,多为旁中心注视。

4. 双眼单视功能障碍　视力测定应在散瞳后检查更准确,常用方法有:

（1）2 岁以内婴幼儿:①观察法:婴幼儿视力检查比较困难,不伴有斜视的弱视则更不易发现。可用临床观察法衡量婴幼儿的视力。如交替遮盖法:先后交替遮盖患儿的一只眼,观察和比较他的反应;或用一件有趣的图片或玩具引逗他,连续移动,根据他的单眼注视和追随运动来估计他的视力。②视动性眼震颤法:利用能旋转的黑色条纹的眼震鼓,观察眼动状态。

（2）2~4 岁儿童:图形视力表或 E 视力表检测。

（3）5 岁以上儿童:与成人一样,用 E 视力表检测。

（三）辅助检查

弱视伴斜视者,可用同视机检查、棱镜片角膜映光法检查来确定斜视度数及融合功能。

（四）心理 - 社会状况

低龄婴幼儿可能不会产生明显心理障碍,但患儿上幼儿园后发现自己跟其他小朋友的区别,容易导致一系列心理问题。护士要评估病人及家长对弱视的认知情况,引导患儿家长及时面对和处理治疗。

【常见护理诊断 / 问题】

1. 潜在并发症:形觉剥夺性弱视。

2. 知识缺乏:缺乏弱视的防治知识。

【治疗要点】　开始治疗越早,效果越好。基本原则为精确验光配镜和遮盖优势眼,遮盖优势眼须遵医嘱,注意复诊时间。以光学药物疗法、后像疗法、海丁格刷等治疗弱视,对病因消除后药物治疗半年以上无效者可考虑手术治疗。

【护理目标】

1. 病人形觉剥夺性弱视没有发生或发现并发症得到及时治疗。

2. 病人及家属了解弱视相关知识。

【护理措施】

（一）预防并发症的护理

1. 向患儿及家长解释遮盖疗法的注意事项,如果过度遮盖视力会引起形觉剥夺性弱视。

2. 定期随访很重要,每次复诊要查健眼视力及注视性质,以便及早发现形觉剥夺性弱视,并纠正。

3. 弱视治疗的指导

（1）常规遮盖疗法指导:做好解释:即利用遮盖视力较好一眼,即优势眼,消除双眼相互竞争中优势眼对弱视眼的抑制作用,强迫弱视眼注视,同时使大脑使用被抑制眼,提高弱视眼的固视能力和提高视力,这是目前弱视患儿最有效的治疗方法。遮盖期间鼓励患儿用弱视眼做描画、写字、编织、穿珠子等精细目力的作业。具体遮盖比例遵照医嘱,遮盖健眼必须严格和彻底,同时警惕发生遮盖性弱视,定期随访,每次复诊都要检查健眼视力及注视性质。

（2）后像疗法指导:平时遮盖弱视眼,治疗时遮盖健眼,用强光炫耀弱视眼(黄斑中心凹3°~5°用黑影遮盖保护),再在闪烁的灯光下,注视某一视标,此时被保护的黄斑区可见视标,而被炫耀过的旁黄斑区则看不见视标。每天2~3次,每次15~20分钟。

（3）其他治疗方法:压抑疗法,是利用过矫或欠矫镜片或睫状肌麻痹剂抑制健眼看远或(和)看近的视力;视觉刺激疗法(光栅疗法);红色滤光胶片疗法等。

4. 调节性内斜视经镜片全矫后,应每半年至1年检眼1次,避免长期戴足远视镜片而引起调节麻痹。

5. 定期随访　为巩固疗效、防止弱视复发,所有治愈者均应随访观察,一直到视觉成熟期,随访时间一般为3年。

（二）健康教育

1. 向患儿和家属详细解释弱视的危害性、可逆性、治疗方法及可能发生的情况、注意点等,取得他们的信任和合作。

2. 解释可能出现的复视现象。随着弱视眼视力的提高,受抑制的黄斑中心凹开始注视,但由于双眼视轴不平行(如斜视),打开双眼后可出现复视,这是治疗有效的现象,应及时解释清楚。只要健眼视力不下降,就应继续用遮盖疗法。

3. 向病人及家属介绍病情,说明治疗的长期性,增加治疗的依从性。

【护理评价】　病人是否能达到:①形觉剥夺性弱视没有发生或发现并发症及时得到治疗。②病人及家属了解弱视相关知识。

（陈大复）

思考题

小李,女,7岁。出生后其家人一直未发现其眼睛问题,今年拍全家福后,家人观察照片才发现小李的眼睛为"斗鸡眼",而且小李说课堂黑板也越来越看不清。小李觉得自己的眼睛不好看而觉得自卑,不敢与同学来往。

请思考:

作为眼科护士,您认为该患儿身体状况、心理-社会状况可能面临哪些问题?

第十一章 屈光不正病人和老视的护理

学习目标

1. 掌握近视、远视、散光病人和老视者的护理评估、护理措施。

2. 熟悉近视、远视、散光、病人和老视者的病因和发病机制、治疗要点、主要护理诊断。

3. 了解近视、远视、散光、老视的临床分类。

4. 能正确运用护理程序评价屈光不正病人，并正确书写护理计划，做出相应的护理诊断、采取正确的护理措施。

5. 能认同视力低下病人的生活、工作困难，并提供指导和支持。

第一节 近视病人的护理

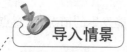

导入情景

情景描述：

小王今年24岁，最近几年常感觉眼部有酸胀感，并且视力越来越差，有时对面走来的同事只能看见轮廓而不能分清面部，因而带来不少尴尬。

请思考：

1. 小王可能的临床诊断是什么？

2. 小王的视力有哪几种治疗方法？该如何对小王进行健康教育？

近视眼（myopia）是眼在调节静止状态下，平行光线经眼的屈光系统聚焦后焦点落在视网膜之前，在视网膜上形成一个弥散环，所以看远处目标模糊不清。

【病因与发病机制】

（一）病因

目前尚不完全了解，可能与下列因素有关：

1. 遗传因素 一般认为，病理性近视可能属常染色体隐性遗传，单纯性近视属多基因遗传，并且以环境因素的作用为主。

2. 发育因素 婴幼儿时期眼球较小，常为生理性远视，随着年龄增长，眼轴逐渐加长而趋向正视，如发育过度则形成近视。

3. 环境因素 青少年学生与近距离工作者中近视眼较多，这表明近视的发生与发展与近距离工作有密切关系，尤其是照明不足、阅读距离过近、阅读时间过久、字体不清或过小及姿势不良等都与近视的发生有关。

(二) 分类

1. **按屈光成分可分为** ①轴性近视:眼的屈光力正常,眼球前后径过长所致。②屈光性近视:眼球前后径正常,眼的屈光力较强所致,常见的原因有:角膜或晶状体的弯曲度过强、晶状体屈光指数增加、调节痉挛等。

2. **按照近视程度可分为** ①轻度近视:<-3.00D。②中度近视:-3.00D~-6.00D。③高度近视:>-6.00D。

3. **按照病程和病理变化分为** ①单纯性近视,眼底无异常改变,屈光度在 -6.0D 以内;②病理性近视,一般度数较高,矫正视力不佳。

【护理评估】

(一) 健康史

注意询问有无视疲劳、眼外斜视及遗传史等。

(二) 身体状况

1. **症状** 视近清楚,视远较模糊。眼易酸胀、视疲劳。度数较高者可有闪光感、飞蚊症等表现。

2. **体征**

(1) 眼底改变:低、中度近视一般无眼底变化,高度近视可发生程度不等的眼底退行性改变。高度近视眼底病理性病变,有豹纹状眼底、脉络膜萎缩甚至巩膜后葡萄肿、黄斑部病变等变化。周边部视网膜可出现格子样变性等,产生视网膜裂孔,增加视网膜脱离的危险。

(2) 眼位偏斜:近视眼看近时不用或少用调节,所以集合功能也相应减弱,易引起外隐斜或外斜视,斜视眼多为近视度数较高的一眼。

(3) 并发症:高度近视病人常见视网膜脱离、青光眼、白内障等。

(三) 辅助检查

1. 综合验光,需要散瞳检查,明确屈光不正的性质和程度。

2. 检眼镜检查或眼底照相,明确眼底有无其他病变。

3. 必要时可行眼 A 超或 B 超检查,以了解眼球总体变化情况。

(四) 心理 - 社会状况

部分病人因远视力下降,给日常人际交流带来影响,久而久之,会使得病人产生压抑、自卑心理;部分病人还可能因近视而导致的就业、考公务员等障碍,而产生紧张、焦虑心理,要求眼科护士正确评估并予以心理引导。

【治疗要点】 治疗原则是降低过强的眼屈光力,使其与眼轴长度相适应,光线聚焦于视网膜上。

(一) 镜片矫正

1. **框架眼镜矫正** 框架眼镜是最常用的方法,经验光确定近视度数,镜片选择以获得最佳视力的最低度数的凹透镜为宜。

2. **角膜接触镜** 角膜接触镜(隐形眼镜)可以增加视野,减少两眼像差,并有较佳的美容效果。根据材料不同可分为软镜、硬镜。硬镜常用有硬性透氧性接触镜(RGP)。角膜塑型镜(OK)是高透氧性硬镜,但必须严格规范验配。

(二) 屈光手术

屈光手术有角膜屈光手术、眼内屈光手术和巩膜屈光手术。

1. **角膜屈光手术** 分为非激光与激光手术。激光手术包括准分子激光角膜切削术(PRK)、准分子激光原位角膜磨镶术(LASIK)、准分子上皮瓣下角膜磨镶术(LASEK),近年来推出了飞秒激光矫正屈光不正技术,进一步提高了手术的可预测性和精确性。

笔记

2. 眼内屈光手术 目前已开展的手术治疗方法有白内障摘除及人工晶状体植入术、透明晶状体摘除及人工晶状体植入术、有晶状体眼人工晶状体植入术。

3. 巩膜屈光手术 如后巩膜加固术、巩膜扩张术等。

【常见护理诊断／问题】

1. 感知受损：远视力下降 与屈光介质屈光力过强有关。

2. 知识缺乏：缺乏近视眼及其并发症的防治知识。

【护理目标】

1. 病人的视疲劳缓解，远视力提高。

2. 病人了解近视眼及其并发症的防治知识。

【护理措施】

（一）视力下降及视疲劳的护理

做好视力下降病人的生活指导。如出现眼酸胀、视疲劳，或准分子激光屈光手术后的眼干等症状，护理上需注意用眼卫生，控制连续近距离用眼时间。准分子激光术后可用人工泪液等缓解眼干症状。

（二）健康教育

1. 向病人及家长解释近视视力矫正的重要性及可能的并发症。纠正"戴眼镜会加深近视度数"的错误认知。

2. 养成良好用眼习惯，姿势端正，眼与读物距离保持 25~30cm，不在乘车、走路或卧床情况下看书，用眼 1 小时后应休息 10 分钟左右并远眺，使调节得以松弛。

3. 教室明亮，照明应无眩光或闪烁，黑板无反光，桌椅高度合适，使眼与读物保持适当的距离，勿在阳光照射或暗光下阅读或写字。

4. 定期检查视力，如有异常及时矫治。对验光确诊的近视佩戴合适的眼镜可保持良好视力及正常调节与集合。对"假性近视"可用睫状肌麻痹剂如 1% 阿托品或雾视疗法，使睫状肌松弛。

5. 每天要有一定时间段户外活动，加强锻炼，增强体质，使眼和全身均能正常发育。

6. 角膜接触镜的护理 ①养成良好的卫生习惯。②避免超时佩戴和过夜佩戴。③定时复查，如有异物感、灼痛感马上停戴。④定期更换镜片。⑤游泳时不能戴镜。

（三）准分子激光屈光手术护理

1. 术前准备

（1）佩戴角膜接触镜者，手术前检查须在停戴 48~72 小时后进行；长期佩戴软镜者须停戴 1~2 周；佩戴硬镜者须停戴 4~6 周。

（2）冲洗结膜囊和泪道，如发现感染灶要先予处理后再行手术。按医嘱滴用抗生素眼药水。

（3）注意充分休息，以免眼调节痉挛。

（4）全面的眼部检查，包括视力、屈光度、眼前段、眼底、瞳孔直径、眼压、角膜地形图、角膜厚度和眼轴测量等。

2. 术后护理

（1）3 天内避免洗头，洗脸洗头时，不要将脏水进入眼内。

（2）1 周内不要揉眼睛，睡觉须戴上由医院配发的眼罩，最好避免读书、看报等。

（3）外出戴太阳镜，避免碰伤。

（4）遵医嘱用药和复查，如出现眼前黑点、暗影飘动、突然视力下降，应立即门诊复查。

【护理评价】 病人是否达到：①视疲劳症状减轻、远视力提高。②病人了解近视眼及其并发症的防治知识。

笔记

第二节　远视病人的护理

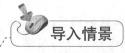 导入情景

情景描述：

小王今年 15 岁，发现自己在看书写字或其他视近工作时，视物逐渐模糊，且很容易产生视疲劳，眼球出现酸胀感、压迫感，有不同程度的头痛。但看远处物体时，视力仍然良好。

请思考：

1. 该病人可能的临床诊断和护理诊断有哪些？

2. 护士如何对小王进行健康教育？

　　远视眼(hyperopia)是指在眼的调节静止状态下，平行光线经眼的屈光系统屈折后，焦点聚在视网膜后面。远视眼按度数可分为：①轻度：<+3.00D。②中度：+3.00D~+5.00D。③高度：>+5.00D。

【病因与发病机制】

　　1. **轴性远视**　指眼的屈光力正常，眼球前后径较正常人短，为远视中最常见的原因。正常人出生时有 2~3D 远视，在生长发育过程中，慢慢减少，约到青春期才变为正视。如因发育原因，眼轴不能达到正常长度，即成为轴性远视。

　　2. **屈光性远视**　指眼球前后径正常，由于眼的屈光力较弱所致。其原因有：角膜或晶状体弯曲度降低，如扁平角膜；晶状体全脱位或无晶状体眼。

【护理评估】

(一) 健康史

　　询问病人视觉症状、有无家族遗传病史等。

(二) 身体状况

　　1. **症状**　远视病人容易视疲劳，表现为眼球沉重、胀痛，眉弓部胀痛，畏光流泪。闭目休息症状可减轻或消失。轻度远视者，远近视力均好；中度远视者，远视力好，近视力差；高度远视者，远近视力均差。

　　2. **体征**

　　(1) 眼位：多表现为内斜视，远视程度较重的幼儿，常因过度使用调节，伴过度集合，易诱发内斜视。看近处小目标时，内斜加重，称作调节性内斜视。如内斜持续存在，可产生斜视性弱视。

　　(2) 眼底：眼底表现为视乳头较小而色红，边界较模糊，稍隆起，血管充盈和迂曲，类似视神经炎或视乳头水肿，但矫正视力正常，视野无改变，称假性视乳头炎，长期观察眼底情况可保持稳定。

(三) 辅助检查

　　散瞳下检影：可确定远视程度，有无合并散光等视光学问题。

(四) 心理 - 社会状况

　　部分远视病人，因看远、看近都不清楚，对学习、工作、生活造成很大影响，过重的心理负担容易产生紧张、焦虑心理。

【治疗要点】　用凸透镜矫正。轻度远视无症状者，可不配镜。如伴内斜、远视程度高、

笔记

113

视疲劳、视力障碍时,则需配镜矫正。内斜视者应予全矫正。

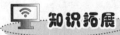

知识拓展

远视与斜视、弱视

　　远视眼者,如果一眼的远视程度严重,为使患眼看清物景,需要增加眼的调节,而常使患眼的内直肌的兴奋性比正常眼增加,而导致内斜视。远视伴斜视病人一般习惯用远视度数较低的眼来进行工作和学习,用进废退,久之容易使斜视眼成为弱视眼。

　　【常见护理诊断/问题】　感知受损:近视力下降、视疲劳　与远视眼有关。

　　【护理目标】　病人的视疲劳减轻或消失,视力提高。

　　【护理措施】

　　（一）感知受损的护理

　　1. 原则上远视眼的屈光检查应在睫状肌麻痹状态下进行,用凸透镜矫正。

　　2. 合并斜视病人,应嘱其及早进行斜视矫正,进行正位视训练。

　　3. 轻度远视无症状者,可不予矫正,但如伴随视疲劳或内斜视,即使度数较低,也应配凸透镜矫正。如中度以上或年龄在中年以上,则应矫正,以消除视疲劳和防止内斜视的发生。

　　（二）健康教育

　　1. 让病人及家属了解远视眼的预防和治疗知识。

　　2. 发现儿童视觉下降,应进行规范的眼部检查,如用阿托品眼膏彻底散瞳3~7天后,检查准确的屈光度数,并根据瞳孔回复后的屈光状态,配上合适的眼镜。

　　3. 如果因散瞳出现阿托品反应,病人可表现为眼肿、脸红、皮肤发烫等,嘱病人多喝开水,注意观察心跳、呼吸。如果心跳加快、呼吸急促,可暂停药或向医生咨询。

　　【护理评价】　病人是否达到:视疲劳减轻,视力提高。

第三节　散光病人的护理

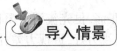

导入情景

情景描述:

　　王立,小学二年级。最近觉得上课时黑板上的字看不清,老师将他的座位调整到第2排,仍然看不清老师写的字。妈妈发现王立看动画片喜欢眯着眼睛,就带着他去医院检查。

　　请思考:

　　1. 护士要为王立小朋友预约哪些眼科检查?

　　2. 护士如何为王立进行健康教育?

笔记

　　散光（astigmatism）是由于眼球各屈光面在各径线（子午线）的屈光力不等,从而使外界光线不能在视网膜上形成清晰物像的一种屈光不正现象。

　　【病因与发病机制】　最常见的原因是由于角膜和晶状体各径线的曲率半径大小不一致,通常以水平及垂直两个主径线的曲率半径相差最大。

　　根据屈光径线的规则性,可分为规则散光和不规则散光两种类型。

　　1. 规则散光　是指屈光度最大和最小的两条主子午线方向互相垂直,用柱镜片可以矫正,是最常见的散光类型。根据各子午线的屈光状态,规则散光又可分为五种:单纯远视散光、单纯近视散光、复性远视散光、复性近视散光和混合散光。另外,规则散光也可分为顺规散光、逆规散光和斜向散光。

2. 不规则散光　是指最大和最小屈光力主子午线互相不垂直,如圆锥角膜及角膜瘢痕等,用柱镜片无法矫正。

散光对视力影响取决于散光的度数和轴性。散光度数越高或斜轴散光对视力影响越大,逆规散光较顺规散光对视力影响大。

【护理评估】

(一) 健康史

了解病人用眼习惯及视物的表现,有无视物时头部偏斜等表现,了解有无家族眼病史。

(二) 身体状况

1. 症状

(1) 视疲劳:头痛、眼胀、流泪、看近物不能持久,单眼复视,看书错行等。高度散光由于主观努力无法提高视力,视疲劳症状反而不明显。

(2) 眯眼:以针孔或裂隙作用来减少散光。

(3) 视物模糊:与散光的程度和类型有关。轻度散光者视力正常,严重散光者视物不清和视物变形。

2. 体征

(1) 代偿头位:利用头位倾斜和斜颈等自我调节,以求得较清晰的视力。

(2) 眼底:眼底检查有时可见视乳头呈垂直椭圆形,边缘模糊,用检眼镜不能很清晰地看清眼底。

(三) 辅助检查

散瞳检影可确定散光性质、程度。角膜地形图及角膜曲率计可检查角膜散光情况。

(四) 心理 - 社会状况

高度散光者,看远、看近都不清楚,对学习、工作、生活造成较大影响,易产生紧张、焦虑心理。

【治疗要点】　根据散光的程度和性质,选用不同性质镜片矫正。轻度散光,不必矫正。影响视力时应矫正,规则散光可戴柱镜片矫正;不规则散光可试用硬性透氧性角膜接触镜(RGP)矫正。近年来,准分子激光矫正散光也取得了较好的效果。

【常见护理诊断 / 问题】

感知受损:看远、看近不清　与高度散光者有关;视疲劳,低度散光较明显。

【护理目标】　病人的视力稳定或提高,缓解视疲劳。

【护理措施】

(一) 视力下降的护理

了解散光矫正原则,指导病人戴镜。使用硬性透氧性角膜接触镜(RGP)矫正,佩戴时需要一定的适应期,参照角膜接触镜护理。

(二) 健康教育

1. 家长须仔细观察儿童用眼情况,如有问题尽早至眼科检查。最好3~4岁前做一次全眼部检查。

2. 儿童及青少年的营养应均衡。多看远处绿色旷野。如需配眼镜,应由医师检查后开具处方配镜。

【护理评价】　病人是否达到:视力提高,视疲劳缓解或消失。

第四节　老视的护理

　**导入情景**

情景描述：

王阿姨，现47岁。从10多岁起，就一直戴近视眼镜。最近老是感觉看手机不如以前方便，要拿远了才能比较费力的看清。现在感觉看远也不清楚，看近也不清楚，比较苦恼。

请思考：

1. 王阿姨可能面临着什么视觉问题的困扰？

2. 作为眼科护士，您认为王阿姨需要做哪些检查？如何解决看远与看近都不清楚的问题？

老视（presbyopia）又称老花，是一种生理现象，一般出现在40~45岁。老视指随着年龄增加，调节日益减退，近距离阅读或工作感觉困难的现象。

【**病因与发病机制**】　随着年龄增长，晶状体核逐渐硬化，弹性减弱，睫状肌功能逐渐减弱，因而调节力变小，近点逐渐远移，近视力愈来愈低。这是一种由于年龄所致的生理性调节力减弱现象。

【**护理评估**】

（一）健康史

注意询问有无视疲劳、眼外斜视及遗传史等。

（二）身体状况

1. 症状　视近不能持久，自觉视疲劳，眼胀，眼痛等；目标放远些才能看清，光线弱的环境下视力更差。随着年龄增长，虽然将注视目标尽量放远，也无法看清。

2. 体征　裂隙灯下可见晶状体硬化，晶状体核色淡黄等改变。

　知识拓展

有了近视，老了还用戴老花镜吗？

低度近视者，需要佩戴老花镜的时间可比同龄人延迟数年。因为"储备"的近视屈光力可以抵消部分老视所损失的屈光力；高度近视者，在出现老视症状的年龄，在看远处时仍然需要佩戴近视眼镜，看近处时，有的人摘掉近视眼镜，或调低度数，或还需戴老花镜。

（三）辅助检查

散瞳检影可确定老视的程度。

（四）心理 - 社会状况

老视的出现为生理现象，护士应评估病人的心理状况，了解病人及家属对老视的认知程度。

【**治疗要点**】　老视眼需戴凸透镜，以弥补调节力的不足，同时须结合老视者的工作性质和阅读习惯。目前有三种配镜方式，即单光镜，双光镜和渐变多焦点镜，亦可在严格掌握手术适应证前提下，行准分子激光矫正老视。

【**常见护理诊断 / 问题**】

感知受损：视疲劳　与生理性调节力减弱有关。

【护理目标】 老视者可持久舒适阅读,视疲劳缓解。

【护理措施】

(一)视疲劳的护理

1. 了解老视者工作性质和阅读习惯,选择合适的镜片,使阅读保持持久的清晰和舒适,缓解视疲劳症状。戴近用的凸透镜,镜片的屈光度依年龄和原有的屈光状态而定,一般规律是:①原为正视眼者,45 岁佩戴 +1.00D;50 岁佩戴 +2.00D;60 岁为 +3.00D。②非正视眼者,所需戴老视眼镜的屈光度数为上述年龄所需的屈光度与原有屈光度的代数和。

2. 渐变多焦点镜能满足远、中、近不同距离的视觉需求。

(二)健康教育

指导老视者选择合适的眼镜,注意劳逸结合,避免用眼过度导致视疲劳。摄入充足维生素,增强体质,避免暴露于强烈紫外线环境。

【护理评价】 病人是否达到:持久舒适阅读。

(陈大复)

思考题

小方,27 岁,大学本科学历,双眼裸眼视力只有 4.3,平时戴左眼 3.0D、右眼 4.5D 度数的近视眼镜。小方已经顺利通过公务员考试笔试,因体检标准要求双眼裸眼视力达 4.8 以上,故此小方要求手术治疗以在短期内提高双眼视力。

请思考:

1. 手术前,应对小方作哪些健康教育?

2. 手术后,小方应注意哪些方面?

第十二章 盲和低视力的康复及护理

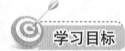

学习目标

1. 掌握低视力、盲的概念。
2. 熟悉常见致盲和低视力的病因，熟悉低视力和盲的助视器械及其分类。
3. 能正确运用护理程序评价低视力和盲病人，并正确书写护理计划，做出相应的护理诊断、采取正确的护理措施。
4. 能正确评估病人心理-社会状况，并根据病人相关状况，做出正确的心理护理。
5. 能认同视力低下病人的生活、工作困难，并提供指导和支持。

第一节 盲和低视力的现状

一、患病率

2006年全国第二次残疾人抽样调查结果显示，我国的单纯视力残疾的患病率为0.94%。其中，盲的患病率为0.31%；低视力患病率为0.63%。盲与低视力患病率之比为1：2.03。

我国每年出现的盲人约有45万，低视力135万，即每分钟就会出现一个盲人和3个低视力病人。盲人总数早已超过丹麦、芬兰、挪威等国家的人口。按照这种发展趋势，到2020年，我国的视力障碍者将为目前的4倍，达到5000余万。

二、流行特点

城市和农村相比，由于城市和农村的经济、文化、卫生等的发展不平衡，发生视力障碍的患病率亦有显著差别，城市为0.57%，而农村为0.70%；从年龄分布上来看，0~19岁，单纯视力残疾的患病率≤0.10%；50岁以后，单纯视力残疾患病率增加明显（50~54岁年龄组为0.84%）。

三、我国防盲及低视力康复工作存在的问题

当前，我国视力残疾的康复工作存在的问题主要表现在：

1. 白内障手术率（CSR）低，手术质量和手术覆盖面需要进一步提高 我国2006年白内障手术为450例，2009年为796例；发达国家则达到了5000例以上。同时，我国仍有相当一部分的白内障盲人没有得到及时治疗，9省（市、自治区）的眼病流行病学调查证实，我国患白内障的病人其手术率仅为35.7%。

2. 对一些致盲和低视力疾病还缺乏有效的治疗康复措施 如老年黄斑变性、青光眼、糖尿病性视网膜病变、视神经萎缩等对眼球结构造成的病理损害是不可逆的、器质性的损害，药物和手术治疗难以起到明显的恢复视力的效果。在全球范围内目前还缺乏有效的治

笔记

118

疗、康复措施,这是将来相当一段时期内医学界要面对的难点。

3. 儿童眼病的筛查、早期防治需要加强 近年来,儿童屈光不正(近视)的患病率在逐年增高。据统计,小学生近视眼的患病率约为30%,中学生约为60%,屈光不正(近视)正成为影响国民特别是儿童身体素质最常见眼病。高度近视还容易引起视网膜脱离、黄斑变性、青光眼、后巩膜葡萄肿等严重并发症,给家庭和社会带来较大的负担。

4. 助视器质量和数量还需提高 目前除了佩戴近用、远用两类助视器外,配备大字课本、大字电话等特殊生活用具,改善照明等适应性装置,以及日常活动的适应训练等,都是低视力病人康复的手段。他们中的大多数人可以提高使用残余视力的能力,更好融入社会,提高生活质量。

第二节 盲和低视力人群的护理

 **导入情景**

情景描述:

李大爷,78岁,年轻时就有高度近视,视力较差,近年来双眼视物如云雾状,医院检查患有老年性白内障(成熟期),经家属要求行白内障摘除以及植入人工晶状体手术,术后双眼视力为0.2,矫正无提高,生活勉强自理。

请思考:

1. 作为眼科护士,您认为是什么原因导致术后视力低?
2. 有哪些措施可以帮助李大爷增强生活自理能力?

【病因与发病机制】

低视力、盲的原因和年龄段有关。年轻人群,先天性眼病占了病因的大多数,在全球60岁以上的老年人群中,则是老年性黄斑病变占了绝大多数,以下是几种常见致低视力和盲的病因:

1. 白内障 是致盲主要原因,我国目前盲人中约有半数是由白内障引起的,大多数病人通过手术治疗可以恢复到接近正常的视力,因此大力开展白内障复明手术,可以大大降低我国盲人的患病率。

2. 沙眼 对于沙眼防治,"视觉2020"行动已制订"SAFE"(即手术、抗生素、清洁脸部和改善环境)的防治策略,只要加强防治,沙眼是可以控制的。

3. 儿童盲 儿童盲是"视觉2020"行动提出的防治重点。主要由维生素A缺乏、麻疹、新生儿结膜炎、先天性或遗传性眼病和早产儿视网膜病变引起。通过孕期保健、优生优育和加强眼病的防治,可以减少儿童盲的发生。

4. 屈光不正和低视力 WHO估计目前有3500万人需要低视力保健服务。"视觉2020"行动将通过初级保健服务、学校中视力普查和提供低价格的眼镜,努力向大多数人提供能负担得起的屈光服务和矫正眼镜。

5. 角膜病 角膜病引起角膜混浊也是致盲的主要原因,其中以感染所致的角膜炎症为多见。

6. 青光眼 青光眼是我国主要致盲眼病之一。青光眼引起的视功能损伤是不可逆的,后果极为严重。

7. 糖尿病性视网膜病变 由于糖尿病发病率的上升,糖尿病性视网膜病的发病率也越来越高,已成为致盲的重要眼病。

【护理评估】

（一）健康史

既往可有白内障、糖尿病、角膜病等致低视力和盲病史。

（二）身体状况

低视力病人的主要临床表现为视功能减退，如视力低于正常，还可能有视野缩小或对比敏感度功能异常。部分视网膜疾病致低视力病人还可伴色觉、暗适应障碍等。

（三）心理-社会状况

视力丧失是让病人最难以接受的，往往会表现出很多的心理问题，如悲观、焦虑等。低视力和盲人群生活大多难以自理，且存在社会活动障碍，给家庭和社会带来较大负担，较易带来封闭、自卑心理，需要眼科护士正确评估并予以相应心理护理。

【治疗要点】 根据个体情况，采用近距离、远距离放大法；中心视野缺损则以感知暗点训练、非黄斑注视训练等，周边视野缺损则采用棱镜、反光镜训练等。

【常见护理诊断/问题】

1. 感知受损：低视力和盲 与老年性黄斑病变有关。

2. 自卑、焦虑 与视觉障碍引起社会交往受限有关。

【护理目标】

1. 通过助视器的使用，病人的阅读功能得到改善。

2. 病人的生活自理能力增强，社会活动范围扩大。

【护理措施】

1. 低视力和盲的护理 低视力康复训练方法：指导助视器使用，最大程度提高残存视力，改善生活质量，增强自信心。对儿童低视力病人，早发现、早治疗、早训练非常重要。

助视器分为两大类，即光学性助视器和非光学性助视器。光学性助视器又分远用和近用两种。前者包括望远镜系统，可以使低视力病人看清远、中距离目标，后者常用的有立式放大镜、手持放大镜等，近年新发展出非光学性助视器包括电子助视器，主要是闭路电视（CCTV）系统。

指导低视力和盲病人的生活护理，培养病人自我护理能力。

2. 心理护理 随着视觉能力的改善，鼓励病人增加社会活动，走出封闭的环境。

3. 健康教育 向病人和家属介绍低视力和盲情况，以及开发残余视力的必要性和可能性。着重阐明低视力不等于"瞎子"，很多病人经过恰当的助视训练和辅以助视器械，生活不但能够自理，还能参与社会活动，帮助他人。

【护理评价】 病人是否达到：①借助注视器，视力提高。②自卑、焦虑心理改善。

（陈大复）

 思考题

刘大娘，68岁，糖尿病20余年，近年来血糖波动较频繁，数月前突感双眼视力下降，有黑色云雾状遮挡，至医院诊断为糖尿病眼底病变、玻璃体积血、视网膜中央静脉阻塞，经玻璃体切割手术及药物治疗后，术后视力稳定在0.1，矫正无提高，生活勉强自理。

请思考：

1. 刘大娘的护理诊断和护理目标是什么？

2. 有哪些措施可以增强刘大娘的生活自理能力？

第十三章 耳鼻咽喉的应用解剖生理

学习目标

1. 掌握中耳的解剖结构及中耳的生理功能;外鼻静脉血循环特点、鼻腔外侧壁的解剖结构、鼻窦的分组及各窦开口的部位;咽的分部及各部重要解剖结构;喉的软骨支架及喉腔的分区。

2. 熟悉外耳及内耳的解剖结构;鼻腔内侧壁(鼻中隔)的解剖特点及临床意义;咽淋巴环的构成与临床意义;小儿喉腔解剖特点与临床意义;气管、支气管及食管的解剖特点及临床意义。

3. 了解鼻的生理功能;咽、喉的主要生理功能;气管、支气管及食管生理功能。

4. 能运用所学的解剖生理学知识理解和掌握耳鼻咽喉各器官疾病的发病机制、临床特点、治疗原则及护理措施;能为耳鼻咽喉疾病的病人制订合理的护理计划并实施。

5. 具有整体观念,以病人为中心,对病人进行全面的、系统的、动态的评估,了解病人的感受,帮助病人解除痛苦。

耳鼻咽喉科学是研究耳、鼻、咽、喉、气管、食管等器官疾病的发生、发展和转归以及预防、诊断、治疗的一门科学。由于这些器官具有听觉、平衡觉、嗅觉、呼吸、吞咽、发音、语言等功能,而且结构精细,位置深在,功能独特,解剖结构复杂,故掌握耳鼻咽喉的解剖结构、生理功能及诸器官之间的解剖联系,对理解和掌握耳鼻咽喉各器官疾病的护理尤为重要。

第一节 耳的应用解剖生理

一、耳的应用解剖

耳分为外耳、中耳和内耳三部分(图 13-1)。

(一) 外耳

外耳包括耳廓和外耳道。

1. 耳廓(auricle) 由软骨构成支架,外覆软骨膜和皮肤。其下部耳垂无软骨,只有脂肪与结缔组织。

2. 外耳道(external acoustic meatus) 起自外耳道口,向内止于鼓膜,长 2.5~3.5cm,外 1/3 为软骨部,内 2/3 为骨部。外耳道皮下组织少,皮肤与软骨膜和骨膜相贴较紧,一旦感染肿胀,疼痛较剧。外耳道软骨部皮肤含有类似汗腺构造的耵聍腺,能分泌耵聍,并富有毛囊和皮脂腺,是耳疖的好发部位。成人外耳道略呈 S 形弯曲,故在检查鼓膜时,需将耳廓向后上外方提起,使外耳道成一直线;婴儿外耳道则尚未完全发育,较狭小而塌陷,检查时应将耳廓向后下方牵拉。

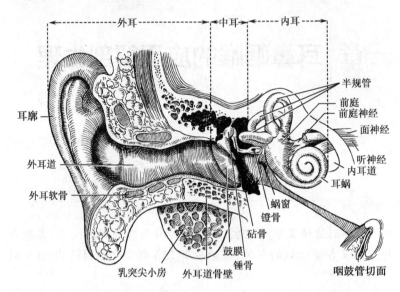

图 13-1 外、中、内耳的解剖关系图示

(二) 中耳

中耳(middle ear)包括鼓室、鼓窦、乳突和咽鼓管四部分。

1. 鼓室(tympanic cavity) 为一含气腔。内有锤骨、砧骨和镫骨三块听小骨构成的听骨链。鼓室形似一竖立的小火柴盒,有六个壁(图 13-2)。

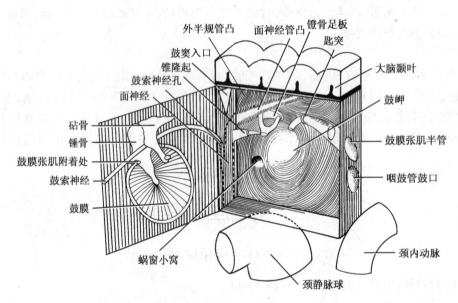

图 13-2 鼓室六壁模式图

(1) 上壁:名鼓室盖,与颅中窝相隔。

(2) 下壁:为薄骨板,与颈静脉球相邻。

(3) 前壁:上部有二口,上为鼓膜张肌半管的开口,下为咽鼓管的鼓室口。

(4) 后壁:又名乳突壁,有面神经垂直段通过。上部有鼓窦入口,上鼓室借此与鼓窦相通。

(5) 内壁:即内耳外侧壁,从上至下有水平半规管凸、面神经管凸、前庭窗(卵圆窗)、鼓岬和蜗窗(圆窗)。

(6) 外壁:主要由**鼓膜**(tympanic membrane)构成。鼓膜为一椭圆形、半透明薄膜,约 8mm × 9mm 大小,呈浅漏斗状,介于鼓室与外耳道之间(图 13-3)。

122

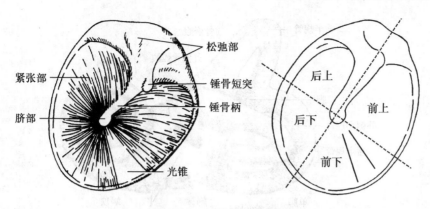

图 13-3　右耳正常鼓膜像

2. **鼓窦**（tympanic antrum）　为鼓室后上方的含气腔，前与上鼓室、后与乳突气房相连通，上方以鼓窦盖与颅中窝相隔。

3. **乳突**（mastoid process）　含许多大小不等、形状不一、相互连通的气房。根据气房发育程度，乳突可分为气化型、板障型、硬化型和混合型。

4. **咽鼓管**（eustachian tube）　为沟通鼓室与鼻咽部的管道，起自鼓室前壁，向内、前、下斜行达鼻咽侧壁的咽鼓管咽口。其外 1/3 为骨部，内 2/3 为软骨部。软骨部在静止状态时闭合，当张口、吞咽、呵欠或歌唱时开放，使空气进入鼓室，以调节中耳腔与外界气压的平衡，维持中耳的正常生理功能。

婴幼儿的咽鼓管接近水平位，且较成人的短而宽，因此婴幼儿的咽部感染易经此管侵入鼓室引起中耳炎（图 13-4）。

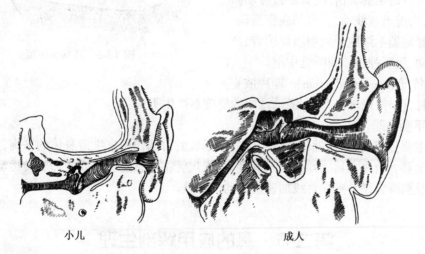

小儿　　　　　　　　　　　成人

图 13-4　婴幼儿与成人咽鼓管比较示意图

（三）内耳

内耳（inner ear）又称**迷路**（labyrinth），位于颞骨岩部内，分骨迷路和膜迷路，二者形状相似，膜迷路位于骨迷路内。膜迷路含有内淋巴液，骨迷路和膜迷路之间充满外淋巴液，内、外淋巴液互不相通。

1. **骨迷路**（osseous labyrinth）　由致密的骨质构成，包括前庭、半规管和耳蜗（图 13-5）。

2. **膜迷路**（membranous labyrinth）　借纤维束固定于骨迷路内，分为椭圆囊、球囊、膜蜗管和膜半规管，各部相互连通。膜蜗管内基底膜上有螺旋器（又名 Corti 器），是听觉感受器（图 13-6）。椭圆囊和球囊内的椭圆囊斑和球囊斑、以及膜半规管内的壶腹嵴，系重要的

123

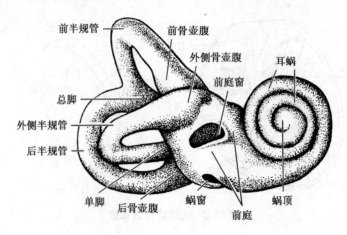

图 13-5　骨迷路

平衡感受器。

二、耳 的 生 理

耳主司听觉和平衡觉。

(一) 听觉生理

声音通过空气传导和骨传导传入内耳，在正常情况下以空气传导为主。

1. 空气传导 (air conduction)　声波从外耳道经听骨链至前庭窗，镫骨底板振动激动内耳外、内淋巴液波动，引起基底膜振动，使其上的螺旋器毛细胞受到刺激而感音、产生神经冲动，经听神经传到听觉中枢。

2. 骨传导 (bone conduction)　即声波直接振动颅骨，使外、内淋巴波动，激动耳蜗的螺旋器产生听觉。

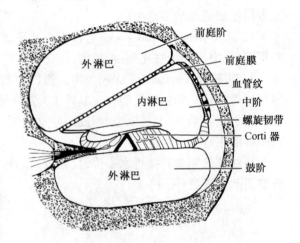

图 13-6　耳蜗横切面

(二) 平衡生理

人体主要依靠前庭、视觉和本体感觉三个系统的协调作用来维持身体的平衡，其中前庭系统最为重要。前庭主司感知头位及其变化，半规管主要感受人体或头部旋转运动的刺激，而球囊斑及椭圆囊斑是感受直线加速度运动的刺激。

第二节　鼻的应用解剖生理

一、鼻的应用解剖

鼻 (nose) 由外鼻、鼻腔和鼻窦三部分构成。

(一) 外鼻

外鼻 (external nose) 突出于面部中央，呈三棱锥体状 (图 13-7)，由骨和软骨构成支架，其中鼻骨上端窄厚，下端宽薄，易受外伤骨折。鼻根和鼻背部皮肤薄而松弛，鼻尖、鼻翼和鼻前庭皮肤较厚，富含皮脂腺、汗腺和毛囊，易发生鼻疖、痤疮和酒渣鼻。

外鼻的静脉经面静脉、内眦静脉及眼静脉与颅内海绵窦相通，且面部静脉无瓣膜，血液可上下流动，故挤压鼻或上唇疖肿可引起致命的海绵窦血栓性静脉炎 (图 13-8)。

笔记

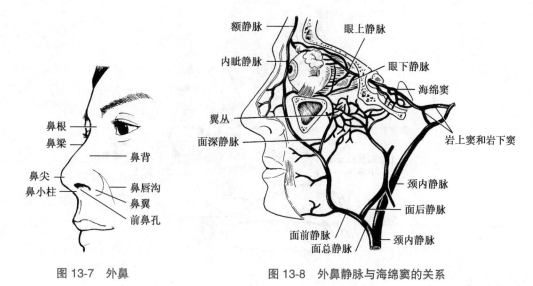

图 13-7　外鼻

图 13-8　外鼻静脉与海绵窦的关系

(二)鼻腔

鼻腔(nasal cavity)左右各一,起自前鼻孔,经后鼻孔与鼻咽部相通。包括鼻前庭和固有鼻腔。

1. **鼻前庭**(nasal vestibule)　介于前鼻孔和固有鼻腔之间的空腔,由皮肤覆盖,长有鼻毛,并富含皮脂腺和汗腺,易发生疖肿。而且由于皮肤与软骨膜紧密连接,故患疖肿时疼痛剧烈。鼻前庭皮肤与固有鼻腔黏膜交界处有一弧形隆起称鼻阈。

2. **固有鼻腔**(nasal fossa proper)　简称鼻腔,起自鼻阈,止于后鼻孔,由黏膜覆盖,有内、外、顶、底四壁。

(1)内侧壁:即**鼻中隔**(nasal septum),由软骨和骨构成,软骨膜和骨膜外覆有黏膜。其最前下部黏膜下动脉血管汇聚成丛,该区称**利特尔区**(Little area),是鼻出血的好发部位,又称易出血区(图 13-9)。

(2)外侧壁:为鼻腔重要部位,从下向上有三个呈阶梯状排列的长条突起,分别称为下、中、上鼻甲。下鼻甲最大,前端接近鼻阈,后端距咽鼓

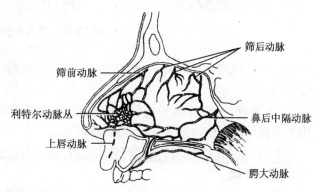

图 13-9　鼻中隔动脉

管咽口仅 1.0~1.5cm,故下鼻甲肿大时常引起鼻塞,也可影响咽鼓管的通气引流而出现耳部症状。每一鼻甲与鼻腔外侧壁均形成一间隙,分别称为下、中、上鼻道(图 13-10)。下鼻道顶端有鼻泪管开口,外侧壁前段近下鼻甲附着处的骨质较薄,是上颌窦穿刺冲洗的最佳进针位置;外侧壁后端近鼻咽处有表浅扩张的鼻后静脉丛(鼻 - 鼻咽静脉丛),是鼻腔后部出血的主要部位。中鼻道外侧壁上有两个隆起,前下为钩突,后上为筛泡,两者间为半月裂孔,半月裂孔向前下和外上逐渐扩大形成筛漏斗,内有前组鼻窦开口。中鼻甲及中鼻道附近的区域称为**窦口鼻道复合体**(ostiomeatal complex,OMC)(图 13-11),它是以筛漏斗为中心的附近区域,包括筛漏斗、钩突、筛泡、半月裂、中鼻道、中鼻甲及前组鼻窦的开口等一系列结构。上鼻甲最小,前鼻镜检查难以窥见,其后上方有蝶筛隐窝,是蝶窦开口所在。以中鼻甲游离缘水平为界,其上方鼻甲与鼻中隔之间的间隙称为嗅沟或嗅裂,此处鼻腔黏膜中有嗅觉神经末梢分布;在该水平以下,为呼吸区黏膜覆盖,有丰富的腺体、杯状细胞及海绵状血窦。

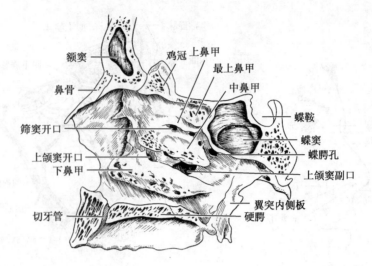

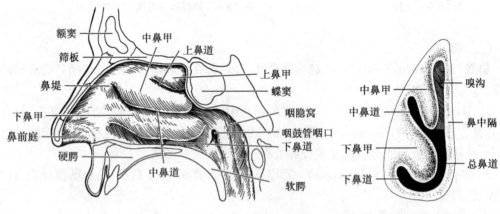

图 13-10 鼻腔外侧壁

上、中、下鼻甲内侧面与鼻中隔之间的共同的不规则空隙,称为总鼻道。

(3) 顶壁:借筛骨水平板与颅前窝相隔,该板菲薄而脆,易因手术或外伤损伤而致脑脊液鼻漏或颅内感染。

(4) 底壁:由上颌骨腭突和腭骨水平部构成,与口腔相隔。

(三) 鼻窦

鼻窦(accessory nasal sinuses)为鼻腔周围颅骨内的含气空腔,共四对,分别是上颌窦、筛窦、额窦和蝶窦。依照其在颅骨的位置和窦口所在部位,分为前后两组。前组鼻窦包括上颌窦、前组筛窦和额窦,均开口于中鼻道;后组鼻窦包括后组筛窦和蝶窦,分别开口于上鼻道和蝶筛隐窝(图 13-12)。

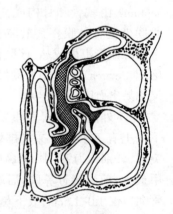

图 13-11 鼻道窦口复合体 (阴影部分)示意图

1. 上颌窦(maxillary sinus) 位于上颌骨体内,为鼻窦中最大者,平均容积为13ml,有五个壁:前壁中央薄而凹陷,称尖牙窝,是常用的上颌窦手术进路;后外壁与翼腭窝和颞下窝毗邻,近翼内肌,上颌窦病变破坏此壁可致张口困难;顶壁即眼眶底壁,上颌窦与眶内疾病可相互影响;底壁即上颌骨牙槽突,牙根感染可引起牙源性上颌窦炎;内侧壁即鼻腔外侧壁下部。上颌窦炎发病率最高,与其特殊解剖因素有关。

2. 筛窦(ethmoid sinus) 位于筛骨内,为蜂窝状结构,被中鼻甲基板分为前组筛窦和后组筛窦,各开口于中鼻道和上鼻道。外侧壁即眼眶内侧壁,菲薄如纸,又称纸样板;顶壁借一薄骨板与颅前窝相隔。故筛窦疾病、外伤和手术可造成眶内或颅内并发症。

笔记

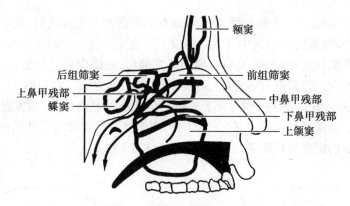

图 13-12 鼻窦及其引流示意图

3. 额窦(frontal sinus) 位于额骨下部的内、外板之间。前壁为额骨外骨板,含骨髓,炎症或外伤可致额骨骨髓炎;后壁即额骨内骨板,为颅前窝前壁的一部分,有导静脉或骨裂隙存在,故额窦感染可侵入颅内,引起鼻源性颅内并发症;底壁相当于眼眶内上角,甚薄,炎症时压痛明显。

4. 蝶窦(sphenoid sinus) 居蝶骨体内。外侧壁与颅中窝、海绵窦、颈内动脉和视神经管毗邻;顶壁为蝶鞍底;下壁即鼻咽顶。

二、鼻 的 生 理

(一)鼻腔的生理功能

1. 呼吸功能

(1) 清洁和过滤作用:吸入气流中较大的尘粒被鼻毛阻挡,细小尘埃和微生物可被鼻腔黏膜表面的黏液毯黏附,借纤毛运动输送至咽部咽下或吐出。黏膜表面的生物活性物质如溶菌酶等,有抑制和溶解细菌作用。反射性喷嚏可排出吸入的异物或刺激物等。

(2) 温度调节作用:依赖鼻腔黏膜血管(主要是海绵窦)的舒缩作用,可调节吸入气流的温度保持相对恒定。

(3) 湿度调节作用:鼻腔黏膜富含杯状细胞、浆液腺和黏膜腺,分泌液24小时可达1000ml,以提高吸入气体的湿度。

2. 嗅觉功能 含有气味的空气被吸入嗅区后,其微粒溶于嗅腺的分泌液中,刺激嗅细胞产生神经冲动,经嗅神经传到嗅中枢,产生嗅觉。嗅觉可影响食欲和识别有害气体。

3. 共鸣作用 鼻腔的三维构筑可产生共鸣作用,使声音洪亮悦耳。

(二)鼻窦的生理功能

鼻窦对鼻腔的呼吸、共鸣等功能有辅助作用。另外,鼻窦可减轻头颅重量和缓冲外来冲击力,保护颅脑免遭损伤。

第三节 咽的应用解剖生理

一、咽的应用解剖

咽(pharynx)是呼吸道和消化道的共同通道,上起颅底,下至第6颈椎下缘平面,成人全长约12cm。前面与鼻腔、口腔及喉腔相通,后方为颈椎。咽腔自上而下可分为鼻咽、口咽和喉咽三部分(图13-13)。

1. 鼻咽（nasopharynx）　又称上咽,位于颅底与软腭游离缘平面之间,前经后鼻孔与鼻腔相通,两侧壁各有一咽鼓管咽口通中耳腔。咽口上方有一隆起称咽鼓管圆枕,圆枕后上方与咽后壁之间有一凹陷区称咽隐窝,是鼻咽癌的好发部位,此隐窝接近颅底破裂孔,鼻咽部癌常循此裂孔侵入颅内。顶后壁有**腺样体**（adenoid）附着。下方与口咽相通。

2. 口咽（oropharynx）　又称中咽,介于软腭与会厌上缘平面之间,前方经咽峡与口腔相通。咽峡系由上方腭垂和软腭游离缘、下方舌背、两侧腭舌弓和腭咽弓共同构成的环行狭窄部分。两腭弓之间的深窝为扁桃体窝,内有腭扁桃体（图13-14）。

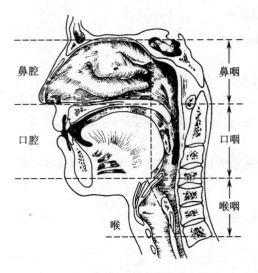

图 13-13　咽的矢状切面

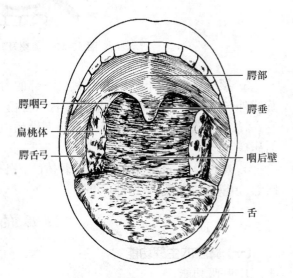

图 13-14　口咽部

3. 喉咽（laryngopharynx）　又称下咽,上接口咽,下界为食管入口,前方通喉腔。在喉入口两侧各有一深窝名为梨状窝。舌根与会厌之间的浅窝称会厌谷,是异物常嵌顿之处。

4. 咽的淋巴组织　咽黏膜下淋巴组织丰富,彼此有淋巴管相通,较大淋巴组织团块呈环状排列称咽淋巴环,由腺样体、咽鼓管扁桃体、腭扁桃体、咽侧索、咽后壁淋巴滤泡及舌扁桃体构成内环;内环淋巴流向颈部淋巴结,后者之间又互相交通,自成一环,称外环,主要由咽后淋巴结、下颌角淋巴结、颌下淋巴结、颏下淋巴结等组成（图13-15）。内环淋巴组织在儿童期发育最明显,青春期后开始退化萎缩。

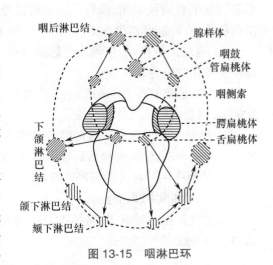

图 13-15　咽淋巴环

(1) 腺样体:又称**咽扁桃体**（pharyngeal tonsil）,位于鼻咽顶后壁,表面不平,有 5~6 条纵形沟隙。出生后即存在,一般在 10 岁以后逐渐退化。腺样体如过度增生肥大,可引起鼻腔和中耳功能障碍。

(2) **腭扁桃体**（palatine tonsil）:习惯称**扁桃体**（tonsil）,左右各一,位于腭舌弓和腭咽弓之间扁桃体窝内。扁桃体内侧面覆盖复层鳞状上皮,上皮组织向扁桃体实质陷入形成 6~20 个隐窝,易为细菌存留繁殖,形成感染"病灶"。扁桃体外侧面有结缔组织被膜包裹,易于手术彻底切除。

笔记

二、咽 的 生 理

咽为呼吸和消化的共同通道,具有下列生理功能。

1. 呼吸功能 咽是上呼吸道的一部分,对吸入空气有继续调节温度、湿度及清洁作用,但弱于鼻腔。

2. 吞咽功能 吞咽是一种由许多肌肉参与的反射性协同运动,使食物从口腔进入食管。当食团进入咽部,引起反射性软腭上举,咽后壁向前突出,关闭鼻咽腔;喉肌收缩,使声门暂时关闭;咽缩肌收缩,食团便进入食管。

3. 防御保护功能 咽淋巴组织和黏膜腺体分泌的黏液可吞噬和消灭细菌。来自鼻腔、鼻窦和咽鼓管的分泌物可借咽的反射作用而吐出。在吞咽或呕吐时,由于反射性地关闭鼻咽和声门,避免了食物呛入气管或反流入鼻腔。

4. 共鸣作用 咽腔为一可变的肌性管腔,发音时可改变形状,产生共鸣,使声音清晰悦耳。

5. 扁桃体的免疫功能 扁桃体属末梢免疫器官,含有 B 细胞、T 细胞、浆细胞及吞噬细胞,并能产生免疫球蛋白、干扰素、抗链球菌素等,因此具有细胞免疫和体液免疫功能。在儿童期,其免疫功能较为活跃。

第四节 喉的应用解剖生理

一、喉的应用解剖

喉(larynx)位于颈前正中,舌骨之下,上通喉咽,下连气管。喉由软骨、肌肉、韧带、纤维组织和黏膜构成,既是呼吸的重要通道,又为发音器官。

1. 喉软骨 软骨构成喉的支架,包括单个的甲状软骨、环状软骨和会厌软骨,成对的杓状软骨、小角软骨与楔状软骨。甲状软骨为喉部最大的软骨,成年男性其前缘上端向前突出,称喉结。环状软骨是喉气管中唯一完整的环形软骨,对保持喉气管通畅非常重要(图 13-16)。

2. 喉肌 喉部肌肉分喉外肌和喉内肌。喉外肌将喉与周围结构相连,使喉上、下运动及固定。喉内肌使声门和喉入口开闭、声带张弛。

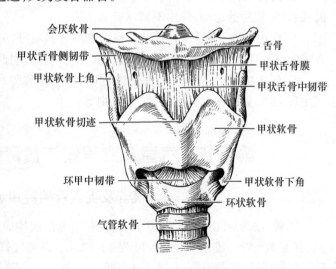

图 13-16 喉的前面观

3. 喉腔 以声带为界,喉腔可分为声门上区、声门区和声门下区(图 13-17)。

(1)声门上区:为声带以上的喉腔,其上界为喉入口。声带上方与之平行的皱襞为室带,声带与室带之间的腔隙为喉室。

(2)声门区:位于两侧声带之间。声带为左右各一的白色带状组织,张开时,出现一等腰三角形裂隙,称声门裂,为喉腔最狭窄处。

(3)声门下区:为声带以下的喉腔部分,其下界相当于环状软骨下缘,与气管相连。幼儿

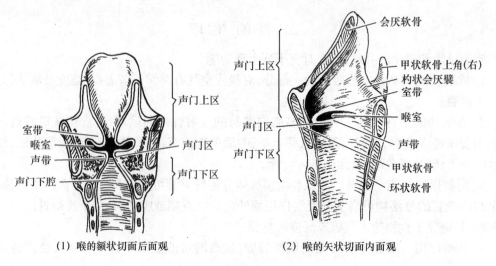

（1）喉的额状切面后面观　　　　　（2）喉的矢状切面内面观

图 13-17　喉腔分区

此区黏膜下组织疏松,炎症时容易发生肿胀,常引起喉阻塞。

4. 喉的神经　有喉上神经和喉返神经,两者均为迷走神经分支。喉上神经内支主要司感觉,外支主要司运动。喉返神经支配除环甲肌以外的喉内各肌的运动。左侧喉返神经的径路较右侧长,容易受损伤。

二、喉 的 生 理

1. 呼吸功能　喉为下呼吸道的门户,声门裂是呼吸道最狭窄处。声带的内收和外展,可调节声门裂的大小。

2. 发音功能　肺内呼出的气流冲击内收的声带,使之振动,再经咽、口、鼻的共鸣,舌、齿、唇、颊、软腭的运动,发出不同声音和语言。

3. 保护功能　喉的杓会厌襞、室带和声带具有括约肌作用,形成三道防线,防止食物进入喉腔或下呼吸道。喉上部黏膜很敏感,异物刺激会引起剧烈反射性咳嗽,将其咳出。

4. 屏气功能　屏气时声门紧闭,呼吸暂停,使胸腔和腹腔内的压力增加,以利于完成某些生理功能,如咳嗽、排便、分娩、举重物等。

第五节　气管及支气管与食管的应用解剖生理

一、气管及支气管的应用解剖生理

气管(trachea)由软骨、平滑肌、黏膜和结缔组织构成,始于环状软骨下缘,在隆突处分为左、右主支气管。成年人气管长度为 10~12cm。颈部气管约有 7~8 个软骨环,位置较浅,前面覆有皮肤、筋膜和肌肉等,在第 2~4 气管环前面有甲状腺峡部越过。进入胸腔后,其位置变深。

右主支气管较粗短,与气管纵轴的延长线成 20°~25°角。左主支气管细而长,与气管纵轴的延长线约成 45°角,且气管隆嵴偏于左侧,因此气管异物易落入右主支气管。

气管、支气管的生理功能主要有通气及呼吸调节功能、清洁功能、免疫功能、防御性咳嗽和屏气反射。

二、食管的应用解剖生理

食管(esophagus)为一肌性管道,在环状软骨下缘起于喉咽下端。食管有 4 个生理狭窄:

第 1 狭窄是食管入口,由环咽肌收缩而致,距上切牙约 16cm,是食管最狭窄部位,异物最易嵌顿于此;第 2 狭窄为主动脉弓压迫食管左侧壁所致,距上切牙 23cm;第 3 狭窄因左主支气管压迫食管前壁而致,距上切牙 27cm;第 4 狭窄为食管穿过横膈裂孔处,距上切牙 40cm。

食管的生理功能主要是作为摄入物质的通道,还具有分泌功能,起润滑保护。

（郭　丹）

思考题

1. 婴幼儿为什么易患中耳炎?　应如何预防?

2. 为什么上颌窦炎的发病率最高?

3. 小儿急性喉炎为什么易发生喉阻塞?

第十四章 耳鼻咽喉科病人的护理概述

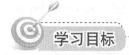 **学习目标**

1. 掌握耳鼻喉咽科病人的护理评估的重点内容及评估方法、常见临床症状及护理诊断、手术前后的护理要点。

2. 熟悉耳鼻咽喉科病人常见的症状和体征,常用的专科检查项目的分类、名称和目的。

3. 了解耳鼻咽喉科护理管理的主要内容。

4. 能完成耳鼻咽喉科常用的基本的护理技术操作,如外耳道冲洗法、滴鼻法、滴耳法等。

5. 具有同理耳鼻咽喉科病人的症状表现和心理特点的能力,并为他们提供恰当的人文关怀。

第一节 耳鼻咽喉科病人护理评估及常用护理诊断

耳鼻咽喉具有听觉、平衡、嗅觉、呼吸、吞咽和言语等诸多重要生理功能,且与免疫防御系统关系密切。一旦患病,可严重影响病人的生活、工作和学习。

一、护 理 病 史

了解病人过去健康状况、工作及生活环境、发病经过、诊治过程等,以全面评估疾病的发生和演进情况。

1. 既往病史 一些全身性疾病可成为耳鼻咽喉疾病的发病原因,如血液系统、心血管系统等疾病可引起鼻出血;多种急性传染病可致感音神经性耳聋等。而某些耳鼻咽喉疾病又可成为全身性疾病之病灶,如扁桃体炎可并发风湿热、心脏病、肾炎等。各器官间及其相邻组织病变均可相互影响,如上颌牙齿根尖炎症可引起上颌窦炎;而鼻炎、鼻窦炎可成为中耳炎、咽喉炎发病的因素。

2. 环境与职业 长期在有毒粉尘及毒气环境下工作,容易患鼻炎、咽喉炎;长期生活、工作在噪声环境中可引起噪声性聋;职业性用声者如教师、歌唱家、讲解员等,若发音方法不当,缺乏正确的发音训练,可引起职业性嗓音病。

3. 生活习惯 不良的生活习惯,可引发耳鼻咽喉疾病。如嗜好烟酒者易患咽喉炎;不正确地擤鼻动作可引起鼻窦炎、中耳炎等。

4. 家族史、过敏史 某些耳鼻咽喉疾病的发生与家族史、过敏史有关系。如变应性鼻炎病人,可有支气管哮喘、荨麻疹等过敏史。

5. 发病诱因 过度劳累、营养不良及机体抵抗力低下等,可能诱发或加重耳鼻咽喉疾病。

笔记

二、身心状况评估

（一）社会心理评估

1. 疾病知识　对疾病的原因、性质、过程、预后、治疗、预防、自我护理等方面的了解程度。

2. 心理状态　耳鼻咽喉科疾病均发生在头面部,疾病本身及其治疗方式会引起头面部明显的结构和功能的改变,使病人产生自我形象紊乱、自尊降低、抑郁、家庭关系受损、社会退缩、悲观、情绪低落、孤独等心理失衡,护士应及时、准确的评估病人的心理状态,给予相应的心理疏导。

3. 社会支持系统　家庭的人员组成、经济、文化、教育背景;对病人所患疾病的认识和给予病人的关怀、支持,以及亲戚、朋友、同事提供的支持等。

（二）主要症状和体征

1. 耳廓形状异常　多见于先天性耳廓畸形、外伤或耳廓疾病如耳廓化脓性软骨膜炎等。病人因面容形象异常可能会产生自卑心理。

2. 耳痛　是指耳内或耳周疼痛,约95%为耳病所致,5%为牵涉性痛。耳痛的性质有钝痛、刺痛、抽痛等。根据发生机制可分为原发性耳痛和继发性耳痛。原发性耳痛多为耳部疾病所致,常见的原因有耳的各部分发生炎症、耳部外伤、耳部肿瘤等。继发性耳痛主要是因为邻近器官的疾病引起的神经反射性痛,如一些牙源性疾病、颞颌关节病变、急性扁桃体炎、茎突综合征等。耳痛会引起病人烦躁不安,无法正常学习和生活。小儿会哭吵不安,摇头,用手扯耳等。

3. 耳漏　指经外耳道流出或在外耳道积聚异常分泌物。黏液性或脓性耳漏多见于急慢性化脓性中耳炎,水样耳漏且有耳及颅脑外伤史或手术史要警惕脑脊液耳漏。耳道长期流脓且伴有臭味的病人可能不愿与人接触,自尊降低。

4. 耳聋　临床上将不同程度的听力下降称为耳聋,根据病变部位分为传导性聋、感音神经性聋和混合性聋。传导性聋即病变部位发生在外耳和中耳的传音装置,感音神经性聋即病变发生在耳蜗和耳蜗以后的各部位,混合性聋为兼有传导性聋和感音神经性聋。听觉是人们语言正常发展和与人交往的重要基础,失去听觉会导致小儿言语功能发育障碍,社交困难,日常工作和生活严重受影响,病人易产生焦虑、孤独、恐惧、自卑等各种心理问题。

5. 耳鸣　是听觉功能紊乱所致的常见症状。可分为主观性耳鸣和客观性耳鸣。前者多见,为病人主观感到耳内或颅内有鸣声,而周围环境并无相应的声源。传导性聋病人的耳鸣为低音调如机器轰鸣,感音神经性聋的耳鸣多为高音调如蝉鸣。原因尚不清楚,病人的精神心理状态可能有较大影响。客观性耳鸣少见,指病人和他人都能听到耳鸣的声音,主要有血管的搏动声、咽鼓管异常开放的呼吸音或颞下颌关节紊乱发出的声音等。耳鸣常会使病人感到烦躁、失眠、头晕、情绪易激动等,而心理障碍又可加重耳鸣,形成恶性循环。临床上还应注意有些耳鸣可能是某种疾病的先兆,如注射链霉素后发生耳鸣,提示可能已发生药物耳毒性反应;高血压病人出现耳鸣,提示血压可能上升。

6. 眩晕　是自身与周围物体的位置关系发生改变的主观上的错觉,大多由外周前庭病变引起,表现为睁眼时周围物体旋转,闭眼时自身旋转,多伴有恶心、呕吐、出冷汗等自主神经功能紊乱现象。出现眩晕时,病人易发生跌倒,应注意安全防护。

7. 耳部常见的体征　①鼓膜充血,多见于大疱性鼓膜炎、急性化脓性中耳炎早期、急性乳突炎等。②鼓膜穿孔,常见于鼓膜外伤、急性化脓性中耳炎未及时控制、慢性化脓性中耳炎等。③鼓室积液,多见于分泌性中耳炎。

8. 鼻塞　指鼻通气不畅,常见于鼻及鼻窦疾病,如鼻炎、鼻窦炎、肿瘤、鼻中隔偏曲等。

由于引起鼻塞的原因和病变程度不同,可表现为单侧或双侧鼻塞,持续性、间歇性、交替性鼻塞或进行性加重。鼻塞根据其严重程度可分为:①轻度鼻塞:仅在有意识吸气时感到呼吸不畅。②中度鼻塞:感觉通气不畅明显,有时需张口呼吸。③重度鼻塞:完全需张口呼吸。长期鼻塞会引起病人许多不适或不良后果,如口唇易干裂、口臭、慢性咽喉炎,小儿颌面发育畸形等,严重者会导致鼾症,影响心肺功能。

9. **鼻溢** 是指鼻内分泌物过多从前鼻孔或后鼻孔流出。由于原因不同,分泌物性状各异,水样鼻漏多见于急性鼻炎早期和变应性鼻炎发作期;脑脊液鼻漏多发生于外伤或手术后,可疑者测定其葡萄糖含量及蛋白定量可确诊;黏液性鼻漏见于慢性单纯性鼻炎;黏脓性鼻漏见于急性鼻炎恢复期、慢性鼻炎和鼻窦炎等;脓性鼻漏见于较重的鼻窦炎,有时伴有臭味;血性鼻漏即鼻分泌物中带有血液,见于鼻腔、鼻窦、或鼻咽部肿瘤、鼻腔异物等。对鼻溢病人应仔细询问发生时间和诱因、鼻溢量、持续时间,观察鼻溢液的性状及伴随症状等,以便准确评估病人。

10. **鼻出血** 详见相关章节。

11. **喷嚏** 是鼻内三叉神经末梢受到粉尘、异味、冷气等刺激时,通过神经反射,先发生明显的吸气相,然后产生强大的突发气流将刺激物喷出。一般情况下打喷嚏是人体正常的鼻内保护性反射,但如果喷嚏每日次数过多,每次连续3~5个甚至更多,连续4天以上,则可视为异常。多见于变态反应性鼻炎、急性鼻炎、血管运动性鼻炎等。此外,临床上也可见因焦虑、抑郁等精神因素引起的顽固性喷嚏。因此,应注意评估病人喷嚏发作的时间、诱因、频率、程度、有无伴随症状等,以做出正确判断。

12. **嗅觉障碍** 按原因可分为三种类型:呼吸性嗅觉减退和失嗅,如鼻腔阻塞、全喉或气管切开术后,呼吸气流不经鼻腔;感觉性嗅觉减退和失嗅,因嗅黏膜、嗅神经病变而不能感到嗅素存在;嗅觉官能症,因嗅中枢及嗅球受刺激或变性所致,病人可能会产生嗅觉过敏,嗅觉倒错,幻嗅等,多见于癔症、神经衰弱、精神病等病人。嗅觉障碍会引起病人食欲下降、精神不振等心理症状。

13. **鼻部常见体征** ①鼻黏膜充血、肿胀,鼻甲充血、肿大,见于急慢性鼻炎、鼻窦炎、变应性鼻炎。②鼻黏膜干燥,鼻甲缩小,见于萎缩性鼻炎。③鼻窦面部投射点红肿和压痛,见于炎症较重的急性鼻窦炎病人。

14. **咽痛** 为最常见的咽部症状。由咽部急慢性炎症、溃疡、异物或咽部邻近器官疾病引起,也可以是全身疾病的伴随症状。病人常因咽痛而不愿进食。

15. **咽部感觉异常** 病人自觉咽部有异物感、堵塞、贴附、瘙痒、干燥等异常感觉,常用力"吭"以清除。常见的原因有咽部及其周围组织的器质性病变,如慢性咽炎、咽角化症、扁桃体肥大等,也可为神经官能症的一种表现,多与恐惧、焦虑等精神因素有关。

16. **吞咽困难** 是指吞咽费力,食物通过口、咽和食管时有梗阻感,吞咽时间延长甚至不能咽下食物。大致可分为三种:功能障碍性,凡导致咽痛的疾病均可引起吞咽困难;梗阻性,因咽部肿瘤、食管狭窄、肿瘤、扁桃体过度肥大,妨碍食物下行;麻痹性,因中枢性病变或周围性神经炎引起咽肌麻痹。吞咽困难严重的病人常处于营养不良、饥饿消瘦状态。

17. **打鼾** 睡眠时因软腭、腭垂、舌根等处软组织随呼吸气流颤动而产生节律性声音。各种病变造成的上呼吸道狭窄如肥胖等均可引起打鼾。鼾症病人常有注意力不集中,记忆力减退,工作效率低,鼾声影响他人,影响人际交往。

18. **咽部常见体征** ①咽部黏膜充血肿胀,咽后壁淋巴滤泡增生,见于急慢性咽炎、急慢性扁桃体炎、扁桃体周围脓肿、咽后脓肿等。②腭扁桃体肥大,见于急慢性扁桃体炎、扁桃体生理性肥大、扁桃体肿瘤等。临床上常将腭扁桃体肥大分为三度:Ⅰ度肥大扁桃体仍限于扁桃体窝内,Ⅱ度肥大扁桃体超出扁桃体窝,但距中线尚有一定距离,Ⅲ度肥大扁桃体肥大如核桃,达到或接近中线,甚至两侧扁桃体能相互触碰。③腺样体肿大,见于急性腺样体炎、腺样体肥大等。④鼻咽部隆起或新生物,见于鼻咽纤维血管瘤、鼻咽癌等。

19. 声音嘶哑　声带非周期性的振动产生声音嘶哑,是喉部疾病最常见的症状,表示病变累及声带。常见原因主要是声带病变如炎症、息肉、肿瘤以及支配声带运动的神经受损、癔症等。

20. 喉痛　为喉部常见的症状。常见原因主要有喉部急慢性炎症、恶性肿瘤、喉结核、外伤等。

21. 吸气性呼吸困难　主要表现为吸气费力,吸气时间延长,吸气时空气不易进入肺内,此时胸腔内负压增加,出现胸骨上窝、锁骨上窝、剑突下以及肋间隙软组织凹陷,临床上称之为"四凹征"。常见于喉部阻塞性病变者,如先天性喉畸形、喉部炎症、喉水肿、喉肿瘤等。

22. 喉喘鸣　是由于喉或气管发生阻塞,病人用力呼吸,气流通过喉或气管狭窄处发出的特殊声音。是喉部特有的症状之一。

三、耳鼻咽喉科辅助检查

(一)检查者和病人的位置

病人坐在专用诊查椅上,光源定位在被检病人耳后上方约 15cm 处。检查鼻腔、咽部与喉部时,检查者面对病人,距离 25~40cm 为宜(图 14-1)。进行耳部检查时,检查者和病人的头位应在同一平面上,检查过程中根据需要调整病人的头位。对于检查不合作的小儿,应尽量避免使患儿受到惊吓,抱患儿坐在大腿上,将患儿双腿夹紧,一手固定患儿的上肢和身体,另一手固定患儿的头部。

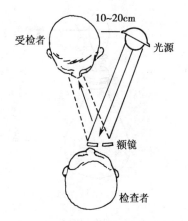

图 14-1　检查者与被检者的位置

(二)耳部检查

1. 耳廓及耳周检查　以视诊和触诊为主。观察耳廓有无畸形(如缺损、副耳廓即副耳、瘘管等),有无局限性隆起、增厚及皮肤有无红肿或皲裂,耳周有无红肿、瘘口、瘢痕、赘生物及皮肤损害等。遇有瘘口,应以探针探查其深度及瘘管走向。如耳廓向前外方推移,应注意耳后有无脓肿,脓肿是否有波动感。进一步检查耳廓有无牵拉痛,耳屏有无压痛,乳突有无压痛,耳周淋巴结是否肿大。耳后局部淋巴结压痛,应检查头皮有无毛囊炎等感染。

2. 外耳道及鼓膜检查　成人将耳廓向后、上、外方轻轻牵拉,小儿将耳廓向下牵拉,使外耳道变直。通过额镜观察外耳道有无耵聍、异物,皮肤是否红肿,有无疖肿,骨性外耳道后上壁有无塌陷,外耳道内有无分泌物及其性状与气味。清除外耳道内的耵聍、异物或分泌物,观察鼓膜的正常解剖标志是否存在,还应注意鼓膜的色泽、活动度以及有无穿孔及其部位、大小。病理情况下,鼓膜可出现充血、肿胀、积液、颜色和性状改变等不同程度的变化,有时还可见液面或气泡。鼓膜穿孔者还应注意鼓室内有无肉芽、胆脂瘤以及鼓膜钙化斑等。检查方法包括徒手双手检查法、徒手单手检查法、窥耳器检查法、电耳镜检查法、鼓气耳镜检查法等。

3. 咽鼓管功能检查　咽鼓管功能障碍与许多中耳疾病的发生、发展及预后有关。检查咽鼓管主要目的是查明咽鼓管的通气功能。检查方法很多,且因鼓膜是否穿孔而异。鼓膜完整者的常用方法包括吞咽试验、咽鼓管吹张、声导抗仪检查法等。鼓膜穿孔者的常用方法有鼓室滴药法、荧光素试验法、咽鼓管造影、声导抗仪检查、咽鼓管纤维内镜检查法等。下面介绍一些临床常用方法:

(1) 吞咽试验:用于查明鼓膜无穿孔者咽鼓管的通气功能。将听诊管两端的橄榄头分别置于病人和检查者的耳道口,当受试者做吞咽动作时,检查者可听到轻柔的"嘘嘘"声。亦可通过耳镜观察鼓膜随吞咽动作产生的运动。若鼓膜随吞咽动作而向外运动,示功能正常。咽鼓管功能不良者吞咽时从其耳道听不到声音,鼓膜运动差。此法有部分咽鼓管功能正常者可出现阴性结果。上呼吸道急性感染、鼻腔或鼻咽部有脓液、溃疡、新生物者忌用。

(2) **瓦尔萨尔法**(Valsalva method):目的同吞咽试验。受试者鼻腔滴 1% 麻黄碱,清除鼻涕。用手指将两侧鼻翼向内压紧,闭口同时用力呼气,如果呼出的气体经鼻咽部两侧咽鼓管咽口冲入鼓室,检查者可从听诊管内听到鼓膜的振动声,或可看到鼓膜向外运动,则示咽鼓管通畅。

(3) **波利策法**(Politzer method):目的同吞咽试验,另外此法也可用于治疗咽鼓管功能不良。

嘱受试者含一口水,检查者将波氏球(Politzer bag)[图 14-2(1)]前端的橄榄头置于受试者一侧前鼻孔[图 14-2(2)],并压紧对侧前鼻孔。让受试者将水咽下,吞咽时,软腭上举、鼻咽腔关闭、咽鼓管开放的瞬间,检查者迅速挤压橡皮球,将气流压入咽鼓管达鼓室[图 14-2(3)],检查者可从听诊管内听见鼓膜振动声,也可观察鼓膜的运动情况。

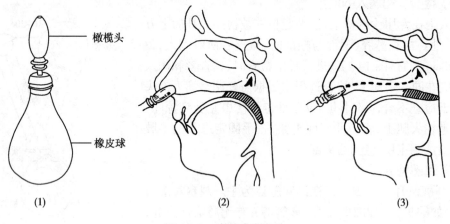

橄榄头
橡皮球
(1)　　　　　　　　(2)　　　　　　　　(3)

图 14-2　波氏球吹张法

(4) 导管吹张法:最常用。既可用于检查咽鼓管是否通畅,鼓室是否有积液,亦可用于咽鼓管功能不良及分泌性中耳炎的治疗。

先嘱受试者清除鼻腔及鼻咽部分泌物,鼻腔以 1% 麻黄碱和 1% 丁卡因液收缩、麻醉鼻腔黏膜,检查者先检查受试者鼓膜的情况,如是否内陷、鼓膜厚薄等。将听诊管一端放入病人外耳道,一端放入自己的外耳道,将咽鼓管导管沿鼻底缓缓伸入鼻咽部,并将原向下的导管口向受检侧旋转 90°,进入咽鼓管咽口(图 14-3),用橡皮球向导管内吹气。检查者可从听

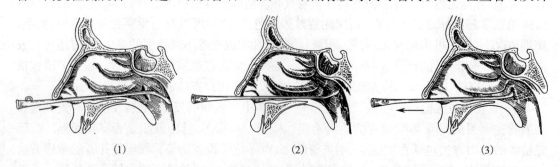

(1)　　　　　　　　(2)　　　　　　　　(3)

图 14-3　导管吹张法
(1) 伸入鼻咽部;(2) 旋转 90°;(3) 进入咽鼓管咽口

诊管听到不同声音,并以此判断咽鼓管通畅程度和鼓室有无积液。如果检查者听到"呼、呼"声表示咽鼓管通畅,"吱、吱"声表示咽鼓管狭窄,"水泡"声表示鼓室有积液,听不到声音表示咽鼓管完全阻塞。检查或治疗完毕,应再次检查鼓膜情况。

(5) 鼓室滴药法:用于检查咽鼓管是否通畅,同时能了解咽鼓管排液和自洁能力。

4. 听功能检查法　临床听功能检查分为主观测听法和客观测听法两大类。

主观测听法主要是依靠受试者对刺激声信号进行主观判断,并作出某种行为反应,故又称行为测听,包括语音检查法、表试验、音叉试验、纯音听阈及阈上功能测试、Bekesy 自描测听、言语测听等。其结果经常受到受试者主观意识、情绪、年龄、文化程度和反应能力及行为配合的影响,故在某些情况下(如伪聋、弱智、婴幼儿、反应迟钝者等)检测结果不能完全反映受试者的实际听功能水平。

客观测听法无须受试者的行为配合,不受其主观意识的影响,结果相对客观、可靠,但结论判断的正确性与操作者的经验、水平有关。常用的客观测听法有声导抗测试、电反应测听以及耳声发射测试等。与主观测听相比,客观测听的频率特性较差,对每一个频率的听阈难以作出精确的评价。在此着重介绍音叉试验、纯音测试、声导抗测试及电反应测听和耳声发射测试。

(1) **音叉试验**(tuning fork test)及护理配合:音叉试验是门诊最常用的基本听力检查法。每套音叉由 5 个不同频率的音叉组成,即 C_{128}、C_{256}、C_{512}、C_{1024}、C_{2048},其中最常用的是 C_{256} 和 C_{512}。

目的:初步判定耳聋性质,鉴别传导性或感音神经性聋,验证电测听结果的正确性,但不能判断听力损失的程度。

适应证:听功能受损的病人。

检查方法:

1) 林纳试验(Rinne test,RT),即骨气导比较试验。通过比较同侧耳气导和骨导听觉时间判断耳聋的性质。将振动的音叉柄端置于受检侧乳突部相当于鼓窦处(为骨导,bone conduct,BC),当受试耳听不到音叉声时立即将叉臂置于距受试者外耳道 1cm 处(为气导,air conduct,AC),此时若叉能听到,则气导 > 骨导(AC>BC),记作 RT(+),表示听力正常或感音神经性聋;若不能闻及则先测气导,再测骨导,再比较骨导和气导的时间,若骨导 > 气导(BC>AC),记作 RT(−),表示传导性聋;两者相等,记作 RT(±)表示中度传导性聋或混合性聋。

2) 韦伯试验(Weber test,WT),又称骨导偏向试验,用于比较受试者两耳的骨导听力。取 C_{256} 或 C_{521} 音叉,敲击后将叉柄底部紧压于颅面中线上任何一点(多为前额),以"→"标明受试者判断的骨导声偏向侧,以"="示两侧相等(图 14-4)。

3) 施瓦巴赫试验(Schwabach test,ST) 又称骨导比较试验,用于比较受试者与正常人(一般是检查者本人)的骨导听力。方法:先试正常人骨导听力,当正常人骨导消失后,迅速测受试者同侧骨导听力,再按反向测试。受试耳骨导较正常人延长为 ST(+),缩短则以 ST(−)表示,ST(±)示两者相似。结果评价:(+)为传导性聋,(−)为感音神经性聋,(±)为正常。传导性聋和感音神经性聋的音叉试验结果比较见表 14-1。

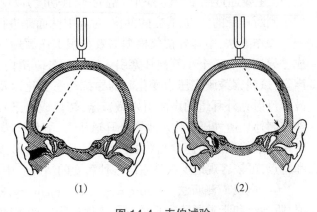

图 14-4　韦伯试验

(1)示骨导偏向试验偏患侧;(2)示骨导偏向试验偏健侧

表 14-1　音叉试验结果比较

试验方法	传导性聋	感音神经性聋
林纳试验(RT)	(−)(±)	(+)
韦伯试验(WT)	→病耳	→健耳
施瓦巴赫试验(ST)	(+)	(−)

4) 盖莱试验(Gelle test,GT):用于鼓膜完整者检查镫骨底板是否活动。将鼓气耳镜置于外耳道内,用橡皮球向外耳道内交替加、减压力的同时,将振动音叉的叉柄底部置于乳突部。若镫骨活动正常,受试者感觉到随耳道压力的变化一致的音叉声强弱变化,为阳性(+),反之为阴性(−)。

护理配合:①向受试者解释测试的目的、过程及配合方法。②测试前去除受试者的眼镜、头饰、耳环及助听器等并清洁外耳道,调整耳机以免因外耳道软骨部塌陷造成外耳道阻塞。③测量过程中请受试者尽量坐得舒适,避免说话、吞咽及清鼻等动作,不移动身体,保持安静。④测试结束后,记录、整理检查结果并及时送交医师。耳塞应用肥皂水清洗,并用酒精擦拭。

(2) **纯音听力计**(pure tone audiometer)检查及护理配合:用于测试听觉范围内不同频率的听敏度,能较准确地判断耳聋的类型、程度,初步判断病变部位,且能记录存档,供前后比较。

检查方法:利用纯音听力计产生 125~10 000Hz 的倍频纯音(其强度可调节)进行听阈及阈上功能测试。包括气导听阈及骨导听阈两种测试。一般先测试气导再测试骨导。测试前,先向受试者说明检查方法,请受试者在听到测试声时,无论其强弱,立即以规定的动作表示。气骨导检查均从 1000Hz 开始,以后按 2000Hz、3000Hz、4000Hz、6000Hz、8000Hz、250Hz、500Hz 顺序进行,最后再对 1000Hz 复查一次。气导测试通过气导耳机进行,骨导测试时,将骨导耳机置于受试耳乳突区或前额正中,对侧加噪声,测出不同频率能听到的最小声强即听阈,并在纯音听阈图(横坐标为频率(Hz),纵坐标为声级(dB))上绘成曲线。正常情况下,气导和骨导的听阈曲线均在 25dB 以内,气骨导之间差距小于 10dB。临床上骨导听阈代表内耳功能,气导听阈代表中耳传音功能。因此,如果听力曲线显示各频率骨导听阈正常,气导听阈提高,且气骨导间距大于 10dB,提示传导性聋;若气骨导听力曲线呈一致性下降,且高频损失较重,提示感音神经性聋;若气骨导听力都下降,但有气骨导差存在,提示可能为混合性聋。

(3) **声导抗测试**(acoustic immittance measures):是临床最常用的客观测试听功能的方法之一。主要通过测量鼓膜和听骨链的弹性(劲度)以反映出整个中耳传音系统的声导抗状态,用于判断耳聋的性质、病变的部位、对周围性面瘫进行定位诊断及预后判断。

操作方法:中耳导抗仪根据等效容积工作原理,由刺激信号、导抗桥和气泵三大部分组成。导抗桥有三个小管被耳塞引入密封的外耳道内:上管发出探测音和不同强度和频率的声音,以观察鼓膜在压力变化时的导抗动态变化以及同侧和对侧的镫骨肌声反射。下管将鼓膜反射到外耳道的声能引入微音器,转换成电讯号,放大并由平衡器显示,中管与气泵相连控制外耳道气压变化。改变外耳道压力,测量鼓膜被压入或拉出时声导抗的动态变化,同时用记录仪以压力声顺函数曲线形式记录下来,形成鼓室导抗图。根据导抗图曲线的形状和特点,可较客观地反映鼓室内各种病变的情况。中耳功能正常的鼓室导抗图为 A 型图。

(4) 电反应测听法(electric response audiometry,ERA):是用于检测声波经耳蜗毛细胞换能、听神经和听觉通路到听觉皮层传递过程中产生的各种生物电位(听觉诱发电位),从而反应听觉通路各个部分功能的客观测听法。包括耳蜗电图描记、听性脑干反应测听、40Hz 听觉相关电位。

（5）耳声发射检测：声波引起耳蜗基底膜振动时，外毛细胞产生主动收缩，并由内耳向中耳、外耳道逆行传播振动波，这种产生于耳蜗，经听骨链和鼓膜传导释放到外耳道的音频能量称为耳声发射，可以准确反映耳蜗外毛细胞的功能状态。用于对耳蜗性聋的早期定量诊断以及对耳蜗性聋和蜗后性聋鉴别诊断。

5. 前庭功能检查法　前庭功能检查法是通过一些特殊的测试方法，了解前庭功能状况，为定位诊断提供依据。前庭功能不仅与耳科疾病有关，而且和神经内、外科，内科、眼科及创伤科等疾病亦有密切关系。前庭功能检查包括平衡功能检查和眼动检查。

（1）平衡功能检查：用于评价前庭脊髓反射、本体感觉及小脑平衡协调功能。平衡功能检查操作方法很多，大致可分为静平衡功能检查、动平衡功能检查和肢体试验三类。

1）闭目直立检查法：属静平衡功能检查。请受试者直立两脚并拢，两手手指互扣于胸前并向两侧拉紧，观察受试者睁眼及闭目时躯干有无倾倒。正常者无倾倒，迷路或小脑病变者出现自发性倾倒。

2）闭目行走试验：属动平衡功能检查。即受试者蒙眼，向正前方行走 5 步，继之后退 5 步，如此行走 5 次。观察其步态，并计算起点与终点之间的偏差角，偏差角大于 90° 者，示两侧前庭功能有显著差异。

3）过指试验法：属肢体试验。检查者与受试者相对端坐，检查者双手置于前下方，伸出双示指，请受试者抬高双手，然后以检查者之两示指为目标，用两手示指同时分别碰触之。测试时睁眼、闭目各作数次。正常人双手均能准确接触目标，迷路及小脑病变时出现过指现象。

4）闭眼垂直写字试验：属肢体试验。受试者正坐于桌前，身体各处不得与桌接触，左手抚膝，右手握笔，垂腕，自上而下书写文字或画简单符号一行，睁眼或闭眼各书写一次，两行并列，观察两行文字的偏离程度和偏离方向，偏斜不超过 5° 为正常，超过 10° 示两侧前庭功能有差异。

（2）眼动检查：是通过观察眼球运动来检测前庭眼反射径路、视眼反射径路和视前庭联系功能状态。**眼球震颤**（nystagmus）是眼球的一种不随意的节律性运动，简称眼震。常见的有前庭性眼震、中枢性眼震、眼性眼震等。前庭性眼震由交替出现的慢相和快相运动组成。慢相为眼球转向某一方向的缓慢运动，由前庭刺激所引起；快相则为眼球的快速回位运动，为中枢矫正性运动。眼球运动的慢相朝向前庭兴奋性较低的一侧，快相朝向前庭兴奋性较高的一侧，通常将快相所指方向作为眼震方向。眼震检查的目的是为了评价前庭眼反射的功能，确定眼震是由于周围性病变、中枢性病变还是某些眼病引起。检查方法包括：自发性眼震检查法、位置性眼震和变位性眼震检查法、冷热试验、旋转试验以及视动反射检查等。

（三）鼻部检查

1. 外鼻　观察外鼻的形态、颜色、活动是否正常，有无鼻小柱过宽、鼻翼塌陷、前鼻孔狭窄等。有时需触诊有无压痛点、乒乓球样弹性感、增厚、变硬，鼻骨有无骨折、移位及骨擦音。检查者在检查的同时可询问其病史，听其发音，了解有无"闭塞性鼻音"或"开放性鼻音"，同时还要注意是否嗅到特殊的腥臭味。

2. 鼻腔　鼻前庭可以拇指将鼻尖抬起并左右活动，利用反射的光线观察鼻前庭皮肤有无红肿、糜烂、结痂、鼻毛脱落、有无赘生物等，有时可借助前鼻镜检查。

前鼻镜：检查法用于观察鼻前庭及鼻腔的情况。操作时左手持前鼻镜，两页合拢，与鼻腔底平行，伸入鼻前庭。右手扶持受检者头部，随检查需要变动头位。缓缓张开镜页，依次检查鼻腔各部。第一头位：先使受检者头位稍低，观察鼻底、下鼻甲、下鼻道、鼻中隔前下部。第二头位：病人头抬高，略后仰，与鼻底呈 30°，观察中鼻甲、中鼻道及嗅裂和鼻中隔中部。第三头位:头部继续后仰30°,观察鼻中隔上部、中鼻甲前端、鼻丘和中鼻道前下部等(图14-5)。注意鼻甲有无充血、水肿、肥大、干燥及萎缩,中鼻甲有无息肉样变,各鼻道及鼻底是否积聚分泌物及分泌物的性状,鼻中隔有无偏曲、穿孔、出血、血管曲张、溃疡糜烂或黏膜肥厚。鼻腔内有无息肉、肿瘤、异物等。检查完毕,取出前鼻镜。

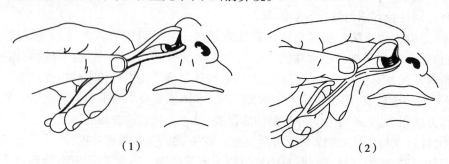

（1）　　　　　　　　　　　　　　　　（2）

图14-5　前鼻镜检查法

后鼻镜(间接鼻咽镜)检查法可弥补前鼻镜检查的不足,用于检查后鼻孔及鼻甲和鼻道的形态、颜色、分泌物等,观察软腭背面、鼻中隔后缘。同时可检查鼻咽部,包括咽鼓管咽口及咽鼓管圆枕、咽隐窝、鼻咽顶部及腺样体。

3. 鼻窦　位置较隐蔽,病变时在面部相应的投射点有表现,因此,可先观察面颊部、内眦及眉根附近皮肤有无红肿,局部有无硬性或弹性隆起,眼球有无移位或运动障碍,面颊部或眶内上角处有无压痛,额窦前壁有无叩痛等。

前鼻镜和后鼻镜检查可观察鼻道中分泌物的色、质、量、引流方向等,以判断鼻窦炎的位置。上颌窦穿刺冲洗可协助判断病变的性质和程度。鼻内镜检查是目前临床上常用的鼻腔和鼻窦检查法,在鼻部疾病的诊断和治疗过程中均有重要作用。

(1) 硬管鼻内镜检查法:可完成对鼻腔内各部分的检查,还可观察鼻腔深部出血部位及早期肿瘤,确定颅底骨折及脑脊液鼻漏的瘘孔部位,还可以在直视下取活组织检查,行电凝固止血等。

操作步骤:检查前先用1%丁卡因及麻黄碱麻醉并收缩鼻黏膜,根据检查部位不同选用0°及向前倾斜30°、70°、90°、110°、120°的视角镜,沿鼻底插入,越过鼻中隔后缘,转动镜窗,检查鼻咽各壁,然后逐渐退出检查鼻腔各部位情况。

注意事项:①操作时注意动作轻柔,麻醉作用完全,以利于减轻病人痛苦,减少损伤和出血。②注意操作的角度,检查鼻咽各壁及鼻腔情况时要全面仔细。③如有鼻出血,暂停检查,嘱病人及时吐出。

(2) 软管鼻内镜检查:可观察上颌窦、额窦、筛窦和蝶窦的自然开口及其附近的病变。

操作步骤:管径很细,可在表面麻醉下经前鼻孔送入鼻腔,术中可随需要将内镜的末端弯曲,进入各鼻道,如中鼻道、半月裂、钩突、筛漏斗等处。

注意事项:①注意操作时避免粗暴操作,造成损伤、疼痛和出血。②如遇鼻腔分泌物阻塞软管,要及时清除分泌物。

4. 鼻功能检查　主要是呼吸功能检查法和嗅觉功能检查法。在此主要介绍嗅觉功能检查法。

(1) 嗅瓶实验

用物准备:不同嗅剂,如香精、醋、蒜、樟脑油、煤油等同一颜色的小瓶。

操作步骤:将不同嗅剂分别装于同一颜色的小瓶中,嘱受检者选取其中任一瓶,手指堵住一侧鼻孔,以另一侧鼻孔嗅之,并说明气味的性质,依次检查完毕。能嗅出所有气味者为嗅觉正常,只辨出2种以下者说明嗅觉减退。检查时应注意嗅适应及嗅疲劳现象易影响检

笔记

查的准确性。

(2) 嗅阈检查法:用于检查某一嗅觉缺失。

用物准备:7种原嗅素,即醚类、樟脑、磨香、花香、薄荷、辛辣、腐臭气味。以多数人可以嗅到的最低嗅剂浓度为一个嗅觉单位,按1、2、3、4、5、6、7、8、9、10嗅觉单位配成10瓶。规定7种嗅剂,共配成70瓶。

操作步骤:检查时测出对7种物质的最低辨别阈,用小方格7×10标出,成为嗅谱图。当病人对某一嗅素缺失时,则在嗅谱图上出现一条黑色失嗅带。

(四) 咽部检查

1. 观察面容与表情 病人取坐位,摆正头位,放松。检查者观察病人有无面部痛苦表情、颈项强直、头侧倾、张口流涎等;在与病人交流过程中注意病人有无说话或哭声含糊不清等,这些情况提示病人可能患有扁桃体周围脓肿或咽后脓肿。儿童如果张口呼吸,缺乏表情,应注意观察其有无特征性的腺样体面容。

2. 口咽检查 包括口唇、口腔内以及咽部的检查。受检者取坐位,检查者首先观察口唇颜色,有无唇裂畸形、疱疹、口角溃烂。然后观察口腔黏膜有无出血、溃疡等。用压舌板轻压病人舌前2/3处,自前向后依次观察双侧腭舌弓、腭咽弓、咽侧壁及咽后壁。注意咽黏膜有无充血、溃疡、假膜、脓痂、干燥、肿胀和隆起。同时检查两侧腭扁桃体,注意其大小形态,隐窝口处有无分泌物,有无异物或新生物。检查时嘱病人发"啊"音,观察软腭运动情况。同时还应注意牙、牙龈及舌有无异常。

3. 鼻咽部检查 主要通过间接鼻咽镜与后鼻孔同时检查。鼻咽触诊主要用于儿童,助手固定患儿,检查者立于患儿的右后方,左手示指紧压患儿颊部,防止小儿咬伤手指,用戴好手套的右手示指经口腔伸入鼻咽,触诊鼻咽各壁,注意后鼻孔有无闭锁及腺样体大小。若发现肿块,应注意其大小、质地以及与周围组织的关系。撤出手指后,观察指端有无脓液或血迹。此项检查有一定痛苦,应向病人或患儿家长说明。检查者操作应迅速、准确而轻柔。

4. 喉咽部检查 参见喉部检查相关内容。

(五) 喉部检查

1. 喉的外部检查 主要是视诊和触诊,先观察喉部外形大小、位置以及甲状软骨是否居中,是否对称等。然后进行触诊,主要是甲状软骨、环状软骨、环甲间隙,注意局部有无肿胀、触痛、畸形、颈部有无肿大的淋巴结或皮下气肿等。最后用手指捏住甲状软骨两侧左右摆动,并稍加压力使之与颈椎发生摩擦,正常时应有摩擦音,某些病理情况下(如喉癌向后侵犯)摩擦音消失。

2. 间接喉镜检查 为检查喉咽及喉腔目前最常用、最简便的方法。

用物准备:间接喉镜、额镜、光源、热源、1%丁卡因溶液、拉舌纱布。

操作步骤:检查时病人端坐,张口、伸舌,检查者坐在病人对面,先将额镜反射光的焦点调节到病人腭垂处,然后用纱布裹住舌前1/3,用左手拇指和中指捏住舌前部,并将其向前下方拉,示指抵住上唇,以固定。右手持间接喉镜,将镜面稍加热,将间接喉镜放入病人口咽部,镜面朝前下方,镜背将腭垂和软腭推向后上方,先检查舌根、会厌谷、会厌舌面、喉咽后壁及侧壁,然后再嘱病人发"伊"声,使会厌抬起,此时可检查会厌喉面、杓区、杓间区、杓会厌皱、室带、声带、声门下等。检查时应注意喉咽及喉腔黏膜色泽,有无充血、增厚、溃疡、增生或结节、新生物或异物等,同时应观察声带及杓状软骨活动情况(图14-6)。

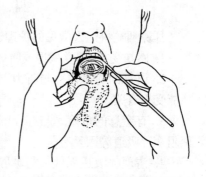

图14-6 间接喉镜检查法

注意事项:①检查时嘱病人安静呼吸,自然将舌伸出。②放入时将镜面稍加热,防止检查时起雾,先在检查者手背上试温,确认不烫时,才可将间接喉镜放入病人口咽部。③有的病人咽反射敏感,需要行口咽黏膜表面麻醉后才能完成检查,常用的口咽黏膜表面麻醉药物是 1% 丁卡因溶液。如经口咽黏膜表面麻醉后仍不能顺利完成间接喉镜检查,则可选用纤维喉镜或电子喉镜检查。

3. 直接喉镜检查及护理配合 可进一步窥清喉部病变,适用于儿童支气管镜检查时导入支气管镜;在间接喉镜检查不能查清的喉部病变;需要喉部活检者;气管内插管;气管内吸引等。

禁忌证:严重的颈椎病变,如脱位、外伤、结核等禁用直接喉镜检查;危重体弱、高血压、心脏病病人应慎用。

操作方法:表面麻醉,不能配合者予全麻。病人取仰卧抬头位,检查者立于病人头前,以纱布保护病人的上唇及上列牙齿,持喉镜沿舌背正中或右侧导入咽部,用力向前举起,看清会厌上缘后,向下深入 1cm,将会厌软骨及前面的软组织向上挑起,观察喉腔各部及喉咽后壁、环后隙、声门下腔、气管上段,发"衣"音时观察声带运动情况。

护理配合:①告知病人检查的目的、过程,使病人有思想准备。②嘱病人检查时尽可能放松全身,平静呼吸,配合医生,如觉得有恶心感,可深呼吸,以缓解症状。③检查前禁食、禁水 6 小时。术后 2 小时可进温凉软食,全麻者 6 小时后进温凉软食,一般进半流质 3 天。④嘱病人口中分泌物不能咽下,以利于观察分泌物的色、质、量。注意休声,以减轻声带充血。

4. 纤维喉镜检查 纤维喉镜是用导光纤维制成的软性内镜,其外径 3.2~6mm,长度在 300mm 以上,远端可向上下弯曲,病人易耐受。用于进一步对喉部及喉咽部病变进行检查,还可进行活检、息肉摘除、异物取出等。操作时病人取坐位,口咽及喉咽黏膜表面麻后,检查者左手握镜柄,右手持镜干远端,轻轻将纤维喉镜从鼻腔或口腔导入通过鼻咽、口咽到达喉咽,可对喉部及喉咽部进行检查及手术治疗。护理配合同直接喉镜检查法。

5. 显微喉镜检查 系用手术显微镜通过支撑式或悬吊式直接喉镜进行更细致、更精确的检查方法,可观察一些细微的病变,如癌前病变、轻度上皮增厚、黏膜下充血以及声带小结、息肉或其他新生物等,也可用于声带小结和小新生物的摘除,视野清,声带损伤小。病人选择全麻,护理配合同直接喉镜检查。

(六)耳鼻咽喉科影像学检查

耳、鼻、咽、喉、颈部、气管及食管的病变在临床上均需影像学检查,以确定诊断以及鉴别诊断,同时了解病变性质和范围,为进一步制定针对性的治疗方案提供依据。影像学检查包括 X 线摄片、CT、MRI、超声波检查等。作为耳鼻咽喉科护士,应了解每种检查的主要目的和大致过程,以便协助病人更好地配合完成检查。同时还应关注检查结果的报告,及时准确了解病人病变的性质和范围,预测病人可能的护理诊断,及时采取个性化的护理措施。

四、耳鼻咽喉科常见护理诊断

耳鼻咽喉科病人常见的护理诊断包括:

1. 感知受损:嗅觉减退或听力下降 与嗅觉、听力功能异常有关。

2. 语言沟通障碍 与听力下降不能理解他人、气管切开、喉部病变或喉切除术后发音功能受损有关。

3. 有窒息的危险 与存在喉部或气管异物、喉部急性炎症、外伤或气管切开后痰液积聚阻塞呼吸道等因素有关。

4. 清理呼吸道无效 与鼻腔、咽喉、气管的炎症引起分泌物增多且黏稠,不易排出,或气管切开或喉部手术后气道分泌物增多且黏稠,病人咳嗽排痰能力下降有关。

5. 有受伤的危险　与平衡功能失调、嗅觉障碍或听力障碍所致察觉环境危害能力降低有关。

6. 口腔黏膜受损　与喉切除术后不能经口进食、鼻腔填塞后张口呼吸等因素有关。

7. 自我形象紊乱　与鼻部手术、喉部手术后面部结构和功能改变，鼻部、耳部先天畸形，或长期炎症引起分泌物过多，有异味等因素有关。

8. 社交隔离的危险　与听力障碍或喉部手术后语言交流能力受损，面部手术或先天畸形引起的自尊降低等因素有关。

9. 舒适受损：鼻塞、鼻痒、流涕、喷嚏、咽干、咽痒等　与相关部位炎症反应或过敏反应有关。

10. 急性疼痛　与耳鼻咽喉各器官的急、慢性炎症、外伤、手术等因素有关。

第二节　耳鼻咽喉科护理管理

一、门诊护理管理

(一) 耳鼻咽喉科诊室管理

1. 开诊前检查并添补诊疗桌上的各种常用检查器械、药品和敷料，备好各种办公用品，并按固定位置放好。准备好洗手液、放置污染器械的消毒液和污敷料桶。

2. 安排好病人的就诊次序，保证病人隐私权不受侵犯。对老弱、幼小病人安排优先就诊。

3. 对急重症病人如外伤、鼻出血、呼吸困难、耳源性并发症等应安排提前就诊或急诊，并密切配合医生做好抢救工作。

4. 对婴幼儿病人，检查时协助医生固定头部。

5. 做好抢救药品和器械的管理，保证处于备用状态，安全使用。

6. 酒精灯内酒精按时添加，注意安全，防止烫伤病人或工作人员。

(二) 耳鼻咽喉科治疗室的管理

1. 做好治疗前的各种准备工作，包括各种无菌器械、敷料、药品等，各种治疗用品放置有序。各种消毒液配制符合规定，定点放置，标记清晰。

2. 督促护士做好治疗过程中严格的消毒隔离工作，防止交叉感染。

3. 损伤性的检查应事先检查有无谈话签字单，治疗结果记录于病历卡并签名。

4. 治疗室内应配备抢救车、氧气、吸引器等急救物品，还要备一治疗床，以备治疗过程中病人发生意外时抢救之用。

二、隔音室护理管理

隔音室是进行听功能检测的场所，应由专职护士与技术人员共同管理。

1. 隔音室室内环境噪声的声压级应符合国家 GB7583-87 的要求。

2. 保持隔音室室内整洁，空气清新，注意防潮。

3. 备好检查及办公用品，如音叉纯音听力及声导抗仪和结果记录单等。应按规定定期校准，耳机、耳塞应用肥皂水清洗，并用酒精擦拭。

4. 测试前向受试者解释测试的目的、过程及配合方法。婴幼儿受试者，应结合其年龄及检查目的，选择合适的测试方法或遵医嘱给予镇静药。

5. 做好测试准备工作，包括去除受试者的眼镜、头饰、耳环及助听器等，并清洁外耳道，调整耳机位置，以免因外耳道软骨部受压塌陷造成外耳道阻塞，影响测试结果。

6. 测试过程中应使受试者尽量坐得舒适,避免说话、吞咽及清鼻等动作,不移动身体,保持安静。

7. 测试结束后,记录、整理检查结果,并及时送交医生。

三、内镜检查室护理管理

耳鼻咽喉科常用的内镜检查包括:耳镜检查、鼻内镜检查、纤维鼻咽镜检查、纤维喉镜检查、直接喉镜检查等。内镜室应有专职护士或技术人员负责管理,并协助医生进行各项检查和诊疗操作。内镜有硬管和软管两种,均系贵重精密光学仪器,配有光源及摄、录像与监视系统,对仪器设备的妥善保管、正确使用和正确消毒十分重要。

1. 妥善保管仪器设备　①建立仪器档案。②制定使用、保管制度,并应专人保管。③注意防尘、防潮、防霉。④器材不用时应放回其原装盒内的海绵槽中,并通常把仪器设备按顺序置于专用柜内,以便于移动和操作。纤维内镜及光源导线内部系光导纤维,存放时应避免扭曲和过度弯折。光学仪器不得在日光下暴晒,也不能与挥发性或腐蚀性物质一起存放。⑤定期检查、保养,及时维修,保持仪器功能良好。

2. 做好检查前准备

(1) 受检者的准备:①解释检查的目的、方法、过程和注意事项,尤其是局麻病人,要求检查过程全身放松,做深长而有规律的呼吸。②进行常规体检及完成必要的辅助检查,以查明有无施行内镜检查的适应证和禁忌证。③术前 4 小时禁食,以免术中呕吐。

(2) 检查前必须认真准备和检查所需器械,尤其对于容易发生故障的器械,如照明装置、吸引器等更应重点检查。使用电器必须核对其规定电压与电源电压是否相符。

3. 正确使用仪器设备

(1) 内镜使用前应用无菌盐水彻底冲洗(管腔内需用注射器冲洗),以免残留有福尔马林等消毒药液刺激组织。

(2) 术中要严格遵守操作规程,动作应轻柔、细心,进镜时要避免粗暴推进以免损伤、出血和影响镜像。

(3) 保持镜面干净和视野清晰,镜检时,可先在镜面涂防雾硅油或不时在温热的蒸馏水中加温;遇少量出血或有分泌物时应及时抽吸或冲洗干净;镜面沾有血污时应用蒸馏水或者酒精棉球擦净。

(4) 使用器械时轻拿轻放,持镜要稳,切忌碰撞、擦划。使用光源时,不要过分弯折导光线,以免折断导光纤维而造成视像模糊不清。

4. 消毒与灭菌

(1) 检查结束后,用清水将所有器械及其部件冲洗干净(尤其是各种内镜管腔及吸引管等须反复冲洗以保持通畅无阻)。

(2) 内镜最好选用环氧乙烷进行消毒灭菌,也可选用高效器械消毒液浸泡,管腔内应充满消毒液,不宜用高压蒸汽或煮沸等热力灭菌法。

5. 检查室内应备有常用抢救药品,如肾上腺素、地塞米松及氧气等。

6. 做好卫生安全管理,保持室内整洁,通风良好,注意防潮,定期用紫外线消毒室内空气。

四、耳鼻咽喉科病房的管理

1. 为住院病人提供安全、舒适、整洁、安静的治疗和休养环境,正确及时地为病人进行各种治疗,做好手术前后的各项护理工作,开展健康教育,提高病人自我护理能力。

2. 耳鼻咽喉科病房应设置专科检查室,为检查病人和换药使用,检查室内应备好各

笔记

种耳鼻咽喉科专科检查器械、敷料、药品、各种无菌包等,还要备好氧气、吸引器等抢救物品。

3. 病房应在距离医护办公室最近的地方设置重症病房,以利病情观察,遇突发情况可及时抢救。

第三节　耳鼻咽喉科手术病人常规护理

一、耳科手术护理常规

(一) 术前护理

1. 心理护理　了解病人的心理状态,有针对性地向病人介绍手术的目的和意义,说明术中可能出现的情况,如何配合,术后的注意事项,使病人有充分的思想准备。

2. 耳部准备

(1) 对于慢性化脓性中耳炎耳内有脓的病人,入院后根据医嘱予 3% 过氧化氢溶液清洗外耳道,并滴入抗生素滴耳液,每日 3~4 次,初步清洁耳道。

(2) 术前剃除患侧耳廓周围头发,一般为距发际 5~6cm,如果病人行侧颅底或前颅底手术,则备皮范围更大,如果病人行耳前瘘管切除术,则备皮范围可适当减小。清洁耳廓及周围皮肤,将女病人头发梳理整齐,术侧头发结成贴发三股辫,如为短发,可用凡士林将其黏于旁边,或用皮筋扎起,以免污染术野。需植皮取脂肪者,应根据医嘱备皮,备皮部位多为腹部或大腿。

3. 一般准备

(1) 术前检查各项检验报告是否齐全,检验结果是否正常,包括血尿常规、出凝血试验、肝肾功能、胸片、心电图等,了解病人是否有糖尿病、高血压、心脏病或其他全身疾病,有无手术禁忌证,及时与主管医生沟通,以保证手术安全。

(2) 各项必要的辅助检查要齐全,包括听功能、前庭功能、颞骨 CT 或 MRI、面神经功能检查等。

(3) 根据病人的病情需要完成药物皮肤敏感试验。

(4) 预计术中可能输血者,应做好定血型和交叉配血试验。

(5) 术前一日沐浴、剪指趾甲,做好个人卫生工作。

(6) 术前晚可根据医嘱服镇静剂,以便安静休息。

(7) 术晨更衣,局部麻醉者不穿高领内衣,全身麻醉者病服贴身穿。取下所有贵重物品和首饰交于家属保管。活动性义齿要取下。不涂口红和指(趾)甲油。不戴角膜接触镜。

(8) 按医嘱予术前用药,并做好宣教工作。

(9) 局麻病人术晨可进少量干食。全麻者术前至少禁食 6 小时。

(10) 术前有上呼吸道感染者,女病人月经来潮,暂缓手术。

(11) 术前禁烟酒及刺激性食物。

(二) 术后护理

1. 全麻病人按全麻术后护理常规护理至病人清醒。

2. 全麻清醒后,可选择平卧或健侧卧位或半卧位,如无发热、头痛、眩晕等症状,次日可起床轻微活动。人工镫骨手术需头部制动 48~72 小时。

3. 观察敷料的渗透情况及是否松脱,如渗血较多,及时通知医生,可更换外面敷料重新加压包扎。

4. 饮食护理　如术后无恶心、呕吐,全麻清醒 3 小时后可进流质或半流质饮食,3~5 天视病情逐步改为普食,以高蛋白、高热量、高维生素,清淡为宜。

5. 注意观察有无面瘫、恶心呕吐、眩晕、平衡失调等并发症,进颅手术注意病人有无高热、嗜睡、神志不清、瞳孔异常变化、脑脊液耳漏等并发症发生。

6. 嘱病人防止感冒,教会其正确擤鼻方法,即单侧轻轻擤,勿用力擤,以免影响移植片,并利于中耳乳突腔愈合,按需要应用呋麻滴鼻液,保持咽鼓管通畅。

7. 根据医嘱使用抗生素,预防感染,促进伤口愈合。

8. 耳部手术病人因听力都有不同程度的损害,所以护士要注意与病人沟通的方式,如大声说话、语速减慢,必要时用图片、写字或用简单的手语。避免病人烦躁不安,情绪不稳。

9. 术后6~7天拆线,2周内逐渐抽出耳内纱条,拆线后外耳道内应放置挤干的酒精棉球,保持耳内清洁并吸收耳内渗出液。嘱病人洗头洗澡时污水勿进入外耳道。

10. 嘱病人出院后定期随访,按医嘱用药,正确清洁外耳道。

二、鼻科手术护理常规

(一) 术前护理

1. 心理护理　向病人介绍手术的目的和意义,说明术中可能出现的情况,如何配合,术后的注意事项,使病人有充分的思想准备,减轻焦虑。

2. 鼻部准备

(1) 剪去患侧鼻毛,男病人需理发,剃净胡须。如果息肉或肿块过大,已长至鼻前庭,则不宜再剪鼻毛。

(2) 检查病人有无感冒、鼻黏膜肿胀等急性炎症,如有应待炎症消退后手术。

3. 一般准备　准备好鼻部 CT 或 X 线片,余同"耳科病人术前一般准备"。

(二) 术后常规护理

1. 局麻病人术后给予半卧位,利于鼻腔分泌物、渗出物引流,同时减轻头部充血。

2. 全麻按全麻护理常规至病人清醒后,改为半卧位。

3. 按医嘱及时使用抗生素,预防感染。注意保暖,防止感冒。

4. 注意观察鼻腔渗血情况,嘱病人如后鼻孔有血液流下,一定要吐出,以便观察出血量,并防止血液进入胃内,刺激胃黏膜引起恶心呕吐。24 小时内可用冰袋冷敷鼻部。如出血较多,及时通知医生处理,必要时按医嘱使用止血药,床旁备好鼻止血包和插灯。

5. 叮嘱病人不要用力咳嗽或打喷嚏,以免鼻腔内纱条松动或脱出而引起出血。教会病人如果想打喷嚏,可用手指按人中、做深呼吸或用舌尖抵住硬腭以制止。

6. 局麻病人术后 2 小时、全麻病人清醒后 3 小时可进温、凉的流质或半流质饮食,可少量多餐,保证营养,避免辛辣刺激性食物。

7. 鼻腔填塞纱条者,第二天开始滴石蜡油以润滑纱条,便于抽取。纱条抽尽后根据医嘱改用呋麻液滴鼻,防止出血并利于通气。填塞物如为膨胀海绵,填塞期间不使用滴鼻剂。填塞物 24 小时后开始抽取,完全取出后根据医嘱使用滴鼻剂。

8. 因鼻腔不能通气,病人需张口呼吸,口唇易干裂,所以要做好口腔护理,保持口腔清洁无异味,防止口腔感染,促进食欲。

9. 测量口温改为测量腋温。

10. 注意保护鼻部勿受外力碰撞,尤其是鼻部整形手术病人,防止出血和影响鼻部手术效果。

11. 手术后一般在 24 小时或 48 小时抽出鼻内填塞物,嘱病人在抽取前适当进食,避免抽取纱条时因紧张、恐惧、疼痛不适引起病人低血糖反应,甚至出现晕厥。

三、咽科手术护理常规

(一) 术前常规护理

1. 心理护理　向病人介绍手术的目的和意义,说明术中可能出现的情况,如何配合,术后的注意事项,使病人有充分的思想准备。

2. 局部准备

(1) 术前做好口腔护理:可用漱口液漱口,防止口腔感染,影响术后伤口愈合。

(2) 术前禁食6小时。

(3) 咽喉部或口腔有炎症者,应先控制炎症,再行手术。

3. 一般准备　局部检查包括咽部CT、MRI、X线片等,余同"耳科病人术前一般准备"。

(二) 术后常规护理

1. 全麻病人按全麻常规监测生命体征至清醒。

2. 咽部手术病人清醒前采用侧俯卧位,以利口中分泌物流出,防止渗血咽下,清醒后予半卧位。

3. 观察切口渗血情况,嘱病人口中分泌物吐出,以便观察。

4. 观察呼吸情况,有无剧烈咳嗽或呼吸困难。嘱病人及时将咽喉部分泌物排出,必要时应予经鼻或经口吸出,保持呼吸道通畅。

5. 局麻或表麻手术病人,术后2小时可进冷流质或半流质,防止食物温度过高引起局部充血。全麻病人清醒后3小时可进冷流质。

6. 疼痛护理　评估病人术后疼痛程度,讲解疼痛原因和持续时间,采用非药物缓解疼痛方法。

7. 做好口腔护理,根据医嘱使用抗生素,预防感染。

8. 禁烟酒,避免辛辣刺激性食物。

四、喉科手术护理常规

(一) 术前常规护理

1. 心理护理　向病人介绍手术的目的和意义,手术过程,说明术中可能出现的不适,如何配合,术后的注意事项,使病人有充分的思想准备。对于肿瘤病人、术后语言交流功能受影响的病人,要特别加强术前解释工作,使病人在充分理解和愿意接受手术的心理状态下进行手术。可事先教会病人一些简单的手语,以便术后交流。

2. 喉部手术术前至少禁食6小时。

3. 咽喉部、口腔或鼻腔有炎症者,应先控制炎症,再行手术。

4. 备皮　喉切除或颈淋巴结清扫的病人根据手术范围备皮。

5. 一般准备　局部检查包括喉部CT、MRI、X线片等,余同"耳科病人术前一般准备"。

(二) 术后护理常规

1. 全麻病人按全麻常规监测生命体征至清醒。

2. 心理护理　对行喉切除的病人尤应特别关注细节,加强与病人的非语言交流和沟通,及时满足病人需要,使病人保持情绪稳定。

3. 观察切口渗血情况,如发现活动性出血,应及时处置。

4. 对于气管切开或喉切除的病人,做好气管套管和气道的护理,保持呼吸道通畅。

5. 做好各种导管包括负压引流管、鼻饲管、水囊管、输液管等的护理,保持其功能状态。

6. 体位　全麻清醒后予以半卧位,鼓励尽早下床活动。

7. 做好饮食护理,一般喉部手术全麻清醒3小时后予以温冷流质或半流质饮食。鼻饲

147

病人要保证病人均衡和充足的营养,以预防并发症,促进康复。

8. 各种喉镜术后嘱病人少讲话,注意声带休息。

9. 禁烟酒,避免辛辣刺激性食物。

第四节 耳鼻咽喉科常用护理技术操作

一、外耳道清洁法

【目的】

1. 冲出阻塞外耳道的耵聍和表皮栓,保持外耳道清洁。

2. 冲出外耳道小异物,如小珠、小虫等。

【用物准备】 弯盘、治疗碗、装有细塑料管的橡皮球、温生理盐水、纱布、额镜、棉签。

【操作步骤】

1. 病人取坐位,解释操作目的和方法,取得配合。

2. 嘱病人将弯盘置于患耳垂下方,紧贴皮肤,头稍向患侧倾斜。

3. 左手向后上方牵拉耳廓(小儿向后下方),右手将吸满温生理盐水、装有塑料管的橡皮球对准外耳道后上壁方向冲洗,使水沿外耳道后上壁进入耳道深部,借回流力量冲出耵聍或异物。

4. 用纱布擦干耳廓,用铁棉签擦净耳道内残留的水,额镜检查外耳道内是否清洁,如有残留耵聍,可再次冲洗至彻底冲净为止。

【注意事项】

1. 坚硬而大的耵聍、尖锐的异物、中耳炎鼓膜穿孔、急性中耳炎、急性外耳道炎,不宜作外耳道冲洗。

2. 冲洗液应接近体温,不应过热或过冷,以免引起迷路刺激症状。

3. 冲洗时不可对准鼓膜,用力不宜过大,以免损伤鼓膜;也不可对准耵聍或异物,以免将其冲至外耳道深部,更不利于取出。

4. 若耵聍未软化,可用耵聍钩钩出,或嘱病人再滴3%的碳酸氢钠溶液2~3天后再冲洗。

5. 若冲洗过程中,病人出现头晕、恶心、呕吐或突然耳部疼痛,应立即停止冲洗并检查外耳道,必要时请医生共同处理。

二、外耳道滴药法

【目的】 软化耵聍、治疗耳道及中耳疾病。

【用物准备】 滴耳液、消毒干棉球。

【操作步骤】

1. 病人侧卧或坐位,头侧向健侧,患耳向上。

2. 成人耳廓向后上方牵拉,小儿向后下方,将外耳道拉直。

3. 将滴耳液顺耳道后壁滴入 2~3 滴。

4. 用手指反复轻按耳屏几下,使药液流入耳道四壁及中耳腔内。

5. 保持体位 3~4 分钟。

6. 外耳道口塞入干棉球,以免药液流出。

【注意事项】

1. 滴药前,必须将外耳道脓液洗净。

2. 药液温度以接近体温为宜,不宜太热或太凉,以免刺激迷路,引起眩晕、恶心呕吐等不适感。

3. 如滴耵聍软化液,应事先告知病人滴入药液量较多,滴药后可能有耳塞、闷胀感,以免病人不安。

三、鼓膜穿刺法

【目的】 抽出鼓室内积液,减轻耳闷感,提高听力。

【用物准备】 1%~2% 丁卡因溶液、苯扎氯铵酊溶液、消毒纱布、2ml 空针、鼓膜穿刺针头、额镜、窥耳器、酒精棉球。

【操作步骤】

1. 向病人解释操作目的和方法,取得其配合。

2. 将丁卡因溶液、苯扎氯铵酊溶液适当加温。

3. 病人取坐位,头侧卧于桌面,患耳向上。

4. 向患耳内滴入 2% 丁卡因溶液 1 次,做表面麻醉。然后滴入苯扎氯铵酊溶液消毒鼓膜和外耳道,用纱布擦干外耳道口。

5. 病人坐起,患耳对着操作者。

6. 操作者用酒精棉球消毒窥耳器,并置入外耳道。

7. 连接空针与针头,调整额镜聚光于外耳道。

8. 将长针头沿窥耳器底壁缓慢进入外耳道,刺入鼓膜紧张部的前下象限或后下象限,一手固定针筒,一手抽吸积液。

9. 抽吸完毕,缓慢将针头拔出,退出外耳道。用挤干的酒精棉球塞住外耳道口。

【注意事项】

1. 注意滴入耳内溶液温度适宜。

2. 刺入鼓膜深度不宜过深,位置在最低部,以便抽尽积液。

3. 操作时嘱病人头部勿动,以免损伤中耳内其他结构。

4. 嘱病人两天后将棉球自行取出,1 周内不要洗头,以免脏水进入外耳道。

四、鼻腔滴药及鼻喷雾法

【目的】

1. 治疗鼻炎、鼻窦炎,或鼻腔、鼻窦手术后用药。

2. 保持鼻腔润滑,防止干燥结痂。

【用物准备】 滴鼻药、清洁棉球或纸巾少许。

【操作步骤】

1. 嘱病人轻轻擤出鼻涕(鼻腔内有填塞物不擤)。

2. 病人取仰卧位,肩下垫枕头或头悬于床缘,头尽量后仰,使头部与身体成直角,头低肩高。

3. 每侧鼻腔滴 3~4 滴药水,轻轻按压鼻翼,使药液均匀分布在鼻黏膜上。鼻腔喷药时勿对准鼻中隔,应采用左手喷右侧鼻腔,右手喷左侧鼻腔。

4. 保持原位 2~3 分钟后坐起。

5. 用棉球或纸巾擦去外流的药液。

6. 对于鼻侧切开病人,为防止鼻腔或术腔干燥,滴鼻后,嘱病人向患侧卧,使药液进入术腔。

【注意事项】

1. 滴药时,滴管口或瓶口勿触及鼻孔,以免污染药液。

2. 体位要正确,滴药时勿吞咽,以免药液进入咽部引起不适。

五、鼻腔冲洗法

【目的】　清洁鼻腔,湿润黏膜,减轻臭味,促进黏膜功能恢复。

【用物准备】　灌洗桶、橡皮管一根、橄榄式接头一根、温生理盐水 1000~1500ml、输液架一个、脸盆一只、纱布少许。

【操作步骤】

1. 病人取坐位,头向前倾。

2. 将装有温生理盐水的灌洗桶挂在距病人头部高 50cm 处,关闭输液夹。

3. 橄榄头与橡皮管连接,嘱病人一手将橄榄头固定于一侧前鼻孔,张口呼吸,头侧向另一侧。打开输液夹,使桶内温盐水缓缓流入鼻腔,盐水经前鼻孔流向后鼻孔,再经另一侧鼻腔和口腔流出,即可将鼻腔内分泌物、痂皮冲出。

4. 一侧鼻腔冲洗后,将接头换到对侧鼻孔按同样方法进行冲洗,然后用纱布擦干脸部。

【注意事项】

1. 鼻腔有急性炎症及出血时禁止冲洗,以免炎症扩散。

2. 灌洗桶不宜太高,以免压力过大引起并发症。将冲洗液注入鼻腔时,注意用力不可过猛。

3. 水温以接近体温为宜,不能过冷或过热。

4. 冲洗时勿与病人交谈,以免发生呛咳。

5. 冲洗时出现鼻腔出血,应立即停止冲洗。

六、咽部涂药法

【目的】　治疗各种类型咽炎、咽部溃疡和黏膜损伤等,尤其对不会漱口以及漱口动作增加咽腔疼痛的病人;咽部表面麻醉。

【用物准备】　额镜、压舌板、咽喉卷棉子或长棉签及各种治疗用药,如复方碘甘油、硼酸甘油、甲紫、10%~20% 硝酸银等物品。

【操作步骤】

1. 病人坐位,张口,安静地用口呼吸,使舌部和腭部完全放松。

2. 操作者左手持压舌板轻轻压低舌背或舌前 2/3,充分暴露口咽部,右手持卷棉子或长棉签蘸上药液,直接涂布于咽部黏膜病变处,每日 2~3 次。

【注意事项】

1. 棉签上的棉花必须缠紧,以免涂药时脱落,导致咽喉部异物。

2. 棉签上所蘸的药液(尤其是腐蚀性药物)不可太多,以免滴入喉腔造成黏膜损伤甚至反射性喉痉挛;涂药范围不宜太广,以免伤及正常组织。

3. 需长期或反复用药(为非腐蚀性药物)者,应教会病人和家属在家自行用药。

七、咽、喉部喷雾法

【目的】　用于咽喉部手术、内镜检查时的黏膜表面麻醉;慢性咽喉炎的治疗。

【用物准备】　额镜、喷雾器及各种治疗用药,如复方地喹氯铵喷雾剂、冰硼散、锡类散、西瓜霜等,1%~2% 丁卡因等物品。

【操作步骤】

1. 口咽部喷雾　病人坐位,将舌自然平放口底,张口发 "啊——" 长音,对准腭垂、软腭、咽后壁、舌根、扁桃体及咽腭弓和舌腭弓,反复喷药 3~4 次,每次 3~4 喷。治疗用药每日 1~4 次。

2. 喉部喷雾　口咽部喷雾 2~3 次后,嘱病人伸舌并用纱布将舌前 1/3 包裹好将舌拉出,口尽量张大并作深呼吸,将喷雾器头弯折向下对准喉部,趁病人深吸气时将药液喷入,每次 3~4 喷,共 3~4 次。声带息肉摘除或纤维支气管镜检时需加下咽和喉部滴药。

【注意事项】

1. 3 岁以下幼儿禁用,5 岁以下及不合作小儿一般不用或慎用。

2. 嘱病人每次喷入的药液均不能咽下,含服 3~4 分钟后再吐出。

3. 喷药前应先将咽喉分泌物或残余药液吐出,以利新喷入的药液与黏膜直接接触。

八、雾化吸入法

【目的】　治疗喉部炎症。

【用物准备】　氧气一筒或空气压缩泵、长橡皮管、喷雾器、雾化药液、清洁纱布或一次性棉片、剪刀、5ml 注射器。

【操作步骤】

1. 核对治疗单,取喷喉药物用剪刀剪去封口或用 5ml 注射器抽吸药液注入玻璃喷雾器内。

2. 用清洁纱布或一次性棉片包住喷雾器开口的上端。

3. 打开氧气或空气压缩泵开关,调节好压力,将橡皮管与喷雾器连接。

4. 病人取坐位,嘱病人将喷雾器开口处放入口腔深部,用示指堵住雾化器排气孔,使气体与药液混合成极细小的气雾从喷口处喷出。嘱病人慢慢呼吸,吸气时间长些,使带药的气雾进入喉及气管内。

5. 吸入完毕,关闭开关,消毒处理。

【注意事项】

1. 治疗前,先检查玻璃喷雾器是否完好。

2. 空气压力不可过高或过低。

3. 声带充血或水肿病人喷雾后,嘱病人禁食刺激性食物及禁烟、酒,并休声,以提高治疗效果。

（吴沛霞）

思考题

刘女士,35 岁,长期有耳闷,耳塞感,时有耳鸣,为明确诊断,需行咽鼓管功能检查。

请思考:

1. 常用的咽鼓管功能检查方法有哪些?试比较各自的优缺点。

2. 行咽鼓管检查时应为病人提供哪些护理?

第十五章 耳科病人的护理

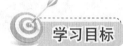

学习目标

1. 掌握分泌性中耳炎、急慢性化脓性中耳炎、梅尼埃病、耳聋病人的身体状况评估、治疗要点和护理措施。

2. 熟悉分泌性中耳炎、急慢性化脓性中耳炎、梅尼埃病、耳聋的病因和发病机制、健康教育。

3. 了解外耳道炎及疖的护理评估、治疗要点和护理措施。

4. 能正确运用护理程序,对耳科各种疾病病人制定合理的护理计划并实施,能运用自己所学的知识向病人进行健康教育。

5. 具有以病人为中心的护理服务意识,能够主动了解病人的感受,帮助病人解除痛苦。

第一节 外耳道炎及疖病人的护理

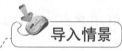

情景描述:

小赵平时很喜欢游泳,昨天下午游泳的时候不小心耳朵进水了,今天感觉耳内胀痛明显,外耳道有少量分泌物流出。

请思考:

1. 小赵可能的临床诊断是什么?

2. 该病人的主要护理措施有哪些?

　　外耳道炎(external otitis)是由细菌感染所致的外耳道炎症。分为**弥漫性外耳道炎**(diffuse external otitis)和局限性外耳道炎,后者又称**外耳道疖**(furunculosis of external auditory meatus)。

　　【病因与发病机制】

　　1. 弥漫性外耳道炎 为外耳道弥漫性炎症。挖耳损伤皮肤、游泳时外耳道进水、化脓性中耳炎脓液刺激等是其常见诱因,外耳道皮肤外伤或局部抵抗力下降、糖尿病等易致本病。致病菌多为金黄色葡萄球菌、链球菌、变形杆菌、铜绿假单胞菌等。

　　2. 外耳道疖 是外耳道皮肤毛囊或皮脂腺的局限性化脓性感染。病因同外耳道炎。

152

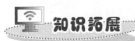

外耳道致病菌的特点

外耳道的致病菌因地域不同而存在差异,同一地区不同季节致病菌种也不同。热带地区以铜绿假单胞菌为多见,它是假单胞菌中常见的一种条件致病菌,为革兰染色需氧菌,可寄生于外耳道、腋窝、生殖器、肛门等部位。热带气候条件下的外耳道流脓,主要为外耳道铜绿假单胞菌感染所致,其次为变形杆菌、大肠杆菌等。温带地区以溶血性链球菌和金黄色葡萄球菌为多见,溶血性链球菌对热及常用消毒剂较敏感,60℃ 30分钟即可被杀死;金黄色葡萄球菌广泛存在于空气、水、人畜排泄物当中,其流行病学特点之一为季节分布,以春夏季多见,可引起局部化脓感染及全身感染。

【护理评估】

(一)健康史

询问病人发病的原因和经过,了解其疼痛的性质和特点,有无外耳道受伤史以及中耳疾患,有无糖尿病等全身性疾病。

(二)身体状况

1. 弥漫性外耳道炎　分急、慢性两种。急性者表现为明显耳痛、灼热,可有少量分泌物流出,耳廓牵引痛及耳屏压痛为本症的重要特征。慢性者外耳道发痒、少许渗出物。

2. 外耳道疖　剧烈耳痛,张口、咀嚼时加重。疖肿堵塞外耳道时,可有听力减退及耳鸣,疖破溃后有脓血流出。

(三)辅助检查

耳镜检查:①弥漫性外耳道炎急性者可见外耳道皮肤弥漫性红肿或有糜烂、少许渗出;慢性者可见外耳道皮肤增厚、皲裂、脱屑,分泌物积聚,外耳道腔变窄。②外耳道疖可见外耳道软骨部皮肤局限性红肿,触痛明显,按压耳屏或牵拉耳廓时疼痛加剧。

(四)心理-社会状况

外耳道炎及疖大多发生于有挖耳习惯的人群当中,平时对外耳的保护不够重视。外耳道受损后,轻者仍有"无所谓"的心态,而一旦局部症状加重,听力受到影响,病人很容易出现恐惧、焦虑等心理变化。因此,护士应通过与病人的交流,了解其性格特点、行为习惯、职业与受教育程度,评估其对本病的认知程度和心理状态。

【治疗要点】　清洁外耳道,抗感染对症处理,积极治疗感染病灶;慢性者可联合应用抗菌药物和糖皮质激素类合剂、糊剂或霜剂局部涂敷;未成熟的疖禁忌切开,疖肿成熟后应及时切开引流;同时应积极诊治全身性疾病如糖尿病等。

【常见护理诊断/问题】

1. 疼痛:耳痛　与外耳道炎症有关。

2. 知识缺乏:缺乏预防外耳道炎及疖的相关知识。

【护理目标】

1. 病人的外耳道炎症逐渐消除,疼痛减轻或消失。

2. 病人熟悉预防外耳道炎及疖的相关知识。

【护理措施】

(一)疼痛护理

1. 耳痛剧烈时,遵医嘱服用镇静、止痛剂。

2. 早期局部热敷或超短波透热等理疗,促使炎症消退,疼痛缓解。

3. 局部尚未化脓者用1%~3%酚甘油滴耳,或用10%鱼石脂甘油纱条敷于患处,每日更换 1~2 次,消炎止痛。

4. 外耳道有脓液或分泌物可使用过氧化氢溶液清洁。

5. 当疖肿成熟后,及时挑破脓头或切开引流,每日换药。

(二) 健康教育

1. 指导病人纠正不良挖耳习惯,保持外耳道清洁、干燥,避免损伤外耳道皮肤。疾病急性期和治疗恢复期禁止游泳。

2. 对反复发作病例,应注意寻找可能存在的全身疾病,如糖尿病、贫血、维生素缺乏、内分泌功能紊乱等。

【护理评价】 病人是否达到:①外耳道炎症消除,疼痛减轻。②熟悉预防外耳道炎及疖的相关知识。

第二节　分泌性中耳炎病人的护理

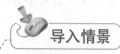

情景描述:

明明今年 4 岁了,因为感冒在家休息了 1 周才去幼儿园。下午妈妈去接他的时候,老师说:明明今天跟小朋友玩儿的时候,总爱抚弄左边耳朵,注意力不太集中,叫他也不爱搭理人。于是,妈妈带着明明来到医院,做了 X 线检查,示腺样体肥大。

请思考:

1. 明明可能存在的临床诊断是什么?

2. 试述对该患儿应进行哪些护理评估?

分泌性中耳炎(secretory otitis media) 又称为**渗出性中耳炎**(otitis media with effusion),是以鼓室积液及听力下降为主要特征的中耳非化脓性炎性疾病。而当中耳积液黏稠呈胶冻状时,称**胶耳**(glue ear)。本病可分为急性和慢性两种。小儿和成人均可发病,冬春季多发。

【病因与发病机制】 目前本病病因及发病机制尚未完全明确,但有学者认为与咽鼓管功能障碍、中耳局部感染和变态反应有关。

1. 咽鼓管功能障碍　如小儿腺样体肥大、急慢性鼻炎、鼻咽部肿瘤、长期的后鼻孔填塞等,致咽鼓管机械性狭窄或阻塞,外界空气不能进入中耳,中耳内原有气体逐渐被黏膜吸收,腔内形成负压,引起鼓膜内陷,以及中耳黏膜血管扩张、通透性增强,鼓室内出现漏出液。中耳黏膜可进一步发生一系列病理变化,杯状细胞增多,分泌亢进。鼓室积液多为漏出液、渗出液和分泌液的混合液。

2. 中耳局部感染　本病可能是中耳的一种轻型或低毒性的细菌感染。

3. 变态反应　可溶性免疫复合物对中耳黏膜的损害(Ⅲ型变态反应)可为慢性分泌性中耳炎的致病原因之一。

【护理评估】

(一) 健康史

评估病人发病前是否有上呼吸道感染史,既往有无腺样体肥大、急慢性鼻炎、鼻窦炎等病史。

(二) 身体状况

1. 听力下降　发病后听力逐渐下降,伴自听增强。小儿常因对声音反应迟钝,注意力

笔记

不集中,学习成绩下降前来就医。

2. 耳痛　急性起病时可有轻微耳痛,慢性者耳痛不明显。常伴有耳内闭塞或闷胀感,按压耳屏后可暂时改善。

3. 耳鸣　为低音调间歇性,如"噼啪"声。打呵欠或擤鼻时,耳内出现气过水声。

4. 耳闷　耳内闭塞或闷胀感,按压耳屏后可暂时减轻。

(三) 辅助检查

1. 耳镜检查　鼓膜内陷,表现为光锥缩短、变形或消失,锤骨短突明显外突,锤骨柄向后上移位。鼓室积液,鼓膜失去正常光泽,呈淡黄或琥珀色,有时可透过鼓膜见到液平面。

2. 听力检查　音叉试验和纯音听阈测试示传导性聋。鼓室导抗图呈平坦型(B 型)或高负压型(C 型)曲线。

3. 影像学检查　CT 扫描可见鼓室内有低密度影。小儿行头部侧位 X 线检查,了解有无腺样体增生。

4. 成人进行鼻咽部检查,排除鼻咽癌。

知识拓展

分泌性中耳炎与鼻咽癌的关系

分泌性中耳炎主要是由于咽鼓管功能障碍而引起的耳痛、耳鸣及听力下降等临床表现。

鼻咽癌早期,可因鼻咽侧壁肿物压迫或阻塞咽鼓管咽口而出现耳部症状,如耳闷、耳鸣、听力下降及鼓室积液等,与分泌性中耳炎症状相似,易被误诊。尤其是一侧有耳痛、耳鸣及听力下降等表现的病人,应警惕鼻咽癌的可能。可行后鼻镜检查或纤维鼻咽镜检查,以发现鼻咽癌的早期变化,如咽隐窝及鼻咽顶前壁的小结节、肉芽肿隆起,表面粗糙不平易出血,或出现黏膜下隆起、黏膜充血、咽隐窝饱满等。也可进行血清 EBV-VCA-IgA 测定,必要时可行鼻咽部 CT 或 MRI 检查,以早期明确诊断。

(四) 心理 - 社会状况

病人可因耳鸣、耳闷胀感以及听力减退等而产生焦虑心理,慢性病人由于病程迁延而表现为烦躁、失望,对疾病康复缺乏信心。护士应通过与病人的交流,了解其性格特点、行为习惯、职业与受教育程度等,评估其对本病的认知程度和心理状态。

【治疗要点】　积极病因治疗,改善中耳通气、引流积液。

1. 非手术治疗　急性期可选用有效的抗菌药物控制感染;可用 1% 麻黄碱等鼻腔减充血剂滴鼻;也可行咽鼓管吹张术改善咽鼓管通气引流功能,或使用稀化黏液药物增加咽鼓管黏膜纤毛的排泄功能,以利于分泌物经咽鼓管排出;给予糖皮质激素类药物,以减轻炎性渗出和机化。同时积极治疗鼻咽及鼻腔疾病。

2. 手术治疗　常用手术方法有鼓膜穿刺抽液、鼓膜切开或鼓室置管术。

【常见护理诊断 / 问题】

1. 感知受损:听力下降　与中耳负压及积液有关。

2. 舒适受损:耳鸣、耳痛、耳闷胀感　与咽鼓管阻塞有关。

3. 知识缺乏:缺乏分泌性中耳炎相关防治知识。

【护理目标】

1. 病人的听力改善。

2. 病人的耳痛症状消失。

3. 病人熟悉分泌性中耳炎防护相关知识。

【护理措施】

（一）听力下降与耳部不适的护理

1. 遵医嘱正确用药,以改善症状。注意使用滴鼻液时,协助病人取头低位。

2. 观察咽鼓管吹张术后咽鼓管通气引流的改善情况。

3. 手术护理　做好鼓膜穿刺抽液、鼓膜切开术或鼓室置管术护理。行鼓膜切开未愈或鼓室置管期间,禁忌游泳,避免耳内进水,以防中耳感染。

（二）健康教育

1. 指导病人掌握正确滴鼻、擤鼻方法。

2. 忌饮酒及辛辣刺激性食物,以保护上呼吸道黏膜抵抗力。

3. 儿童患本病易被忽视,对 10 岁以下儿童定期进行声导抗筛选试验。

4. 积极防治鼻、鼻咽部及邻近器官疾患;同时预防感冒。

【护理评价】　病人是否达到:①听力改善。②耳痛症状消失。③熟悉分泌性中耳炎相关防护知识。

第三节　急性化脓性中耳炎病人的护理

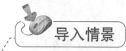

情景描述:

一岁半的聪聪感冒了,不停地咳嗽,妈妈给他服用抗感冒药,不见好转反倒开始发热、呕吐,吃了退热药,体温还是持续不降,哭闹不止,摇头抓耳,有液体不时从外耳道流出。妈妈很无奈。

请思考:

1. 聪聪可能得了什么病? 是什么原因引起?

2. 护士如何进行护理评估?

急性化脓性中耳炎（acute suppurative otitis media）是中耳黏膜的急性化脓性炎症。好发于小儿,冬春季多见。

【病因与发病机制】　主要致病菌为肺炎球菌、流感嗜血杆菌、溶血性链球菌、葡萄球菌等,感染途径以咽鼓管途径最常见。

1. 急性上呼吸道感染　细菌经咽鼓管侵入中耳,引起急性化脓性中耳炎。

2. 急性传染病　如猩红热、麻疹、百日咳、流感等,致病微生物可通过咽鼓管途径直接侵袭中耳;亦可为上述传染病的局部表现。

3. 在不洁的水中游泳或跳水、不适当的擤鼻、咽鼓管吹张或鼻腔治疗等,细菌可循咽鼓管侵犯中耳。

4. 婴幼儿吸乳位置不当,如平卧吮奶,乳汁亦可经宽而短的咽鼓管流入中耳。

此外还有外耳道鼓膜途径,如鼓膜外伤,致病菌可由外耳道直接进入中耳;血行感染途径,极少见。

【病理生理】　感染初期,鼓室黏膜充血水肿,血管扩张,有血浆、红细胞及多形核白细胞等渗出,聚集于鼓室内,以后逐渐转变为脓性。因脓液增多而使鼓室内压力增加,鼓膜因受压而缺血,加之血栓性静脉炎,最终导致局部破溃,鼓膜穿孔,脓液流出。

【护理评估】

(一) 健康史

询问病人近期是否有上呼吸道感染史,是否进行过鼓膜穿刺或置管、咽鼓管吹张等治疗。评估病人擤鼻的方法是否正确。

(二) 身体状况

1. 全身症状 可有畏寒、发热、怠倦、食欲减退。小儿较重,可出现高热、惊厥、呕吐、腹泻等症状。

2. 耳痛 为耳深部搏动性跳痛或刺痛,小儿则表现为哭闹不休,用手抓耳。

3. 听力减退及耳鸣。

4. 耳漏 鼓膜穿孔后,耳内有液体自外耳道流出,初为血水样,以后变为黏液脓性乃至脓性。一旦鼓膜穿孔,耳流脓后,则体温下降,耳痛顿减,听力改善。

(三) 辅助检查

1. 耳镜检查 鼓膜急性充血,标志不清。鼓膜穿孔后外耳道有脓,鼓膜紧张部有小穿孔,脓液呈搏动性涌出。

2. 听力检查 传导性聋。

(四) 心理 - 社会状况

病人可因耳痛剧烈、听力减退及发热等而表现为烦躁不安,易产生焦虑心理,小儿则哭闹不止。护士应通过与病人及小儿家长的交流,了解其行为习惯、职业与受教育程度等,评估其对本病的认知程度和心理状态。

【治疗要点】 积极控制感染,通畅引流,去除病因。

1. 全身用药 尽早使用足量、有效的抗菌药物控制感染。常用青霉素类、头孢菌素类等药物,需使用 10 天左右。

2. 局部用药 可用 2% 酚甘油滴耳,消炎止痛;1% 麻黄碱滴鼻,以利咽鼓管引流。如有鼓膜穿孔,可选用 0.3% 氧氟沙星(泰利必妥)等抗菌药物水溶液滴耳,待炎症消退、脓液减少时,可用 3% 硼酸甘油、3% 硼酸酒精等甘油或酒精制剂滴耳。

3. 手术治疗 鼓膜切开术、鼓膜修补术。

4. 积极治疗鼻腔、咽部及鼻咽部疾患,以防止中耳炎再发。

【常见护理诊断 / 问题】

1. 疼痛:耳痛 与中耳急性化脓性炎症有关。

2. 体温过高 由急性化脓性中耳炎引起。

3. 感知改变:听力下降 与急性化脓性中耳炎有关。

4. 知识缺乏:缺乏急性化脓性中耳炎相关防护知识。

【护理目标】

1. 病人的疼痛减轻或消失。

2. 病人的体温恢复正常。

3. 病人的听力改善。

4. 病人熟悉急性化脓性中耳炎防护相关知识。

【护理措施】

(一) 疼痛护理

1. 遵医嘱正确使用滴耳液和滴鼻液,耳内禁用粉剂,以免脓液引流不畅。

2. 倾听病人主诉,疼痛剧烈及时通知医生并协助处理。

3. 观察耳道分泌物的颜色、性质、量及气味。如有鼓膜穿孔,可用 3% 过氧化氢彻底清洗外耳道脓液并拭干。

(二) 发热护理

1. 遵医嘱全身和局部应用抗菌药物控制感染。

2. 遵医嘱使用退热药。观察体温变化,高热病人须卧床休息,调节饮食,多饮水,保持大便通畅。

(三) 听力下降护理

1. 注意评估病人听力改善情况,及时与医生沟通。

2. 鼓膜穿孔长期不愈,可行鼓膜修补术改善听力。应做好术前准备和术后护理。

(四) 健康教育

1. 指导病人掌握正确滴鼻、滴耳及擤鼻方法。

2. 行鼓膜修补术者应避免用力擤鼻及咳嗽,防止修补片脱落。

3. 指导婴幼儿家长正确哺乳姿势。

4. 忌饮酒及辛辣刺激性食物,以保护上呼吸道黏膜抵抗力,同时预防感冒。

【护理评价】　病人是否达到:①疼痛减轻。②体温恢复正常。③听力改善。④熟悉急性化脓性中耳炎防护相关知识。

第四节　慢性化脓性中耳炎病人的护理

慢性化脓性中耳炎(chronic suppurative otitis media)为中耳黏膜、骨膜或深达骨质的慢性化脓性炎症,是常见耳科疾病之一,以反复中耳流脓、鼓膜穿孔及听力下降为主要临床特点,严重者可引起颅内外并发症,危及生命。

【病因与发病机制】

1. 慢性化脓性中耳炎大多数是因急性期未得到及时有效治疗迁延而来;或身体抵抗力差;或致病菌毒性过强;或鼻及咽部存在慢性病灶和咽鼓管功能障碍等。

2. 常见致病菌为变形杆菌、铜绿假单胞菌、金黄色葡萄球菌、大肠杆菌等,其中主要是革兰氏阴性杆菌,或可能是两种以上细菌混合感染。无芽孢厌氧菌的感染或与需氧菌的混合感染也逐渐多见。

【护理评估】

(一) 健康史

询问病人是否有急性化脓性中耳炎病史,有无鼻咽部慢性疾患、机体抵抗力是否下降等情况。

(二) 身体状况

根据病理变化和临床表现,慢性化脓性中耳炎可分以下三型:

1. **单纯型**　最常见。病变主要位于鼓室黏膜层,又称咽鼓管鼓室型或黏膜型。临床表现为反复间歇性耳流脓,呈黏液性或黏脓性,无臭;鼓膜紧张部呈中央性穿孔,大小、位置不一;听力损害为轻度传导性聋。

2. **骨疡型**　病变超出黏膜深达骨质,引起听小骨、鼓环、鼓窦、乳突骨质坏死及肉芽组织形成,又称肉芽型。此型表现为患耳持续性流黏稠脓液,有臭味,可有血性脓液;鼓膜紧张部呈边缘性穿孔或大穿孔;病人有较重的传导性听力损失。此型中耳炎可引起并发症。

3. **胆脂瘤型**　胆脂瘤非真性肿瘤,是因鼓膜、外耳道的上皮经穿孔向中耳腔生长堆积成的囊性结构,囊内充满脱落上皮、角化物质和胆固醇结晶,故称为胆脂瘤。临床特点:长期持续耳流脓,脓液恶臭;鼓膜松弛部穿孔或紧张部后上方边缘性穿孔,有时从穿孔处可见鼓室内有胆脂瘤样物;听力损失呈不同程度的传导性聋或混合性聋,常导致严重的颅内、外并发症。

4. 并发症 由中耳炎症所引起的颅内和颅外并发症,称为耳源性并发症。常见颅内并发症有:①乙状窦血栓性静脉炎。②硬脑膜外脓肿。③耳源性脑膜炎。④脑脓肿。常见颅外并发症有:①耳后骨膜下脓肿。②颈部贝佐尔德脓肿。③迷路炎。④面瘫。

(三)辅助检查

1. 耳镜检查 可见鼓膜穿孔大小不等,透过穿孔处可见鼓室内壁黏膜充血、肿胀、增厚。

2. 听力检查 呈传导性耳聋或混合性耳聋。

3. 影像学检查 行乳突 X 线、颞骨 CT 扫描可协助诊断。

(四)心理 - 社会状况

多数病人因对本病急性期相关知识缺乏,未予足够重视而迁延为慢性,可因耳部流脓、有异味,听力减退等而产生自卑心理,又可因疾病迁延不愈,或担心发生并发症而出现焦虑、恐惧心理。护士应通过与病人的交流,了解其行为习惯、职业与受教育程度等,了解其对本病的认知程度和心理状态。

【治疗要点】 治疗原则为:清除病灶,通畅引流,控制感染,消除病因。

1. 单纯型和骨疡型中耳炎若引流通畅,以局部用药为主。常用抗菌药物为氧氟沙星滴耳液、氯霉素滴耳液等,同时可应用 1% 呋麻滴鼻剂滴鼻,使咽鼓管保持通畅。

2. 骨疡型中耳炎引流不畅及胆脂瘤型中耳炎,宜尽早施行乳突根治手术,目的在于彻底清除病变组织,预防并发症。应根据病变范围、咽鼓管功能状况、病人年龄和能否定期复查及术者的技术条件等综合考虑,选择手术方式。

3. 急性化脓性中耳炎应及时治疗并治愈,积极治疗鼻咽部慢性疾患,如腺样体肥大等。

【常见护理诊断 / 问题】

1. 感知改变:听力下降 与慢性化脓性中耳炎有关。

2. 潜在并发症:颅内、外感染。

3. 知识缺乏:缺乏慢性化脓性中耳炎相关治疗及防护知识。

【护理目标】

1. 病人的听力改善。

2. 病人无并发症发生。

3. 病人熟悉慢性化脓性中耳炎防护相关知识。

【护理措施】

(一)听力下降护理

1. 遵医嘱正确用药,滴耳药前先应用 3% 过氧化氢溶液彻底清洗耳道内脓液,并用棉签拭干;脓液多时可用吸引器吸净。

2. 注意评估病人听力改善情况,及时与医生沟通。

(二)预防并发症护理

1. 嘱病人卧床休息,保持病室环境安静、舒适,光线宜暗。

2. 注意并发症的临床特点,观察生命体征、意识状态,有无头痛、恶心呕吐、眩晕等症状,发现异常及时通知医生处理。

📶 **知识拓展**

常见耳源性并发症的临床特点

1. 乙状窦血栓性静脉炎 寒战后高热、头痛剧烈,伴恶心呕吐等。同侧颈部可触及条索状肿块,压痛明显。

2. 耳源性脑膜炎 高热、剧烈头痛、喷射状呕吐,可伴烦躁不安,抽搐;重者嗜睡、谵妄、昏迷。检查有脑膜刺激征,脑脊液压力增高。

3. 耳源性脑脓肿　头痛、呕吐、反应迟钝、表情淡漠、嗜睡、脉搏迟缓等。

4. 耳后鼓膜下脓肿　除中耳炎症状外，有耳痛、高热和全身不适。检查见耳后红肿或有波动感，脓肿诊断性穿刺可抽出脓液。

5. 迷路炎　阵发性眩晕，偶伴恶心呕吐和平衡障碍；听力减退多为传导性聋，或呈混合性聋；瘘管试验阳性。

3. 根据病情给予高热量、高蛋白及富含维生素的流质或半流质饮食；及时补液，注意水、电解质的平衡。如有呕吐应少食多餐。

(三) 手术护理

1. 参照耳科病人护理常规。

2. 手术后护理

(1) 安置病人平卧或健侧卧位。

(2) 遵医嘱应用抗生素、止血剂。

(3) 观察病情：注意眩晕、剧烈头痛、恶心、呕吐、面瘫，以及平衡障碍表现。

(4) 饮食：营养易消化，避免辛辣刺激食物。

(四) 健康教育

1. 指导病人掌握正确的滴耳和洗耳方法：向病人讲解清除耳道内脓液后再滴入抗菌药物药水是提高疗效的关键。

2. 指导病人正确用药，耳内忌用庆大霉素等耳毒性药物；忌用粉剂以免影响引流；忌用有色药物以免影响局部观察；滴耳液的温度应接近体温，避免发生眩晕。

3. 告知病人有鼓膜穿孔不宜游泳。在沐浴或洗头时，可用干棉球堵塞外耳道口，以免诱发中耳感染。

4. 解释早期治疗慢性化脓性中耳炎的重要性，如果病情进一步发展，最终会导致颅内、外感染等严重并发症。

【护理评价】　病人是否达到：①听力改善。②未出现颅内、颅外并发症。③熟悉慢性化脓性中耳炎治疗防护相关知识。

第五节　梅尼埃病病人的护理

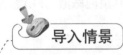

导入情景

情景描述：

　　早上，王阿姨做好了早饭，正忙着摆桌子，突然摔倒在地上，儿子忙上前扶她，只见她闭着眼睛，紧锁眉头，脸色煞白，王阿姨摆摆手，一动也不敢动。儿子意识到妈妈眩晕的老毛病又犯了，但这次比以往都要严重，赶紧拨打"120"。

请思考：

1. 王阿姨可能患了什么病？有哪些典型症状？

2. 如果你在现场，你会为王阿姨提供哪些帮助？

　　梅尼埃病（Meniere disease）是以膜迷路积水为基本病理特征的内耳疾病。首次发病年龄多为 30~50 岁，一般单耳发病，双耳受累者常在 3 年内先后患病。

　　【病因与发病机制】　病因目前尚无定论，多认为与耳蜗微循环障碍、内淋巴生成和吸收平衡失调、膜迷路破裂、变态反应、病毒感染及代谢与内分泌功能异常等有关。

【护理评估】

(一) 健康史

询问病人眩晕及耳鸣发作的特点,评估病人发作时有无听力下降及下降的程度。了解病人有无家族史,既往有无耳部疾患等。

(二) 身体状况

典型症状包括发作性眩晕、波动性耳聋、耳鸣和耳胀满感。

1. 眩晕 多呈突发旋转性,无先兆,病人常感自身或周围物体沿一定方向和平面旋转,或感摇晃、浮沉,持续数分钟至数小时,同时伴恶心、呕吐、面色苍白、出冷汗及血压下降等自主神经反射症状。病人神志清醒。眩晕常反复发作,发作间歇期可为数日或数年不等,甚至终生只发作一次。

2. 耳鸣 多出现于眩晕发作前,初为持续性低音调吹风声或流水声,后转为高音调蝉鸣或汽笛声。耳鸣于眩晕发作时加重,发作过后逐渐减轻或消失,多次发作可转为永久性,令病人烦躁不安。

3. 耳聋 多为单侧,呈明显波动性变化,发作期加重,间歇期听力可部分或完全恢复。随发作次数增加,耳聋逐渐加重,可转为不可逆的永久性感音神经性聋。

4. 耳胀满感 发作时患耳闷胀感、压迫感或有头胀满感。

(三) 辅助检查

1. 耳镜检查 鼓膜正常,声导抗测试正常,咽鼓管功能良好。

2. 听力学检查 呈感音性耳聋。

3. 前庭功能检查 发作期可见自发性眼震和位置性眼震,反复多次发作者前庭功能减退或丧失。

4. 甘油试验 通过减少异常增加的内淋巴,检测听觉功能变化。

5. 行颞骨 CT、膜迷路 MRI 检查,可协助诊断。

(四) 心理 - 社会状况

病人可因眩晕的反复发作而产生焦虑情绪,担忧影响自身工作和学习。护士应评估病人的年龄、受教育程度、职业等,通过与病人的交流,了解其对本病的认知程度和心理状态。

【治疗要点】

1. 急性发作时,立即使用镇静剂或自主神经调整药物,如地西泮、谷维素、盐酸氯丙嗪、苯海拉明和氟桂利嗪等;减轻膜迷路积水,选用脱水剂,如50%的葡萄糖注射液或氯噻酮;改善微循环,选用血管扩张剂,如倍他司汀、尼莫地平等。

2. 手术治疗 对发作频繁、症状重、保守治疗无效者,根据病情选择术式如内淋巴囊减压术、前庭神经切断术等。

【常见护理诊断 / 问题】

1. 舒适受损:眩晕、恶心 与膜迷路积水有关。

2. 感知改变:听力下降 与膜迷路积水有关。

【护理目标】

1. 病人的眩晕、恶心等症状缓解,不适感消除。

2. 病人的听力得到改善。

【护理措施】

(一) 舒适及听力下降护理

1. 发作期 ①嘱病人卧床休息,并保持环境安静舒适,光线稍暗。②给予低盐饮食。③观察发作时病人意识、生命体征等,注意眩晕发作的持续时间、次数及伴发症状。④安全护理:对症状重或服用镇静剂者,加床栏保护以防坠床;病情好转后,尽早逐渐下床活动,注意搀扶病人,防止跌倒。

2. 遵医嘱正确用药,观察用药后反应,特别是长期使用利尿剂病人,要监测水电解质变化。

(二) 手术护理

按耳科病人护理常规。

(三) 健康教育

1. 解释眩晕发作时的护理,通常经安静休息和治疗后症状可得到控制。

2. 指导病人平时保持良好心态,生活和工作有规律,劳逸适当,有充足睡眠,饮食清淡,避免烟、酒和浓茶。

3. 告知病人及家属,眩晕频繁发作时不宜单独外出,不宜从事驾驶职业或高空作业等,避免发生意外。

【护理评价】 病人是否达到:①眩晕、恶心等症状缓解,不适感消除。②听力改善。

第六节 耳聋病人的护理

人体听觉系统中的传音、感音等任何一个环节出现结构异常或功能障碍,都可出现不同程度的听力损失,统称为**耳聋**(hearing loss)。根据病变的性质,可分为器质性耳聋和功能性耳聋两大类。器质性耳聋按病变部位又可分为**传导性耳聋**(conductive hearing loss)、**感音神经性耳聋**(sensorineural hearing loss)和混合性耳聋。功能性耳聋无明显器质性病变,又称为精神性或癔症性耳聋。根据发病时间,分为先天性耳聋和后天性耳聋。

【病因与发病机制】

1. 传导性耳聋 在声音传导径路上,外耳道或中耳的病变都可导致进入内耳的声能减弱。如:耳廓畸形使耳廓集声功能降低;外耳道疾患导致外耳道狭窄甚至闭塞,影响鼓膜运动;鼓膜病变受声波刺激后,其振动面积和振幅降低,造成声能损失;听骨链中断可使声能传导障碍。

2. 感音神经性耳聋 由于内耳螺旋器毛细胞、听神经或各级神经元受损,导致声音感受与神经冲动传导发生障碍,引起听力下降或消失。

(1) 先天性聋:为出生时或出生后不久即发现有听力障碍。由于基因或染色体异常所致耳聋为遗传性聋;因妊娠早期母体病毒感染,或大量应用耳毒性药物,或产伤等因素所致耳聋为非遗传性聋。

(2) 非遗传性获得性感音神经性聋:发病率为90%以上。常见有老年性聋、耳毒性聋、全身系统疾病性聋、创伤性聋、特发性突聋、传染病源性聋及自身免疫性聋等。耳毒性聋是指使用某些药物或长期接触某些化学物质所造成的听力损失,又称为药物中毒性耳聋。

3. 混合性耳聋 为耳传音和感音系统同时受累所致。

【护理评估】

(一) 健康史

1. 询问病人既往病史,是否患过耳病;了解其用药史、家族史及工作和居住环境等。评估耳聋的程度、持续时间等。

2. 详细了解病人出生史、疾病史、用药史和家族史等。

(二) 身体状况

1. 耳鸣 传导性耳聋表现为低音调耳鸣,感音神经性耳聋为高音调耳鸣。

2. 听力减退 表现为不同程度的听力减退或耳聋。

（三）辅助检查

1. 听功能检查

（1）音叉试验：传导性耳聋为林纳（Rinne）试验阴性；韦伯（Weber）试验偏向患侧；施瓦巴赫（Schwabach）试验骨导延长。感音神经性耳聋为 Rinne 试验（±）；Weber 试验偏向健侧；Schwabach 试验骨导缩短。

（2）纯音测听：传导性耳聋为气导听阈 >25~60dB，骨导听阈基本正常，有气-骨导差。感音神经性耳聋为气、骨导曲线下降，无气骨导差。一般高频听力损失较重，少数以低频听力损失为主。

（3）声导抗检查：对传导性耳聋可判断鼓室气压功能和听骨链的完整性。

2. 影像学检查　根据听功能情况选定 X 线、CT 或 MRI 检查，协助确定病变部位、范围及程度等。

（四）心理-社会状况

评估病人的年龄、生活习惯、家庭及经济状况等，了解病人对本病的认知水平。病人可因耳鸣、耳聋而痛苦产生焦虑心理，或因影响正常的生活和工作而产生悲观情绪。通过与病人沟通交流，了解其心理状态。

【治疗要点】

1. 根据病因及类型选择药物治疗，如细菌或病毒感染所致耳聋给予抗菌药物或抗病毒药物治疗；自身免疫性耳聋可应用类固醇激素或免疫抑制剂。

2. 药物治疗无效可选配适宜的助听器。

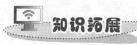

知识拓展

助听器的选配及使用注意事项

助听器是一种有助于听力障碍者改善听力的精密电子仪器，可将周围环境的声音放大。适用于传导性聋及轻、中度感音神经性聋的病人。

1. 选配方法　①采集病史及听力测试，以了解病人语言交流能力、对助听器的了解程度、心理-社会状况等；②选择助听器，根据听力测试结果，综合考虑病人需求，选择性能适宜的助听器；③讲解使用方法，告知病人首次使用应先在安静环境中佩戴并减少使用时间，逐步适应后可延长使用时间，以达到各种环境理想的聆听效果。

2. 注意事项　①首次使用助听器者，可先试用 2~3 周，由专门人员给予指导调整，以获得满意效果；②助听器保养可使用专用毛刷清洁，用软布轻轻擦拭，禁忌使用清洁液；③防止助听器受潮，禁止使用电吹风等干燥工具吹干。

3. 手术治疗耳外伤、畸形以及各种压迫咽鼓管疾病，促进听力恢复。必要时行人工耳蜗植入手术。

知识拓展

人工耳蜗

人工耳蜗是一种能代替人耳功能的声电转换电子装置，人工耳蜗植入手术是目前能够恢复全聋病人听力的唯一有效的治疗方法。

1. 基本部件　人工耳蜗由体内和体外装置两部分组成。体内装置有接收线圈、处理器、刺激电极和参照电极；体外装置有麦克风、言语转换器和发射线圈。

2. 工作原理　麦克风接受声信号后，将其通过言语转换器进行数字编码，再通过发射线圈传送至体内的接收线圈，并继续传送至刺激电极，刺激听神经产生听觉。

3. 术后训练　植入术后 15~30 天开机调频,定期调试至稳定,进行听觉语言康复训练,从环境声、男女声等开始,循序渐进。

4. 注意事项　告知病人勿用力擤鼻、打喷嚏等,勿剧烈碰撞或挤压头部,体外部件防止雨淋潮湿,并远离高电压、强磁场等。

【常见护理诊断/问题】

1. 感知改变　与听力减退有关。

2. 焦虑　与耳聋程度加重有关。

3. 知识缺乏:缺乏有关耳聋的防护知识。

【护理目标】

1. 病人的耳鸣减轻或消除,听力改善,或使用助听器。

2. 病人的情绪稳定,焦虑缓解。

3. 病人及家属熟悉耳聋的防护知识。

【护理措施】

(一) 症状护理

1. 遵医嘱按时用药,观察用药效果,注意用药后反应。

2. 手术治疗的病人按耳科病人术前、术后常规护理。

3. 根据病人听力损失的程度,协助选配适宜的助听器。

(二) 心理护理

多与病人接触,耐心倾听病人谈话,对重度耳聋病人,可选用写字板、佩戴助听器等交流方式与其沟通,帮助其解除顾虑、增强信心,配合治疗。

(三) 健康教育

1. 向病人讲解预防耳聋的有关知识,避免引发耳病的各种因素,如不用火柴棍、发夹等物挖耳,学会正确的擤鼻方法,噪声环境下注意护耳,鼓膜穿孔未愈不能游泳,不滥用耳毒性药物等。

2. 加强孕产期保健,妊娠期间、婴幼儿禁用耳毒性药物,重视婴幼儿听力筛查,做到早期发现、早期诊断与治疗。重视老年人听力保健,预防或延缓老年性聋的发生与发展。

3. 积极治疗各种耳部疾病,如各种原因发生鼓膜穿孔或已发生急性中耳炎,应及时就医,防止形成慢性中耳炎,损害听力。

4. 指导病人使用和保管助听器。

【护理评价】　病人是否达到:①耳鸣症状缓解,听力提高。②情绪稳定,积极配合治疗。③熟悉耳聋的治疗、护理知识。

(李连红)

思考题

1. 王某,女,48 岁,眩晕反复发作 5 年,以往发作时口服眩晕停等药物、静卧片刻就能缓解,今年始,眩晕发作频繁,经常突然晕倒,且伴有恶心、呕吐等症状。到医院后确诊为:梅尼埃病。

请思考:

(1) 梅尼埃病的典型临床症状有哪些?

(2) 眩晕发作时应给予哪些护理措施?

2. 张某,男,27岁,初中文化。18年前得了腮腺炎,发烧40℃,在当地诊所静脉输液(具体用药不详)治疗后,双耳听力开始下降,四处就医不见好转,佩戴助听器效果也不明显,只能靠唇语和手写同他人交流。双亲心急如焚,去年父亲患脑血栓卧床,母亲患乳腺癌病故。在市残联的帮助下,小张入院治疗。

请思考:

(1) 该病人耳聋属于哪一种类型?

(2) 简述对该病人心理 - 社会状况的评估。

(3) 护士应如何为病人进行心理疏导?

第十六章 鼻科病人的护理

学习目标

1. 掌握急慢性鼻炎、变应性鼻炎、急慢性鼻窦炎及鼻出血病人的身体状况评估和护理措施。

2. 熟悉急慢性鼻炎、变应性鼻炎、急慢性鼻窦炎及鼻出血病人的治疗要点及健康教育。

3. 了解急慢性鼻炎、变应性鼻炎、急慢性鼻窦炎及鼻出血病人的病因、发病机制及辅助检查方法。

4. 能正确运用护理程序，对急慢性鼻炎、变应性鼻炎、急慢性鼻窦炎及鼻出血病人做出正确的护理诊断，实施正确的护理措施，并能运用自己所学的知识向病人进行健康教育。

5. 具有以病人为中心的护理理念，能够主动了解病人的感受，帮助病人解除痛苦。

第一节 急慢性鼻炎病人的护理

一、急性鼻炎

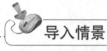

情景描述：

李磊昨晚回家时淋雨了，第二天，李磊出现鼻塞、流清水样涕，频繁打喷嚏等症状。

请思考：

1. 李磊可能的临床诊断和护理诊断是什么？

2. 护士对该病人提供的主要护理措施有哪些？

急性鼻炎(acute rhinitis)是一种由病毒感染引起的鼻腔黏膜急性炎症，可经呼吸道传播，俗称"伤风"、"感冒"。四季均可发病，以冬季、季节交替、气候变化不定时多见。

【病因与发病机制】 本病由病毒感染引起，最常见的病毒有鼻病毒、腺病毒、冠状病毒、流感病毒和副流感病毒等。当各种诱因导致机体或鼻腔黏膜抵抗力减低时，致病病毒通过呼吸道侵入机体，或潜藏于上呼吸道的病毒乘机生长繁殖，毒力增强而发病，在此基础上可继发细菌感染。

【护理评估】

（一）健康史

询问病人起病时的情况，评估病人有无引发急性鼻炎的局部因素及全身因素存在。

（二）身体状况

潜伏期1~3天。起病时鼻或鼻咽部干燥、痒感,频繁打喷嚏;随即出现鼻塞、流清水样鼻涕;继之鼻塞加重,鼻涕转为黏液脓性,不易擤出。全身症状轻重不一,可有发热、头痛、四肢酸软等不适症状。儿童的全身症状较成人多。

（三）辅助检查

前鼻镜检查可见鼻腔黏膜充血、肿胀,鼻道内有大量水样或黏液脓性分泌物。若无并发症,7~10天可自愈。若继发细菌感染,可引起急性鼻窦炎、急性中耳炎、咽炎、喉炎、气管炎、支气管炎等。

（四）心理 - 社会状况

急性鼻炎病人由于有鼻塞、喷嚏、流涕、嗅觉障碍及全身不适等症状,病人很容易出现焦虑、烦躁等心理变化。因此,护士应通过与病人的交流,了解其性格特点、行为习惯、职业与受教育程度,提高病人对本病的认知程度,调整其心理状态。

【治疗要点】　以支持和对症治疗为主,常选择鼻内减充血剂,如麻黄碱滴鼻剂,以消除鼻黏膜肿胀,恢复鼻腔正常通气功能。

【常见护理诊断 / 问题】

1. 感知受损:嗅觉减退　与鼻腔黏膜肿胀、分泌物增多有关。
2. 潜在并发症:鼻窦炎、中耳炎等。

【护理目标】

1. 病人鼻腔恢复正常呼吸功能,表现为鼻塞减轻或消失,鼻涕减少。
2. 病人无鼻窦炎、慢性鼻炎及中耳炎等并发症。

【护理措施】

（一）嗅觉减退的护理

1. 指导正确的滴鼻法,选用合适的滴鼻剂,如儿童使用0.5%麻黄碱液滴鼻,成人使用1%麻黄碱液滴鼻,改善鼻腔通气、引流,注意此类药物连续使用时间一般不大于7天。局部可采用热敷、红外线照射和超短波透热疗法,能促进炎症消退,改善症状。

2. 指导病人采用正确的擤鼻方法,初起时可用蒸汽吸入法以减轻鼻腔黏膜水肿,促进分泌物排出。

（二）预防并发症的护理

1. 指导病人多饮水,饮食清淡,利尿通便,加速毒素排出。初起时可采用发汗疗法,如热水浴,或用生姜、红糖、葱白煎水热服等,可缩短病程。发热时告知病人需卧床休息,也可给解热镇痛的药物。

2. 注意观察体温等全身及鼻部分泌物等局部变化,如果出现高热、脓性鼻涕、耳痛、耳闷等,应警惕鼻窦炎、中耳炎等并发症的发生。

3. 合并细菌感染或疑有并发症时,遵医嘱应用抗菌药物控制感染,预防或治疗并发症。

（三）健康教育

锻炼身体,增强体质,注意劳逸适度,饮食调和。"感冒"流行期间应避免与病人密切接触,尽量不出入公共场所,注意居室通风。

【护理评价】　病人是否达到:①鼻腔恢复正常通气功能。②病人未出现鼻窦炎、中耳炎等并发症。

二、慢性鼻炎

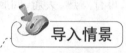

情景描述：

张先生于感冒后出现鼻塞，流黏液脓性涕，反复发作1年，鼻塞初起为交替性，近2个月转为持续性，伴头痛、头昏、耳鸣及嗅觉减退，心情烦躁。

请思考：

1. 张先生可能的临床诊断和护理诊断是什么？

2. 护士提供的主要护理措施有哪些？

慢性鼻炎（chronic rhinitis）是指鼻腔黏膜及黏膜下组织的慢性非特异性炎症。通常包括慢性单纯性鼻炎和慢性肥厚性鼻炎两种类型，前者为鼻腔黏膜组织以充血肿胀为主的可逆性病变，后者多由前者发展演变而来，为鼻腔黏膜和黏膜下组织以增生为主的不可逆病变。

【病因与发病机制】

1. 局部因素

（1）急性鼻炎反复发作或治疗不彻底，黏膜损害难以完全恢复，逐渐演变成慢性鼻炎。

（2）鼻腔及其邻近病灶的影响，如慢性鼻窦炎分泌物长期刺激鼻腔黏膜，鼻中隔偏曲妨碍鼻腔的通气引流，以及慢性扁桃体炎、腺样体肥大等，常诱发慢性鼻炎。

（3）鼻腔用药不当或用时过久，如长期使用减充血剂，尤其是萘甲唑啉，可引起药物性鼻炎。

2. 物理或化学刺激　生活或工作环境中的有害粉尘、化学气体，以及过热、过冷、干燥、潮湿的空气等，长期接触并刺激鼻腔黏膜；或嗜烟、酒刺激等，造成黏膜损害而罹患本病。

3. 全身因素

（1）全身慢性病如贫血、糖尿病、营养不良、维生素缺乏等，可使机体防御能力减弱；心肺功能不全、肝肾疾病、慢性便秘及长期使用血管扩张剂等，可引起鼻腔黏膜长期淤血或反应性充血而致病。

（2）内分泌失调如青春期、月经期、妊娠期和绝经期，可发生鼻腔黏膜生理性充血、肿胀。甲状腺功能低下，可引起鼻腔黏膜增生、水肿。

（3）长期情绪紧张或精神负担过重可导致自主神经功能紊乱，引起鼻腔黏膜反应性充血。

【护理评估】

（一）健康史

询问病人起病时间，评估病人有无引发慢性鼻炎的局部因素、全身因素、职业环境因素及生活习惯等。

（二）身体状况

1. 慢性单纯性鼻炎

（1）鼻塞呈间歇性和两侧交替性，时轻时重，时有时无。夜间、久坐、疲劳、酒后、遇寒冷时鼻塞加重；白天、运动、天热时鼻塞减轻。侧卧时，总是居于下侧的鼻腔阻塞，上侧则通气良好。由于鼻塞，间或有嗅觉减退。

（2）涕多呈黏液性，有继发感染者可变为黏液脓性。因鼻涕常向后流入鼻咽部，故可出现咽部不适、咳嗽、"多痰"等症状。

2. 慢性肥厚性鼻炎

（1）鼻塞较慢性单纯性鼻炎重，多呈持续性，常张口呼吸。

(2) 鼻涕黏稠,呈黏液或黏液脓性,量多,不易擤出。

(3) 其他症状:肥大的下鼻甲后端压迫咽鼓管咽口,可出现耳鸣和听力减退。中鼻甲肥大时,因分布于鼻中隔的筛前神经末梢受压,常引起不定期发作性额部疼痛。由于鼻塞,常有嗅觉减退。因长期张口呼吸和分泌物刺激,多伴有慢性咽炎、喉炎。

(三) 辅助检查

1. 慢性单纯性鼻炎　检查鼻腔黏膜呈暗红或淡红色,肿胀,以下鼻甲黏膜最为明显。黏膜表面光滑、湿润、柔软而富于弹性;用探针轻压之有凹陷,移去探针后立即恢复原状;涂用 1% 麻黄碱液后黏膜明显收缩,鼻甲缩小。鼻腔分泌物较黏稠,多积留于鼻腔底部,总鼻道可有黏液丝。

2. 慢性肥厚性鼻炎　检查鼻腔黏膜呈淡紫或粉红色,肥厚,以下鼻甲游离缘及其前端和中鼻甲前端最为明显。黏膜表面不平,呈结节状或桑葚状;用探针压之有坚实感,不显凹陷,或有凹陷但移去探针后不能迅速恢复原状;涂用 1% 麻黄碱液后黏膜不收缩或收缩不明显。鼻腔底部常有稠厚的分泌物。

(四) 心理 - 社会状况

慢性鼻炎大多由急性鼻炎发展而来,平时对伤风感冒不够重视,而一旦演变为慢性鼻炎,出现鼻塞、流涕及嗅觉障碍等症状,病人很容易出现焦虑、烦躁等心理变化。因此,护士应通过与病人的交流,了解其性格特点、行为习惯、职业与受教育程度,了解其对本病的认知程度和心理状态。

【治疗要点】

1. 慢性单纯性鼻炎治疗以根除病因,消除鼻黏膜肿胀,恢复鼻腔通气功能为原则。

2. 慢性肥厚性鼻炎以缩小鼻甲,恢复鼻腔通气功能为原则。短期可使用鼻内减充血剂如麻黄碱液滴鼻。鼻腔黏膜尚能收缩者治疗方法基本与慢性单纯性鼻炎相同。鼻腔黏膜对减充血剂无反应者,可作下鼻甲硬化剂注射、激光、冷冻、微波、射频等治疗,或经上述治疗未能奏效者应行手术治疗。切除范围不宜超过下鼻甲的 1/3,否则可能会引起萎缩性鼻炎。鼻甲骨肥大者,可行下鼻甲骨黏骨膜下切除术。

3. 鼻内用糖皮质激素以达到抗炎、减少充血。

【常见护理诊断 / 问题】

1. 感知受损:嗅觉减退　与慢性鼻炎鼻腔黏膜肿胀、分泌物增多有关。

2. 知识缺乏:缺乏慢性鼻炎防治知识。

【护理目标】

1. 病人鼻腔恢复正常通气功能,表现为鼻塞减轻或消失,鼻涕减少。

2. 病人了解慢性鼻炎的防治知识。

【护理措施】

(一) 嗅觉减退的护理

1. 对减充血剂敏感者　指导正确的滴鼻方法:紧压一侧鼻翼,轻轻擤出对侧鼻腔的分泌物,或将鼻涕吸入咽部后吐出。选用合适的滴鼻剂,如用 0.5%(儿童)或 1% 麻黄碱液滴鼻,1 日 3 次。

2. 对减充血剂不敏感者　可选下鼻甲硬化剂注射法、激光疗法、冷冻疗法、微波等。

3. 鼻腔冲洗　鼻内分泌物多者,可用生理盐水冲洗。

4. 对拟行手术治疗者,参照鼻科病人护理常规。

(二) 健康教育

1. 指导病人重视慢性鼻炎的治疗及掌握正确的擤鼻、鼻腔滴药方法,防止滥用减充血剂滴鼻。

2. 向病人介绍本病的预防措施,加强劳动防护、注重个人保护。在有粉尘的环境中工作时应戴口罩及面具等防护器具,尽量避免接触有害气体及物质;气温急剧变化时应注意降温或保暖;改变吸烟、酗酒等不良嗜好等。

3. 建议病人进行适当体育锻炼,预防感冒,并积极治疗鼻腔疾病及全身疾病。

【护理评价】　病人是否达到:①鼻腔恢复正常通气功能。②了解慢性鼻炎的防治常识。

第二节　鼻窦炎病人的护理

鼻窦炎(sinusitis)是鼻窦黏膜的化脓性炎症,因多合并有鼻炎,两者发病机制和病理生理过程相同,且相辅相成,故近年来已将鼻炎和鼻窦炎统称为"**鼻 - 鼻窦炎**(rhino-sinusitis)"。鼻窦炎为鼻科常见疾病。按照鼻窦炎发生的位置分为单鼻窦炎、多鼻窦炎、全鼻窦炎。按照病程长短分为急性鼻窦炎(病程 12 周以内)和慢性鼻窦炎(病程持续 12 周以上)两种类型,以慢性者居多。

一、急性鼻窦炎

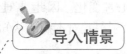

情景描述:

豆豆于感冒后出现打喷嚏、鼻塞、流清水样涕等症状,2 天后鼻涕转为黏液脓性,并出现发热、头痛及全身乏力等症状。

请思考:

1. 该病人可能的临床诊断和护理诊断是什么?

2. 护士应提供哪些护理措施?

急性鼻窦炎(acute sinusitis)为鼻窦黏膜的急性化脓性炎症,病程未超过 12 周。病情严重者可累及骨质,甚至可引起周围组织和邻近器官的并发症。

【病因与发病机制】

1. 鼻窦的解剖特点　①窦口小、鼻道狭窄而曲折,易阻塞,引起鼻窦通气引流障碍。②鼻腔黏膜与鼻窦黏膜相延续,炎症时必累及鼻窦黏膜。③各窦口彼此毗邻,炎症时相互累及。④各窦自身特点及窦口位置的特殊性。

2. 局部原因

(1) 急性鼻炎:是引起急性鼻窦炎最常见的原因。

(2) 窦口鼻道复合体阻塞:如中鼻甲肥大、鼻息肉、鼻腔肿瘤、鼻中隔偏曲等。

(3) 邻近感染性病灶:上颌第二双尖牙和第一、第二磨牙根尖周围炎时,感染可穿透菲薄的骨板侵及上颌窦。此外扁桃体炎、腺样体肥大等亦可引起鼻窦炎。

(4) 直接感染:如鼻窦开放性骨折、潜水、跳水、擤鼻不当等,细菌可经伤口或随压入鼻窦的污水、鼻涕等进入鼻窦,引起感染。

3. 全身因素　急性传染病、上呼吸道感染常为本病的直接原因。变态反应体质、环境卫生条件差,以及贫血、糖尿病、过度疲劳、受寒、受冷、营养不良等,可使机体抵抗力减低,诱发本病。

主要的致病菌为肺炎链球菌、流感嗜血杆菌、卡他莫拉菌和葡萄球菌等。临床上绝大多数鼻窦炎为混合感染。牙源性上颌窦炎多属厌氧菌感染,脓液常带恶臭。真菌感染的发生率近年显著增高。

【护理评估】

(一) 健康史

询问病人起病的急缓,评估病人有无引发急性鼻窦炎的局部因素及全身因素等存在。

(二) 身体状况

1. 全身症状　急性鼻窦炎常继发于急性鼻炎,故出现原症状加重,表现为畏寒、发热、食欲缺乏、周身不适等。儿童症状较成人重,可出现呕吐、腹泻、抽搐等。

2. 局部症状　以鼻塞、脓涕和头痛为主,并在急性鼻炎基础上加重。

(1) 鼻塞:多为持续性,以患侧明显,为鼻腔黏膜肿胀和分泌物潴留于鼻腔所致。

(2) 流脓涕:呈黏液脓性或脓性,量多,不易擤尽,有时混有血丝。牙源性感染者,脓涕常带有腐臭味。

(3) 局部痛及头痛:为急性鼻窦炎常见的症状。一般前组鼻窦炎引起的头痛部位多位于头颅表面,后组鼻窦炎引起的头痛多在头颅深部。通常头痛多有特定的部位和明显的时间规律。急性上颌窦炎头痛特点为晨起轻,午后重。急性额窦炎前额疼痛具有明显的周期性,即晨起后逐渐加重,中午为甚,午后渐减轻,至夜间完全消失,次日又重复发作。急性筛窦炎可觉内眦或鼻根部处疼痛,程度轻,晨起明显,午后减轻。急性蝶窦炎疼痛定位较深,多是眼球后或枕后钝痛。晨起轻,午后重。

(4) 嗅觉障碍:常表现为嗅觉减退或缺失,多为暂时性。

3. 体征

(1) 局部红肿与压痛:前组鼻窦接近头颅表面,患急性炎症时其病变部位的皮肤可发生红肿,接近体表的窦壁处可有压痛和叩痛。后组鼻窦位置深,患急性炎症时体表不显红肿,亦无压痛。

(2) 前鼻镜检查:鼻腔黏膜充血肿胀,尤以中鼻甲、中鼻道及嗅裂等处为明显。前组鼻窦炎可见中鼻道积脓,后组鼻窦炎可见嗅裂积脓,或脓液自上方流至后鼻孔。

(三) 辅助检查

(1) 鼻内镜检查:可正确判断鼻腔与鼻窦口附近黏膜的病理改变和脓性分泌物来源。

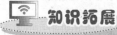

知识拓展

鼻内镜简介

鼻内镜是一种能对鼻腔进行详细检查的光学设备,一般指的是硬管镜,有 0~90 度不等的角度,由于有良好的照明,加之本身比较细,直径只有 2.7~4.0mm,可以很方便的通过狭窄的鼻腔和鼻道内的结构,通过镜像放大,来对鼻腔和鼻咽部甚至鼻窦内部结构进行检查,是诊断鼻窦炎鼻息肉的重要手段,通过配套的手术器械还能对鼻窦炎鼻息肉进行精细的治疗,使手术能够达到传统手术无法到达的区域。鼻内镜检查已经逐渐成为鼻科临床常规检查方法,全方位视野、良好的照明、准确的体征判定为临床诊断提供了可靠的依据。

(2) 体位引流:如疑为鼻窦炎,鼻道未查见脓液,可行体位引流试验,以助诊断。

(3) 影像学检查:鼻窦 CT 扫描是诊断鼻窦炎最直接和准确的方法,可以显示病变鼻窦的位置、范围、解剖学结构异常、病变程度等。

(四) 心理 - 社会状况

急性鼻窦炎病人由于头痛明显,鼻塞及流大量的脓性涕和嗅觉减退,因此病人常有焦虑、烦躁等心理变化,护士应通过与病人的交流,了解其性格特点、行为习惯、职业与受教育程度等,评估其对本病的认知程度和心理状态。

【治疗要点】 以控制感染、畅通引流、消除病因、预防并发症和防止转为慢性鼻窦炎为治疗原则。

1. 全身治疗　足量、有效抗生素;病因对症治疗,如抗变态反应药物。

2. 局部治疗　鼻内减充血剂、糖皮质激素鼻腔喷雾剂或滴鼻剂。

【常见护理诊断/问题】

1. 急性疼痛　与黏膜肿胀压迫及分泌物、细菌毒素刺激神经末梢有关。

2. 体温过高　与炎症引起全身反应有关。

3. 感知受损:嗅觉减退　与鼻窦黏膜炎症、肿胀及窦口阻塞有关。

4. 舒适受损:鼻塞　与鼻腔黏膜肿胀和分泌物潴留或手术后鼻腔纱条填塞有关。

5. 潜在并发症:急性咽炎、扁桃体炎、喉炎、气管炎、中耳炎、眶及颅内并发症。

【护理目标】

1. 病人的头痛减轻或消失。

2. 病人体温恢复正常。

3. 病人嗅觉恢复正常。

4. 病人鼻塞及流脓性涕等症状减轻或消失。

5. 病人无并发症发生。

【护理措施】

(一)急性疼痛和体温过高护理

1. 局部热敷、红外线照射或短波透热,可消除炎症、减轻疼痛。

2. 遵医嘱全身应用抗菌药物控制感染,通常疗程不少于2周,观察药物不良反应。

3. 观察体温变化,可采用物理降温的方法,并遵医嘱使用退热药。

4. 高热病人注意休息,多饮水,保持大便通畅。

(二)鼻塞、嗅觉减退的护理

1. 指导病人正确使用鼻内减充血剂,可以收缩鼻黏膜,开放窦口,改善通气引流,但长期使用可对黏膜纤毛系统的形态与功能造成破坏。

2. 指导病人使用糖皮质激素鼻腔喷雾剂或滴鼻剂,可控制鼻-鼻窦黏膜的炎症和水肿,达到改善鼻腔通气和引流的目的,急性鼻窦炎可使用1个月以上。

3. 指导和教会病人冲洗鼻腔,建议使用35~40℃温生理盐水清除鼻腔内分泌物,以保持鼻腔清洁通畅。

(三)并发症预防的护理

1. 遵医嘱使用足量有效抗菌药物。

2. 密切观察局部红肿、压痛及体温变化,注意面颊部、咽喉部、耳部肿痛,警惕发生急性咽炎、扁桃体炎、喉炎、气管炎、中耳炎、眶及颅内等并发症。

(四)健康教育

1. 改善不良的生活方式,预防感冒,避免过度劳累。

2. 指导正确滴鼻、鼻腔冲洗、体位引流,同时养成正确的擤鼻方法。

3. 游泳时避免跳水和呛水。

4. 积极治疗鼻炎、牙病、鼻中隔偏曲、变态反应性疾病等。

【护理评价】 病人是否达到:①头痛减轻。②体温恢复正常。③嗅觉恢复正常。④鼻塞及流脓性涕等症状减轻。⑤无并发症发生。

二、慢性鼻窦炎

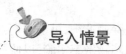

情景描述：

李健，高二学生，半年前于感冒后出现鼻塞、流脓性鼻涕，伴头闷胀感，头痛白天重、夜间轻，且有记忆力减退和注意力不集中等症状，学习成绩下降。

请思考：

1. 护士如何对李健进行护理评估？

2. 护士应提供哪些护理措施？

慢性鼻窦炎(chronic sinusitis)为鼻窦黏膜的慢性化脓性炎症，病程超过12周。可单发于某一鼻窦，但多数为两个以上鼻窦同时或先后罹患。临床分为两型：①慢性鼻窦炎不伴鼻息肉。②慢性鼻窦炎伴有鼻息肉。

【病因与发病机制】 慢性鼻窦炎可因急性鼻窦炎未彻底治愈或反复发作迁延转化而来，多为杆菌和球菌混合感染。呼吸道变应性疾病、鼻腔鼻窦解剖异常、牙源性上颌窦炎等亦为本病的主要致病因素。

【护理评估】

（一）健康史

询问病人起病的情况，评估病人有无急性鼻窦炎的反复发作史，有无变应性鼻炎、鼻息肉病和支气管哮喘等疾病史，有无影响鼻道引流和通气障碍的因素存在，有无上颌第二双尖牙及第一、二磨牙根部的感染，有无拔牙时损伤上颌窦壁等病史。

（二）身体状况

1. 全身症状 多不明显，有时缺如。较常见者有精神不振，记忆力减退，注意力不集中，易倦，头昏等。

2. 局部症状

（1）脓涕：为本病的主要症状。以患侧明显，呈黏液脓性或纯脓性。前组鼻窦炎，脓涕多流向鼻底且易从前鼻孔擤出；后组鼻窦炎，脓涕多经后鼻孔流向鼻咽部而病人觉"痰多"。牙源性感染者，脓涕常有腐臭味。

（2）鼻塞：由黏膜病变和鼻腔有脓涕滞留引起。以脓涕滞留为主者，表现为经常性鼻塞，擤出鼻涕后鼻塞可暂时缓解。若为鼻甲肿胀、肥厚、息肉或息肉样变等黏膜病变引起者，多呈持续性鼻塞。鼻塞通常伴有嗅觉减退。

（3）头痛：多不明显，常表现为沉重感、压迫感或钝痛。头痛有时间性或固定部位。一般表现为白天重、夜间轻。前组鼻窦炎可有前额部或鼻根部疼痛，后组鼻窦炎可有枕部或头顶部疼痛。常为一侧头痛，两侧者必有一侧较重；经鼻内用减充血剂、蒸汽吸入等治疗后头痛缓解。咳嗽、低头位或用力时头痛加重。吸烟、饮酒和情绪激动时头痛亦加重。

3. 体征 前鼻镜检查：鼻黏膜慢性充血、肿胀或肥厚，以鼻腔上部黏膜最为明显。中鼻甲肿胀、肥厚或有息肉样变。中鼻道变窄，黏膜水肿或有息肉形成。前组鼻窦炎可见中鼻道有脓性分泌物，后组鼻窦炎可见嗅裂或鼻腔后部有脓性分泌物。

（三）辅助检查

（1）鼻内镜检查：可清晰地观察到鼻腔、鼻窦口及其邻近区域的病变，为临床诊断提供了可靠的检查方法。

（2）体位引流：怀疑鼻窦炎而中鼻道或嗅裂又无脓性分泌物时，可采取此法。

（3）影像学检查：包括 X 线鼻窦平片、鼻窦 CT 检查及 MRI 检查。其中鼻窦 CT 检查最具诊断价值。

（4）上颌窦穿刺冲洗术：若疑有上颌窦炎时，可作此项检查。通过穿刺冲洗，可了解窦内脓液的质与量，借以推断窦腔病变程度。将冲出分泌物作细菌培养和药物敏感实验，以便协助制订治疗方案。

（5）其他检查：鼻窦 A 型超声波检查，适用于上颌窦与额窦，可发现窦内积液、息肉和肿瘤等。鼻窦纤维内镜检查，可直接观察窦内病变情况。

（四）心理 - 社会状况

慢性鼻窦炎病人常有精神不振，记忆力减退，注意力不集中，易倦，头昏等症状，因此病人往往有焦虑、烦躁等心理变化，护士应通过与病人的交流，了解其性格特点、行为习惯、职业与受教育程度等，评估其对本病的认知程度和心理状态。

【治疗要点】　解除病因，控制感染和预防并发症，解除鼻腔、鼻窦引流和通气障碍。

1. 抗炎药物

（1）糖皮质激素：①鼻内糖皮质激素：具有抗炎、抗水肿作用，疗程不少于 12 周。②全身糖皮质激素：主要用于慢性鼻窦炎伴有鼻息肉者，尤其是严重、复发性鼻息肉病人，可以短期减量口服。

（2）大环内酯类药物：大环内酯类药物具有抗炎和免疫调节作用，主要用于慢性鼻窦炎不伴鼻息肉者，推荐小剂量口服（常规剂量的 1/2），疗程不少于 12 周。

2. 黏液溶解促排剂　可稀化鼻腔鼻窦分泌物并改善黏膜纤毛活性，有促进黏液和有助于鼻腔鼻窦生理功能恢复的作用。

3. 抗过敏药物　对伴有变应性鼻炎和哮喘的病人可应用抗过敏药物，包括口服或鼻用抗组胺药，口服白三烯受体拮抗剂，疗程不少于 4 周。对于伴有哮喘的病人，首先口服白三烯受体拮抗剂。

4. 中医中药　以芳香通窍、清热解毒、祛湿排脓为原则。

5. 减充血剂　持续性严重鼻塞的病人可短期使用，疗程少于 7 天。

6. 鼻窦置换治疗　儿童慢性全组鼻窦炎病人尤为适用。

7. 鼻腔冲洗　是治疗慢性鼻窦炎的有效手段，也是鼻内镜手术治后常用的辅助治疗。

8. 手术治疗

（1）鼻腔手术方法：鼻中隔偏曲、泡状鼻中甲、息肉或息肉样变、肥厚性鼻炎等阻塞鼻窦口，需手术矫正或切除。

（2）鼻窦手术方法：目前应用鼻内镜鼻窦手术来解除鼻腔和鼻窦口的引流和通气障碍，也称为功能性鼻内镜鼻窦手术（functional endoscopic sinus surgery，FESS），已经成为当代慢性鼻窦炎外科治疗的主要手术方式。

慢性鼻窦炎有下列情况之一者可手术治疗：①影响窦口鼻道复合体或各鼻窦引流的明显解剖学异常。②影响窦口鼻道复合体或各鼻窦引流的鼻息肉。③经药物治疗症状改善不满意。④出现眶内、颅内等并发症。

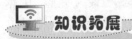

功能性内镜鼻窦手术

功能性内镜鼻窦手术通过借助内镜的良好照明和配套的手术器械，可以使手术变得更加精细。将传统的根治性或全部刮除鼻窦内黏膜的破坏性手术，转变为在彻底清除病变的基础上，尽可能保留鼻腔及鼻窦的正常黏膜和结构，形成良好的通气和引流，促使鼻腔、鼻窦黏膜的形态和生理功能恢复的功能性手术。这种手术可以根据病变的严重程度，达到依靠鼻腔及鼻窦自身生理功能的恢复来治愈鼻炎、鼻窦炎和鼻息肉的目的，同时还能纠正鼻腔内结构异常。该方法具有创伤小、术中及术后痛苦小、手术彻底、操作精细等优点，已经成为当代慢性鼻窦炎外科治疗的主体手术方式。

【常见护理诊断／问题】

1. 感知改变：嗅觉减退　与鼻腔鼻窦黏膜的病变、肿胀及窦口阻塞有关。

2. 有鼻出血的危险　与手术治疗有关。

3. 知识缺乏：缺乏鼻窦炎术后的护理知识。

【护理目标】

1. 病人鼻塞、流涕等症状减轻或消失，嗅觉恢复。

2. 病人无出现鼻出血现象。

3. 病人及家属获得护理知识。

【护理措施】

（一）嗅觉减退的护理

1. 用药指导　教会病人正确使用减充血剂，常用 1% 的麻黄碱（儿童 0.5%）滴鼻，以收缩鼻黏膜，开放窦口，改善通气引流，但疗程不能超过 7 天。

2. 指导正确使用鼻内糖皮质激素。具有抗炎、抗水肿作用，疗程不少于 12 周。

3. 鼻窦置换治疗　利用负压吸引作用吸净鼻腔分泌物，同时使药液进入鼻窦内，达到治疗目的。

4. 针刺和局部理疗　有止痛，改善局部血液循环，促进炎症吸收和改善通气之功效。

（二）围术期护理

1. 术前护理　按鼻科手术和全麻手术的护理常规。

2. 术后护理

（1）体位：局麻病人取半卧位，全麻病人去枕平卧 6 小时，头偏向一侧。

（2）饮食：全麻病人禁食 6 小时，局麻病人在咽部不适感消失后可尝试进食，但不宜大口、过急过快，以免引起鼻腔出血。

（3）观察记录生命体征变化。

（4）预防鼻出血护理：观察术后鼻出血，24~48 小时内防止填塞物脱落；嘱病人不要自行扯出鼻腔填塞物。医生取出填塞物后 2 小时内卧床休息，减少活动，防止再次出血。如渗血较多者，及时告知医生做相应处理。

（5）加强口腔护理，防止口腔感染。

（三）健康教育

1. 术后鼻腔填塞时，病人用口呼吸而致口咽干燥，嘱多次少量饮水湿润。

2. 加强口腔护理，选择适当的漱口液漱口，进食前后及睡前进行口腔清洁。

3. 注意食物的温度，避免过烫、过硬及辛辣等刺激性食物损伤黏膜。

4. 教会病人掌握正确的鼻腔冲洗及鼻腔喷药的方法。

5. 坚持术后用药，定期复诊，并按常规行鼻腔清理，以防止鼻腔粘连。

【护理评价】　病人是否达到：①鼻道引流通气障碍解除，症状明显好转。②没有发生鼻出血。③病人及家属了解鼻窦炎的有关治疗及预防知识。

第三节　变应性鼻炎病人的护理

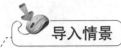 **导入情景**

情景描述：

刘女士每到春季会出现鼻痒、阵发性喷嚏、大量的清水样涕及鼻塞等症状，影响夜间休息，通常要持续 1 个月左右，非常苦恼。

请思考：

1. 刘女士可能的临床诊断和护理诊断是什么？

2. 护士应提供哪些护理措施？

　　变应性鼻炎（allergic rhinitis）指发生在鼻黏膜的变态反应性疾病，亦称过敏性鼻炎，分常年性变应性鼻炎和季节性变应性鼻炎（即花粉症）两种类型。近年来该病发病率有增加趋势，可能与大气污染、空气中 SO_2 浓度增高有关，以儿童、青壮年多见，无男女性别差异。

　　【病因与发病机制】　变应性鼻炎的发病与遗传和环境因素密切相关。病人多为特异性个体；变应原为诱发本病的直接原因，主要为吸入物，其次是食物。季节性变应性鼻炎主要由树木、野草和农作物，在花粉播散季节播散到空气中的植物花粉上引起的。常年性变应性鼻炎主要由屋尘、螨、真菌、羽毛、动物皮屑等引起。

　　本病属 I 型变态反应，是特应性个体接触致敏原后由 IgE 介导的、以炎性介质（主要是组胺）释放为开端的、有免疫活性细胞和促炎细胞以及细胞因子等参与的鼻黏膜慢性炎症反应性疾病。

　　【护理评估】

　　（一）健康史

　　询问病人起病的时间、诱因、程度及发病的季节等；询问病人的工作和生活环境；询问有无家族及个人过敏史；询问病人有无哮喘及皮炎等。

　　（二）身体状况

　　以鼻痒、阵发性喷嚏、大量清水样鼻涕和鼻塞为主要症状。大多数病人感觉鼻内发痒，花粉症者可伴有结膜充血和咽部发痒；每天有数次阵发性喷嚏发作，每次多于 3 个，甚至连续数十个；部分病人尚有嗅觉减退。

　　（三）辅助检查

　　1. **鼻镜检查**　见鼻腔黏膜水肿，苍白或浅蓝色，鼻腔有水样或黏液样分泌物。病史长、症状反复发作者可见中鼻甲息肉样变或下鼻甲肥大。

　　2. **鼻分泌物涂片检查**　可见较多嗜酸性粒细胞以及活化的嗜酸性粒细胞。

　　3. **特异性检查**　包括变应原皮肤试验和 IgE 测定。前者简单易行，敏感性强，为目前最常用的测试方法。变应性鼻炎病人血清和鼻分泌物特异性 IgE 可为阳性，其血清总 IgE 水平可在正常范围。

　　（四）心理 - 社会状况

　　变应性鼻炎病人由于鼻痒、喷嚏及有大量的鼻分泌物，导致社交困难，学习、工作和生活受影响，因此病人常有孤僻、焦虑、烦躁等心理，护士应通过与病人的交流，了解其性格特点、行为习惯、职业与受教育程度等，评估其对本病的认知程度和心理状态。

笔记

【治疗要点】

避免接触变应原,正确使用抗组胺药和糖皮质激素,如有条件可行特异性免疫疗法。

免疫治疗是世界卫生组织推荐的,变应原特异性免疫治疗常用皮下注射和舌下含服,疗程分为剂量累加阶段和剂量维持阶段,总疗程不少于 2 年,应采用标准化变应原疫苗。

免疫治疗适应证:主要用于常规药物治疗无效的变应性鼻炎病人。禁忌证:①哮喘发作期。②病人正使用 β 受体阻断剂。③合并其他免疫性疾病。④妊娠期妇女。⑤病人无法理解治疗的风险性和局限性,免疫治疗可能会出现局部和全身不良反应。

【常见护理诊断 / 问题】

1. 感知改变:嗅觉减退　与变应性鼻炎鼻腔黏膜肿胀、分泌物增多有关。

2. 知识缺乏:缺乏变应性鼻炎的防治知识。

【护理目标】

1. 病人的鼻痒、喷嚏、鼻塞及流鼻分泌物等症状减轻或消失。

2. 病人及家属了解变应性鼻炎防护相关知识。

【护理措施】

(一) 嗅觉减退的护理

1. 避免接触过敏原　了解过敏原因,确定过敏原,嘱病人应尽量避免与之接触。花粉播散季节,外出时应戴口罩,尽可能不接近树木、野草和农作物;保持室内外清洁干燥,经常晒洗衣物被褥,搞卫生时戴口罩,不要饲养宠物等。

2. 用药护理

(1) 指导鼻部用药:①糖皮质激素鼻喷雾剂使用:常用的有丙酸倍氯米松鼻喷雾剂(伯克纳)、丙酸氟替卡松鼻喷雾剂(辅舒良)。②指导抗组胺药使用:传统抗组胺药,如扑尔敏,有明显嗜睡作用,从事驾驶、精密机械操作等人员不宜服用;而应改用无嗜睡作用的第二代抗组胺药,如特非那丁、息斯敏、开瑞坦,但此类药偶可引起心脏并发症,应用时注意不能过量。近期推出鼻内局部用抗组胺药,如左卡巴斯汀鼻喷剂。③肥大细胞膜稳定剂:2% 色甘酸钠滴鼻剂及鼻喷剂,适用于轻症病人。近期推出可口服的尼多可罗。④鼻内减充血剂:治疗鼻塞,常用 1% 麻黄碱(儿童为 0.5%),但不宜长期滥用。⑤抗胆碱药:0.03% 溴化异丙托品鼻喷剂,可明显减少鼻水样分泌物。

(2) 特异性免疫疗法护理　选用皮试阳性变应原浸液,从极低浓度开始皮下注射,逐渐增加剂量和浓度。适应于鼻部药物治疗效果不理想、I 型变态反应或吸入致敏物明确,但又难以避免者。

3. 其他疗法护理　做好下鼻甲冷冻、激光、射频、微波等治疗护理,降低鼻黏膜敏感性;做好鼻内选择性神经切断术护理,降低神经兴奋性,可达一定治疗作用。

(二) 健康教育

1. 尽早避免接触明确的过敏原和过敏环境,改善工作和生活环境,注重个人防护。

2. 鼓励病人坚持规范用药,介绍规范用药的效果及意义。采用免疫疗法时,应注意必须连续、长期进行,才能显效。

3. 教会病人正确的擤鼻方法,不要用手用力揉搓鼻部。

4. 注意保暖,避免上呼吸道感染,减少诱发因素。

5. 饮食规律,忌烟、酒、辛辣刺激性食物。

6. 定期门诊随访,及时观察治疗进程和治疗效果。

【护理评价】　病人是否达到:①鼻痒、喷嚏、鼻塞及鼻分泌物等症状减轻。②了解变应性鼻炎防护的相关知识。

第四节　鼻出血病人的护理

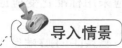

情景描述：

王先生有高血压病史 20 余年，因生活琐事与家人发生争执，突发右侧鼻腔出血，血流不止，自行鼻腔填塞后，血从口腔涌出，伴心慌，急呼 120 送往医院。

请思考：

1. 王先生的临床诊断和护理诊断是什么？

2. 护士如何紧急抢救？

鼻出血（epistaxis，nosebleed）是临床常见症状之一，可单纯由鼻腔、鼻窦疾病引起，也可由某些全身疾病所致，但以前者多见。

鼻出血是由局部或全身疾病引起的常见症状之一。轻者仅涕中带血，重者可导致出血性休克而危及生命。出血可发生于鼻腔任何部位，但大多数发生于鼻中隔前下部的利特尔区；也有些中老年人的严重鼻出血来自鼻腔后部的鼻 - 鼻咽静脉丛和鼻中隔后部动脉。

【病因与发病机制】　鼻出血的病因可分为局部和全身因素两类。

1. 局部因素

（1）外伤：鼻骨骨折、鼻窦骨折、前颅底骨折、鼻腔手术创伤等，因鼻腔或鼻窦黏膜损伤而出血。此外，挖鼻、经鼻插管、用力擤鼻、剧烈咳嗽和喷嚏等，可造成鼻腔黏膜血管损伤而出血。

（2）炎症：如急性鼻炎、急性鼻窦炎、干燥性鼻炎、萎缩性鼻炎以及鼻结核、鼻梅毒等。

（3）肿瘤：如鼻咽血管纤维瘤、鼻中隔毛细血管瘤，以及鼻腔、鼻窦和鼻咽部恶性肿瘤等。

（4）鼻中隔病变：如鼻中隔偏曲、鼻中隔糜烂、鼻中隔溃疡、鼻中隔穿孔等。

（5）鼻腔异物：常引起涕中带血。

2. 全身因素　凡能引起动脉或静脉压力增高、血管张力改变和凝血功能障碍的全身性疾病，均可引起鼻出血。

（1）心血管疾病：如高血压、动脉硬化、慢性阻塞性肺气肿、肺源性心脏病等。

（2）急性传染病：如流行性感冒、流行性出血热、麻疹、猩红热、疟疾、伤寒等，多因高热，鼻腔黏膜高度充血、干燥，以致出血。

（3）血液病：如血友病、多发性骨髓瘤、血小板减少性紫癜、白血病、再生障碍性贫血等。

（4）营养障碍或维生素缺乏：如缺乏维生素 C、K、P、B_2 及钙等。

（5）其他：如遗传性毛细血管扩张症，肝、肾疾病，风湿热，内分泌失调所致的代偿性月经，化学药品或药物中毒，飞行、登山、潜水时气压急剧变化等。

【护理评估】

（一）健康史

询问病人起病时的情况，了解病人有无引发鼻出血的局部因素及全身因素等。

（二）身体状况

表现为单侧或双侧鼻出血，间歇性反复出血或持续性出血。出血量多少不一，轻者仅鼻涕带血或倒吸血涕，重者可达数百毫升以上。短时间内失血达 500ml 时，病人可出现头昏、口渴、乏力、面色苍白等症状；超过 500ml 者常有胸闷、出冷汗、血压下降等表现；超过 1000ml者可致休克。

笔记

由于鼻出血可因不同病因引起,除表现为鼻出血外,还伴有病因本身的临床表现。

(三) 辅助检查

鼻出血的病因确定,可选择下列检查:①窥鼻器检查可了解鼻、鼻腔及鼻窦情况和出血部位。②X线摄片和CT可排除鼻腔鼻窦肿瘤引起的出血。③血液系统检查如全血细胞计数、出凝血时间、凝血酶原时间测定等,可排除血液系统疾病导致的出血。

(四) 心理 - 社会状况

鼻出血多起病急,病人很容易出现焦虑、恐惧、烦躁等心理变化。因此,护士应通过与病人及家属的交流,了解他们对本病的认知程度和心理状态。

【治疗要点】　鼻出血的主要治疗方法是镇静、局部止血和病因治疗。

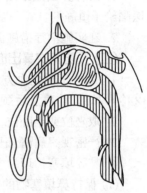

1. 局部常用止血方法有指压止血法、烧灼法、填塞法、血管结扎法、血管栓塞法等。其中鼻腔填塞法用于活动性出血剧烈、弥漫性出血或出血部位不明确时。

2. 根据情况选择适宜的填塞材料,如可吸收材料淀粉海绵、明胶止血海绵或纤维蛋白棉等,不可吸收材料如膨胀海绵、藻酸钙纤维敷料,凡士林油纱条、碘仿纱条等。

3. 鼻腔填塞分前鼻孔填塞(图 16-1)和后鼻孔填塞(图 16-2)两种,其中凡士林油纱条填塞是常用的有效的止血方法,此外还可用气囊或水囊压迫止血。

图 16-1　鼻腔填塞法

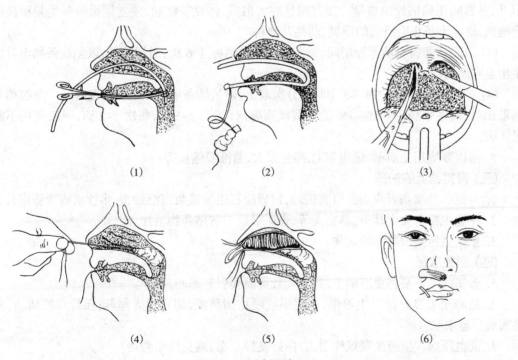

图 16-2　后鼻孔填塞法

(1) 将导尿管头端拉出口外;(2) 导尿管头端的丝线缚于导尿管头端,回抽导尿管;(3) 借器械之助,将纱球向上推入鼻咽部;(4) 将线拉紧,使纱球嵌入后鼻孔;(5) 再作鼻腔填塞;(6) 纱球尖端上的系线固定于前鼻孔处,底部单线固定于口角

【常见护理诊断 / 问题】

1. 焦虑　与鼻出血有关。

2. 潜在并发症:再次鼻出血、失血性休克。

3. 感知受损:嗅觉减退 与鼻腔填塞有关。

【护理目标】

1. 病人的焦虑、烦躁等心理减轻或消除。

2. 病人无出现鼻出血、失血性休克。

3. 病人的鼻腔填塞物取出后嗅觉恢复。

【护理措施】

(一)心理护理

1. 解释鼻出血原因和治疗护理措施,安慰病人及家属,使他们尽量放松心情,必要时遵医嘱给予镇静剂。

2. 在实施治疗措施前,应向病人交代注意事项、目的、意义,以缓解其紧张焦虑心理。

(二)预防再次鼻出血、失血性休克的护理

1. 指导简易止血方法 ①指压止血法:用手指用力将鼻翼压向鼻中隔10~15分钟。②冷敷鼻部、前额及后颈。③鼻腔填塞法:用消毒的纱条或棉花等填塞在鼻腔内。

2. 取坐位或半卧位,疑有休克者取平卧头低位,保持安静环境,利于病人休息。

3. 严密观察病情,记录血压、脉搏及出血等情况。

4. 鼻腔填塞护理

(1)保持鼻填塞物的正确位置,避免咳嗽、喷嚏,可做深呼吸,用舌顶上腭,以免填塞物脱落;需观察咽后壁有无血液流下,填塞物是否松动脱落。

(2)少量出血时嘱病人将口中血液吐到痰杯中,不要吞咽,以免血液刺激胃部黏膜引起呕吐,并影响正确估计出血量。如发现鼻腔大出血、休克等症状,应立即报告医生并积极配合抢救,迅速准备止血所需的器械、药品及敷料。

(3)鼻腔填塞物充填鼻腔期间,每天用石蜡油滴鼻4~6次,滑润纱条,以免纱条抽出时发生出血和疼痛。

(4)鼻腔填塞物可在24~48小时后分次取出,碘仿纱条可适当延长留置时间。鼻腔填塞物取出后,遵医嘱滴用0.5%~1%的麻黄碱滴鼻剂,每天2~3次,每次1~2滴,一般使用不超过7天。

5. 遵医嘱应用止血剂、维生素C、维生素K、输液或输血等。

(三)嗅觉减退的护理

1. 双侧鼻腔填塞者应加强口腔护理,口唇涂石蜡油或敷以湿纱布,多饮水或含服喉片。

2. 注意观察有无中耳炎、鼻窦炎等,遵医嘱给予抗菌药物治疗。

3. 根据病情抽取鼻腔填塞物。

(四)健康教育

1. 告知病人不要将血液咽下,避免刺激胃黏膜引起恶心、呕吐。

2. 培养个人良好的卫生习惯,不用手或硬物掏鼻腔,切忌用力捏鼻;保持口腔清洁,坚持每餐后温水漱口。

3. 高血压病人应遵医嘱规律服药,保持良好心态,避免情绪激动。

【护理评价】 病人是否达到:①焦虑、烦躁恐惧等心理减轻。②没有发生再次鼻出血、失血性休克。③鼻腔填塞物取出后嗅觉恢复。

(郭 丹)

思考题

小李,23岁,女性。1周前患感冒后出现鼻塞,流脓涕,伴头痛。头痛位于前额部,晨起即明显,且逐渐加重,中午时最重,午后逐渐减轻,晚间头痛消失。但次日类似头痛又重复发作。前鼻镜检查:鼻腔黏膜充血、肿胀,双侧中鼻道有脓性分泌物;外鼻正常无畸形,双侧眼眶内上角处明显压痛。CT扫描提示双侧额窦低密度影。

请思考:

1. 该病人的主要护理诊断是什么?
2. 应采取的治疗原则是什么?
3. 应采取的护理措施有哪些?

第十七章 咽科病人的护理

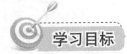

学习目标

1. 掌握扁桃体炎、阻塞性睡眠呼吸暂停低通气综合征、鼻咽癌病人的身体状况评估、治疗要点和护理措施;掌握扁桃体切除术后的护理措施及鼻咽癌放疗后的并发症。

2. 熟悉扁桃体炎、阻塞性睡眠呼吸暂停低通气综合征、鼻咽癌病人的病因、发病机制及健康教育。

3. 了解慢性咽炎的病因和发病机制、护理评估、治疗要点和护理措施。

4. 能正确运用护理程序,为咽科各种疾病病人制订合理的护理计划并正确实施,能运用自己所学的知识向病人进行健康教育。

5. 具有以病人为中心的护理服务意识,能够主动了解病人的感受,帮助病人解除痛苦。

第一节 慢性咽炎病人的护理

慢性咽炎(chronic pharyngitis)为咽部黏膜、黏膜下及淋巴组织的弥漫性炎症。常为上呼吸道慢性炎症的一部分,多见于成年人。病程长,症状顽固,较难治愈。

【病因与发病机制】

1. 局部因素　急性咽炎反复发作;各种鼻病及呼吸道慢性炎症,长期张口呼吸及炎性分泌物刺激咽部;烟酒过度、粉尘、有害气体的刺激及辛辣食物等都可引起本病。

2. 全身因素　各种慢性疾病,如贫血、消化不良、下呼吸道慢性炎症、心血管疾病、内分泌功能紊乱、维生素缺乏及机体免疫功能低下等。

【护理评估】

(一)健康史

询问病人起病时间,评估病人有无引发慢性咽炎的局部因素、全身因素、职业环境因素及生活习惯等。

(二)身体状况

1. 主要症状为咽异物感、烧灼感、干痒、微痛等,空咽时症状明显。咽后壁常附有分泌物,由于分泌物的刺激可引起刺激性咳嗽。全身症状一般不明显。

2. 主要体征

(1) **慢性单纯性咽炎**(chronic simple pharyngitis):咽黏膜弥漫性充血,血管扩张,呈暗红色,咽后壁常有少许黏稠分泌物附着。腭垂可增粗,呈蚓蚓状下垂,有时与舌根接触。

(2) **慢性肥厚性咽炎**(chronic hypertrophic pharyngitis):黏膜肥厚,弥漫性充血。咽后壁有较多颗粒状隆起的淋巴滤泡,可散在分布或融合成块。两侧咽侧索亦充血肥厚。

182

（3）**萎缩性咽炎与干燥性咽炎**（atrophic pharyngitis and pharyngitis sicca）：腺体分泌减少，黏膜萎缩变薄。临床少见。

（三）心理 - 社会状况

慢性咽炎大多由急性咽炎反复发作发展而来，因长期有咽部不适，分泌物刺激等症状，病人的学习、生活和工作受到影响，很容易出现焦虑、烦躁等心理变化。因此，护士应通过与病人的交流，了解其对本病的认知程度和心理状态。

【治疗要点】

1. 消除各种致病因素，中药调理。

2. 局部治疗　①单纯性咽炎：复方硼砂溶液、呋喃西林溶液、2% 硼酸溶液含漱或以碘喉片、薄荷喉片等含服。②肥厚性咽炎：除了上述方法处理外，可用 10%~20% 硝酸银溶液烧灼增生的淋巴滤泡，亦可用激光、冷冻或电凝固法治疗。③慢性萎缩性咽炎与干燥性咽炎：可用 2% 碘甘油涂抹咽部，以改善局部血液循环，促进腺体分泌，减轻干燥不适症状。

【常见护理诊断 / 问题】

1. 舒适受损：咽部轻微灼痛　与慢性炎症有关。

2. 焦虑　与长期不愈的咽部不适感有关。

【护理目标】

1. 病人咽部不适感减轻或消失。

2. 病人情绪稳定，消除焦虑抑郁等情绪，能积极配合治疗和护理。

【护理措施】

（一）咽部疼痛的护理

1. 中医中药　中医认为慢性咽炎系阴虚火旺所致，治以滋阴清热，可用金银花、麦冬、胖大海等中药代茶饮。

2. 局部用药

（1）漱口液：含漱可以清洁咽后壁，减轻病人的咽部不适感。应注意正确的含漱方法，每次饭后及睡前均应漱口。

（2）中成药含片：各种含片均有清热利咽的功效，且有一定的杀菌、抑菌作用，其清凉的口味能明显减轻病人咽部的不适感，注意不宜过量服用。

3. 物理治疗护理　对咽后壁增生明显的病人，激光、微波等物理治疗方法有很好的疗效，但治疗后会出现疼痛症状，指导病人进食低温流质或半流质饮食，并注意漱口。

（二）心理护理

耐心向病人介绍慢性咽炎的发生、发展以及转归过程，使其消除烦躁、焦虑心理，树立信心，积极治疗。同时要让病人了解慢性咽炎的致病因素，重视病因的治疗。

（三）健康教育

1. 注意口腔卫生，经常漱口；积极治疗口、鼻疾病。

2. 饮食注意清淡，戒辛辣等刺激性食物，戒除烟酒。

3. 改善生活和工作环境，保持室内空气清新，避免接触有害气体。

【护理评价】　病人是否达到：①咽部不适感减轻。②情绪稳定，能积极配合治疗和护理。

第二节　扁桃体炎病人的护理

 **导入情景**

情景描述：

孙先生，平素身体健康，周末和朋友一起登山，回来后，出现剧烈咽痛、吞咽困难、四肢关节酸痛、乏力、食欲缺乏等症状，自测体温 39.2℃。

请思考：

1. 孙先生可能的临床诊断和护理诊断是什么？

2. 护士应提供哪些主要护理措施？

　　扁桃体炎（tonsillitis）为腭扁桃体的非特异性炎症，常伴有不同程度的咽黏膜和淋巴组织炎症，是一种很常见的咽部疾病。多发于儿童和青少年，在春秋两季气温变化时最易患病。临床上分为急性扁桃体炎和慢性扁桃体炎两种。

　　【病因与发病机制】　本病主要致病菌是以乙型溶血性链球菌为主，其次是葡萄球菌、肺炎球菌、流感病毒及腺病毒或鼻病毒。正常人咽部及扁桃体隐窝内存留着某些病原体，当机体抵抗力下降时，存在于机体内之病原体大量繁殖，外界之病原体又乘虚而入，因而致病。急性扁桃体炎反复发作可演变为慢性扁桃体炎。近年来有学者认为慢性扁桃体炎与自身变态反应有关。

　　【护理评估】

　　(一) 健康史

　　询问病人起病时间，发病缓急；评估病人有无引发急性扁桃体炎的诱因以及急性扁桃体炎发作的次数，持续的时间长短以及有无全身性疾病等。

　　(二) 身体状况

　　1. 主要症状

　　(1) 急性扁桃体炎

　　1) 急性卡他性扁桃体炎：可有不同程度的咽痛及吞咽痛，伴有低热、头痛、乏力、食欲缺乏等全身症状。

　　2) 急性化脓性扁桃体炎：咽痛明显，吞咽时尤甚，可向耳部放射。常伴有高热、寒战、头痛、四肢酸痛等全身症状。小儿可出现抽搐、惊厥、呕吐等症状。

　　(2) 慢性扁桃体炎：常有急性扁桃体炎反复发作的病史，发作时常有咽痛；发作间歇期自觉症状少，可有咽干、发痒、异物感、刺激性咳嗽等轻微症状。如扁桃体过度肥大可能出现呼吸、吞咽或言语共鸣的障碍。由于经常咽下炎性分泌物，刺激肠胃，或隐窝内细菌、毒素等被吸收引起全身反应，导致消化不良、头痛、乏力、低热等。

　　2. 体征

　　(1) 急性卡他性扁桃体炎：口咽部检查可见扁桃体表面黏膜充血，表面无明显渗出物，隐窝内及扁桃体实质无明显炎症改变。

　　(2) 急性化脓性扁桃体炎：口咽部检查见扁桃体充血、肿大，隐窝口有黄白色脓点，脓点可融合片状假膜，假膜局限于扁桃体表面，易于拭去，拭去后无出血创面。扁桃体实质化脓者，可见扁桃体表面黏膜下有黄白色突起。下颌角淋巴结肿大、压痛。

　　(3) 慢性扁桃体炎：检查可见扁桃体和腭舌弓慢性充血，黏膜呈暗红色。隐窝口可见黄、白色干酪样点状物;这些点状物有时需要用压舌板挤压腭舌弓才能自窝内排出。扁桃体大小不定,儿童、青年多属增生者,扁桃体肥大;成人扁桃体多已缩小,表面可见瘢痕,凸凹不平,与周围组织常有粘连。下颌角淋巴结常肿大。

3. 并发症

(1) 急性扁桃体炎:①局部并发症有扁桃体周围脓肿、咽旁脓肿、急性中耳炎、急性喉炎、急性淋巴结炎等。②全身并发症有急性风湿热、急性关节炎、急性肾炎、急性心内膜炎、急性心肌炎等。

(2) 慢性扁桃体炎:风湿热、风湿性关节炎、风湿性心脏病、肾炎等。

(三) 辅助检查

血沉、抗链球菌溶血素 "O" 升高,血清黏蛋白检查,心电图检查等可以协助并发症的诊断。

(四) 心理 - 社会状况

急性化脓性扁桃体炎病人因咽痛明显,伴有高热,很容易出现焦虑、烦躁等心理变化。慢性扁桃体炎病人因有急性扁桃体炎反复发作史常有焦虑、紧张、恐惧心理。因此,护士应通过与病人的交流,了解其对本病的认知程度和心理状态。

【治疗要点】　急性扁桃体炎以全身使用足量有效的抗菌药物为主。慢性扁桃体炎目前仍以手术治疗为主,也可采用隐窝冲洗、理疗,免疫疗法及加强体育锻炼,增强体质。

【常见护理诊断 / 问题】

1. 疼痛:咽痛　与扁桃体急性炎症有关。

2. 体温升高　与扁桃体急性炎症有关。

3. 潜在并发症:扁桃体周围脓肿、咽旁脓肿、急性中耳炎等。

【护理目标】

1. 病人自述疼痛及其他咽部不适减轻或消失。

2. 病人体温恢复正常。

3. 病人无并发症的发生。

【护理措施】

(一) 咽痛的护理

1. 评估疼痛程度及病人心理。

2. 药物护理　指导正确用药,观察药物不良反应:①抗菌药物首选青霉素,若治疗 2~3 天后仍高热不退,病情无好转,分析原因,改用其他种类的抗菌药物。②局部常用复方硼砂溶液、复方氯己定溶液或 1 : 5000 呋喃西林溶液漱口。③中医中药治疗:常用疏风清热、消肿解毒的银翘柑橘汤和清咽防腐汤治疗。

3. 饮食　进食冰流质,以减轻进食疼痛感;鼓励病人多饮水,保持大便通畅。

4. 手术护理　参照扁桃体切除术的护理。

(二) 高热的护理

1. 监测体温变化,体温过高者给予物理降温,如酒精及温水擦浴。

2. 遵医嘱给予静脉补液,加强抗菌药物的应用。

(三) 并发症的预防护理

1. 密切观察病情变化,病人若出现一侧咽痛加剧、语言含糊、张口受限、软腭及腭舌弓红肿膨隆、腭垂偏向对侧时,考虑并发扁桃体周围脓肿的可能,应立即报告医生进行切开排脓。

2. 了解各项检查结果,对已发生全身并发症的病人应配合医生积极对病人实施治疗。

(四) 健康教育

参照慢性咽炎、扁桃体切除护理。

【护理评价】　病人是否达到:①咽痛减轻。②病人体温恢复正常。③病人未出现并发症。

第三节 阻塞性睡眠呼吸暂停低通气综合征病人的护理

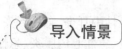 **导入情景**

情景描述：

夏先生，睡觉打鼾近10年。近2年鼾声越来越大，严重影响到家人的休息，还常会在睡梦中被憋醒，白天倦怠、嗜睡，影响工作效率，对此非常苦恼。

请思考：

1. 该病人的初步临床诊断和护理诊断是什么？

2. 该病人还需做哪些检查？

阻塞性睡眠呼吸暂停综合征（obstructive sleep apnea hypopnea syndrome，OSAHS）指睡眠时上气道塌陷堵塞引起的呼吸暂停和低通气不足，可引起成人夜间7小时的睡眠时间内，发生30次以上的呼吸暂停，而每次呼吸暂停时间至少10秒以上；睡眠过程中呼吸气流强度较基础水平降低50%以上，并伴有动脉血氧饱和度下降超过4%；或呼吸暂停指数（每小时呼吸暂停和低通气的平均次数）大于5。阻塞性睡眠呼吸暂停综合征是一种最常见、危害性严重的睡眠呼吸低通气综合征，多见于中年男性肥胖者。

【病因与发病机制】

1. 上呼吸道狭窄或阻塞 鼻和鼻咽、口咽和软腭、舌根部容易发生狭窄或阻塞，软腭平面是睡眠时出现阻塞最常见的部位。

2. 肥胖 肥胖者软腭、腭垂、咽壁有过多的脂肪沉积，睡眠时易致气道阻塞。

3. 内分泌紊乱 如甲状腺功能低下引起黏液性水肿。

4. 老年性变化 老年期组织松弛，肌张力减退，导致软腭松弛、塌陷。

5. 遗传因素 可使OSAHS的发生概率增加2~4倍。

【病理生理】 睡眠呼吸暂停频繁发作，导致动脉血氧分压下降，血二氧化碳分压上升，pH值下降，发生呼吸性酸中毒，出现气促、发绀、烦躁不安等症状，严重者发生呼吸骤停、心律失常、心力衰竭；此外，缺氧引起的脑损害可导致病人智力减退、记忆力下降、性格改变或行为异常等。

【护理评估】

（一）健康史

评估病人有无引发阻塞性睡眠呼吸暂停低通气综合征的病因存在，如上呼吸道的狭窄，肥胖、甲状腺功能低下、老年性变化等。询问发病的时间及有无全身性疾病等。

（二）身体状况

病人打鼾与呼吸暂停交替出现。白天可有晨起头痛、倦怠、过度嗜睡、记忆力减退、注意力不集中、工作效率下降。还可有情绪和行为的变化。睡眠时打鼾、频繁的呼吸暂停、张口呼吸、躁动、多梦、梦游、遗尿、阳痿等。久之可并发高血压、心律失常、心肺功能衰竭等。

（三）辅助检查

对于睡眠呼吸暂停的病人应进行整夜多导睡眠监测仪监测，监测项目包括：脑电图、眼动电图、肌电图、心电图、口鼻气流、胸腹呼吸运动、鼾声、血氧饱和度、血压、体位等。通过分析以上记录，可以了解病人睡眠期机体的变化，确定睡眠呼吸暂停的分型和程度。常规耳鼻咽喉科检查、纤维鼻咽镜检查、影像学检查、上气道压力测定等，可判断其上气道阻塞部位。

 笔记

(四) 心理 - 社会状况

OSAHS 病人很容易出现焦虑、烦躁、抑郁、恐惧等心理变化,因此,护士应通过与病人的交流,了解其对本病的认知程度和心理状态。

【治疗要点】　根据病人主要病因、病情及全身状况,可选择不同的治疗方法,如减肥、戒酒、建立侧卧位睡眠习惯,采取持续正压通气治疗,睡眠时配戴口腔矫治器等。外科治疗是治疗 OSAHS 的重要手段,可采用去除病因的手术、腭垂腭咽成型术、腭咽成形术等。

【常见护理诊断 / 问题】

1. 气体交换障碍　与上呼吸道狭窄和阻塞有关。

2. 睡眠型态紊乱　与疾病本身和环境的改变、心理负担过重有关。

3. 潜在并发症:呼吸骤停。

4. 知识缺乏:缺乏本病的相关知识。

【护理目标】

1. 病人的打鼾症状减轻或消失。

2. 病人的焦虑抑郁等心理减轻或消除。

3. 病人未出现并发症,呼吸暂停次数减少或消失。

4. 病人了解疾病相关知识。

【护理措施】

(一) 气体交换障碍的护理

1. 调整睡眠姿势　建议病人尽量采取侧卧位或半坐卧位,以减轻软腭及舌根后坠时阻塞气道,从而减轻呼吸暂停症状。

2. 睡前用舌保护器置于口中,使舌保持轻度前置位,增加喉腔前后距离,从而减轻上呼吸道阻塞症状。

3. 密切观察呼吸,必要时低流量吸氧。

4. 减肥　控制饮食,戒烟酒,适量运动,辅以中医中药疗法,体重减轻可以在一定程度上缓解 OSAHS 症状。

(二) 睡眠型态紊乱的护理

1. 药物治疗　对症状轻的 OSAHS 病人,睡前服用抗抑郁药普罗替林 5~30mg,但可致心律失常、口干及尿潴留等,应在医生的指导下用药。

2. 改善休息环境,以利于睡眠和减少对其他人的影响。

3. 做好心理护理,消除病人紧张情绪,保持良好心理状态,积极配合治疗。

(三) 呼吸骤停的护理

1. 睡前、晨起前测量血压,术前尽量控制血压在正常范围。

2. 夜间应加强巡视,密切观察病人入睡后的呼吸和神态的变化,特别是凌晨 4~8 时血压的变化,因这段时间内容易发生频繁呼吸暂停或猝死。

3. 夜间持续低流量给氧,纠正严重低氧血症和高碳酸血症,减轻病人缺氧症状。

4. 密切观察呼吸困难的症状和体征,必要时持续心电监护,同时备好抢救用物。

5. 切忌随意应用镇静安眠等中枢神经系统抑制药,以免直接导致睡眠窒息的发生。

6. **鼻腔持续正压通气**(nasal continuous positive airway pressure,NCPAP)　睡眠时通过密闭的面罩将正压空气送入气道,空气流速调至 100L/min,压力维持在 5~15cmH₂O 之间可缓解缺氧症状。

(四) 健康教育

1. 指导病人控制饮食、健身,以适当减轻体重。

2. 术后 1 个月内切勿进干硬、大块以及酸、辣刺激性食物,注意加强口腔卫生,进食后漱口。

3. 戒除烟酒,因为酒精可使肌肉松弛和张力降低,从而使病情加重。

4. 防止感冒,避免咳嗽,禁止大声喊叫。

5. 建议不要从事驾驶、高空作业等易发生意外的工作。

【护理评价】　病人是否达到:①打鼾症状减轻。②焦虑抑郁等心理减轻。③病人未出现呼吸骤停等并发症。④病人了解疾病相关知识。

第四节　鼻咽癌病人的护理

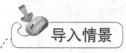 导入情景

情景描述:

林先生半年前出现右侧鼻腔涕中带血,反复发作,以为是天气干燥所致。2个月前,林先生感觉右鼻腔通气不畅,伴有右耳发闷及听力下降。

请思考:

1. 林先生可能的临床诊断是什么?

2. 如何为林先生进行护理评估?

鼻咽癌(nasopharyngeal carcinoma)是我国高发肿瘤之一。我国南方的广东、广西、湖南、福建、江西为世界鼻咽癌高发区;男性发病率为女性的2~3倍;40~50岁为高发年龄组。鼻咽癌的发病率据国内各地统计,为头颈部肿瘤之首,占全身恶性肿瘤的30.47%;占头颈部肿瘤的78.08%;占上呼吸道肿瘤的92.99%。

【病因与发病机制】　目前认为鼻咽癌与遗传因素、病毒因素、环境因素等有关。

1. 遗传因素　鼻咽癌有种族易感性和家族聚集现象。研究发现,决定人类白细胞抗原(HLA)的某些遗传因素和鼻咽癌发生发展密切相关。

2. 病毒因素　主要为EB病毒,从鼻咽癌病人的血清中检测到EB病毒抗体。鼻咽癌病人体内不仅存在高滴度抗EB病毒抗体,且抗体水平随病情变化而波动。

3. 环境因素　可能与多种化学致癌物质有关。如多环类、亚硝胺类及微量元素镍等。此外,维生素缺乏、性激素失调、空气污染等均可能为其诱因。

【病理生理】　98%的鼻咽癌是低分化鳞癌;高分化鳞癌、腺癌、泡状核细胞癌等少见。

【护理评估】

(一) 健康史

询问病人起病的时间,起病时的症状;询问病人家族发病情况和生活习惯及生活的环境等。

(二) 身体状况

由于鼻咽部解剖位置隐蔽,鼻咽癌早期症状不典型,临床上容易延误诊断,应特别提高警惕。

1. 鼻部症状　早期可出现回缩涕中带血或擤出涕中带血。瘤体的不断增大可引起单侧或双侧鼻塞。

2. 耳部症状　因肿瘤压迫或阻塞引起耳鸣、耳闭塞感及听力下降、鼓室积液。临床上易误诊为分泌性中耳炎。

3. 淋巴结肿大　颈淋巴结转移为本病重要临床特征之一。

4. 脑神经症状　头痛、面麻木、眼球外展受限、上睑下垂、软腭麻痹、声嘶、伸舌偏斜等

188

症状。

5. 远处转移　晚期鼻咽癌可发生肺、肝、骨等处转移,出现相应症状。

(三) 辅助检查

结合间接鼻咽镜、纤维鼻咽镜或鼻内镜检查、组织细胞学检查、CT 扫描检查、MRI 检查和 EB 病毒血清学检查等可初步作出诊断。但鼻咽部组织病理活检是鼻咽癌确诊的依据。

(四) 心理 - 社会状况

鼻咽癌病人很容易出现紧张、恐惧、悲观、绝望等心理变化,因此,护士应通过与病人及家属的交流,了解其及家人对本病的认知程度和心理状态。

【治疗要点】　鼻咽癌大多属低分化鳞癌,对放射治疗敏感,因此,放射治疗为首选治疗方案。放疗期间配合化疗、中医中药治疗及免疫治疗,以防止远处转移,提高放疗敏感性和减轻放疗并发症。只有在下列情况下才考虑手术治疗:①放疗后复发或尚有病灶残留。②肿瘤对放射线不敏感。③放疗无效的颈部转移病灶。

【常见护理诊断 / 问题】

1. 有鼻出血的危险　与肿瘤侵犯血管有关。

2. 慢性疼痛:头痛　与肿瘤侵犯脑神经和脑组织有关。

3. 恐惧　与患肿瘤、害怕放射治疗等有关。

4. 知识缺乏:缺乏有关鼻咽癌早期症状的认知及防治知识。

【护理目标】

1. 病人的鼻腔出血减轻。

2. 病人头痛的症状减轻或消失。

3. 病人恐惧、悲观及绝望心理减轻或消除。

4. 病人了解相关的鼻咽癌的防治知识。

【护理措施】

(一) 鼻出血护理

1. 鼻腔大量出血者应给予止血剂或施行鼻腔填塞、血管结扎等措施。

2. 按医嘱补液;并做好血型鉴定,随时准备输血。

(二) 慢性头痛的护理

1. 评估慢性头痛程度。

2. 头痛严重者遵医嘱及时给予镇静剂或止痛剂,以减轻病人痛苦。

3. 观察放疗或化疗的不良反应并及时对症处理,帮助病人尽可能完成正规疗程,多数病人经治疗后头痛能够明显减轻或消失。

(三) 心理护理

1. 评估恐惧心理程度,鼓励病人说出恐惧的原因及心理感受,并采取疏导措施。

2. 向病人讲解病情及目前的治疗进展,或让成功病例现身说法,争取得到家属亲友关心、支持。

3. 鼓励应用合适的方法转移情感,分散紧张恐惧心理,如音乐、放松疗法等。

(四) 放疗护理

1. 饮食护理　加强营养,以高蛋白、高维生素、低脂肪及含碳水化合物丰富的易消化的食物为主;多饮水,每天水分摄入≥2500ml;少食多餐,切忌酸、辣、过热、冰冻、粗糙、多刺等可能刺激口腔黏膜创面的食物。

2. 皮肤护理

(1) 保持照射野皮肤的清洁干燥;保护照射野标记的清晰,不能私自涂改。

(2) 照射野皮肤忌用冷热刺激,忌用碘酒、胶布、肥皂、酸性或碱性物质,避免阳光照射。

（3）选择宽松柔软的棉质衣物,减少对照射野皮肤的摩擦。

3. 口腔护理

（1）保持口腔清洁卫生,餐前、餐后要用生理盐水含漱数次,注意刷牙用柔软毛刷。

（2）有口腔黏膜反应者选用3%~5%的碳酸氢钠溶液及含庆大霉素和地塞米松的溶液漱口。

（3）做好超声雾化吸入护理。

（4）口腔黏膜反应:表现严重疼痛时,可用含有局麻药的漱口水漱口。

4. 功能锻炼　指导病人每天进行张口锻炼,因放射治疗容易引起颞颌关节的损伤,从而导致张口困难。

5. 心理护理　向病人讲解放疗的意义,可能出现的并发症及其原因,如口腔黏膜急性反应及张口受限等。让病人理解坚持有效地预防和治疗对减少并发症是非常有意义的,以消除病人的恐惧感,树立战胜疾病的信心。

（五）健康教育

1. 评估病人知识缺乏的范围及接受知识的能力,以便有的放矢地进行指导与帮助。

2. 指导就医　如出现颈部肿块、剧烈头痛、回吸血涕、耳鸣耳聋等症状之一者,应及早到医院就诊。向病人说明鼻咽癌对放疗较为敏感,疗效亦较好,应及时接受治疗。

3. 筛查　对有家族遗传史者,应及早定期进行有关鼻咽癌的筛查,如免疫学检查、鼻咽部检查等。

4. 放射治疗中,注意骨髓抑制、消化道反应、皮肤反应、唾液腺萎缩、放疗性肺炎、出血等并发症。应定期检查血常规,加强口腔卫生,应用中药调理等。

5. 改善营养状态,增强机体免疫功能和抵抗力。

6. 定期复查并告知复查时间。

【护理评价】　病人是否达到:①鼻腔出血的症状减轻。②头痛的症状减轻。③恐惧、悲观及绝望心理减轻。④病人了解相关的鼻咽癌的防治知识。

第五节　扁桃体切除术病人的护理

扁桃体切除术目前仍是治疗慢性扁桃体炎的主要手段。由于扁桃体为一个免疫器官,特别是儿童,扁桃体对机体具有重要的保护作用,因此必须严格掌握手术适应证。目前常用的手术方法有剥离法和挤切法。

【适应证】

1. 慢性扁桃体炎反复急性发作或多次并发扁桃体周围脓肿。

2. 扁桃体过度肥大,妨碍吞咽、呼吸及发声功能。

3. 慢性扁桃体炎已经成为引起其他脏器病变的病灶,或与邻近器官病变有关联。

4. 扁桃体角化症及白喉带菌者,经保守治疗无效时。

5. 各种扁桃体良性肿瘤,可连同扁桃体一并切除;对恶性肿瘤则应慎重选择适应证和手术范围。

【禁忌证】

1. 急性扁桃体炎发作时,一般不施行手术,需炎症消退后2~3周方可手术。

2. 造血系统疾病及凝血功能障碍者,如再生障碍性贫血、血小板减少性紫癜、过敏性紫癜等,一般不手术。若扁桃体炎症会导致血液病恶化,必须手术切除时,应充分准备,精心操作,并在围手术期采取综合治疗。

3. 严重的全身性疾病如活动性肺结核、风湿性心脏病、关节炎、肾炎、高血压、精神病时,不宜手术。

4. 在脊髓灰质炎及流感等呼吸道传染病流行季节或流行地区,以及其他急性传染病流行时,不宜手术。

5. 妇女月经期和月经前期、妊娠期,不宜实施手术。

6. 病人家属中免疫球蛋白缺乏或自身免疫疾病的发病率高,血常规检查显示白细胞计数低于 3000 者,不宜手术。

【常见护理诊断/问题】

1. 潜在并发症:术后创口出血。

2. 疼痛:咽痛 与手术有关。

3. 有感染的危险 与手术创伤及口腔卫生有关。

4. 知识缺乏:缺乏扁桃体术后并发症预防常识。

【护理目标】

1. 病人术后未发生出血。

2. 病人自述咽痛及其他咽部不适减轻。

3. 病人无咽部感染等并发症的发生。

4. 病人了解扁桃体术后并发症预防常识。

【护理措施】

(一) 术后创口出血的护理

1. 保持正确卧位 全麻未醒者采取侧卧位,头偏向一侧,以便口腔分泌物流出和术后观察有无出血。局麻或全麻清醒后取半坐卧位,以减轻头部充血及创口出血。

2. 密切观察出血情况 ①注意病人唾液中的含血量,手术当天痰中有血丝为正常现象。②若不断有鲜血吐出,则为术后出血。③全麻未醒者,如有频繁吞咽动作,且面色苍白、脉搏加快等应考虑有出血的可能,应立即通知医生处理。

3. 术后遵医嘱使用止血剂。

4. 加强饮食护理 ①局麻术后 4 小时或全麻清醒后吞咽动作恢复,且无出血者,可进食冷流质。②第 2 天有白膜长出后可改半流质。③10 天内忌粗、硬、过热食物,以免损伤创面而继发出血。④因伤口疼痛,病人可能拒绝进食,应说明进食的重要性,以鼓励其早日进食。

(二) 咽痛的护理

1. 评估病人疼痛程度,解释术后疼痛的原因、持续时间及性质,消除恐惧心理。

2. 止痛 术后颈部用冰袋冷敷,既可止痛又可止血。指导减轻疼痛的方法,如嘱病人深慢呼吸等以缓解疼痛。

3. 疼痛时不宜使用水杨酸类药物,因其抑制凝血酶原的产生而易致出血倾向。

(三) 预防感染的护理

1. 术前 3 天开始用含漱剂漱口,术后第 2 天白膜长出后即可开始刷牙漱口。

2. 术前 4~6 小时禁食禁饮。术前注射阿托品,以减少唾液分泌。

3. 遵医嘱静脉使用抗菌药物。

4. 病情观察 若白膜污秽、咽痛加剧、发热等提示感染征兆,应及时告知医生。

(四) 健康教育

1. 术后卧床休息 2~3 天,应少运动,不要用力咳嗽,一般需 10~15 天即痊愈。

2. 手术当日尽量少讲话,以避免引起伤口出血。如口腔内有分泌物,应将口中的分泌物轻轻吐出,检查唾液中是否有新鲜血。

3. 局麻术后 4 小时或全麻清醒后,且无出血,可进食冷流质。第 2 天有白膜长出后可改半流。术后 3~5 天可进普食。注意不吃带刺、带渣、过热食物,防止伤口损伤继发出血。

4. 术后第二天即可漱口,保持口腔清洁,避免口腔感染。

【护理评价】 病人是否达到:①术后未出现出血。②咽痛及其他咽部不适减轻。③咽部感染等并发症未出现。④了解扁桃体术后并发症预防常识。

(郭　丹)

思考题

1. 小王,22岁,男性,因"反复咽痛伴发热4年,每年发作4~5次"就诊。查体:扁桃体和腭舌弓慢性充血,扁桃体Ⅱ度肿大,表面凹凸不平,挤压后表面可见少许黄白色分泌物;双侧下颌角淋巴结肿大,有轻微压痛。

请思考:

(1) 该病人目前存在的护理诊断有哪些?

(2) 根据诊断结果,该病最恰当的治疗方法是什么?

(3) 根据治疗方法,请简述其护理措施。

2. 老周,47岁,男性。因"回吸涕中带血,发现右颈部无痛性肿物15天"就诊。检查:右胸锁乳突肌上段前缘乳突尖下方有一2cm×2.5cm肿物,肿物质硬、无压痛、固定、表面不光滑,局部肤色正常;鼻腔检查未见出血点及新生物,后鼻镜检查见右咽隐窝处有一1cm×1cm新生物,表面粗糙,左侧咽隐窝及鼻咽顶后壁未见异常。

请思考:

(1) 该病人的护理诊断是什么?

(2) 为进一步诊治,应行哪些检查?

(3) 应对病人采取哪些护理措施?

第十八章 喉科病人的护理

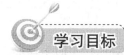

学习目标

1. 掌握急性会厌炎和小儿急性喉炎病人的典型症状、治疗要点、主要护理措施。掌握喉阻塞病人身体状况的评估、呼吸困难的分度和治疗要点。掌握喉癌病人常见的症状、主要的护理措施。

2. 熟悉急性会厌炎的病因和发病机制、喉癌的发病因素、病理分型及喉癌病人身体和心理社会状况的评估。

3. 了解喉阻塞的病因、喉癌的扩散转移途径和分区分期。

4. 运用所学的知识为不同年龄病人选择金属气管套管,为气管切开病人更换气管垫。

5. 具备能理解喉科病人的症状表现和心理特点的能力,并为此类病人提供恰当的人文关怀。

第一节 急性会厌炎病人的护理

急性会厌炎(acute epiglottitis)是以会厌为中心的急性喉部炎症,为喉科急重症之一,起病急,发展迅速,严重时可因会厌肿胀堵塞气道而引起窒息死亡。

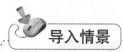

情景描述:

刘女士在家人陪同下走进急诊室,表情痛苦,手指咽喉处,示意此处疼痛,家属说刘女士昨起感冒发热,吞咽困难,不能进食。

请思考:

1. 刘女士可能的临床诊断和护理诊断是什么?

2. 护士要为刘女士提供哪些主要护理措施?

【病因与发病机制】 本病的发生与细菌感染、变态反应、外伤和邻近器官急性炎症等有关。其中细菌感染是本病发生的主要原因,常见的致病菌为乙型流感杆菌、葡萄球菌、链球菌、肺炎双球菌,也可与病毒混合感染。各种致病菌可由呼吸道吸入,也可由血行传染,或由邻近器官蔓延。也可由单独变态反应性炎症引起会厌明显肿胀,继发感染而致本病。

【护理评估】

(一)健康史

评估病人有无上呼吸道感染,有无邻近器官感染如咽炎、扁桃体炎等,有无过度疲劳、吸入有害气体、外伤、误吸异物、接触变应原等;评估起病的缓急,有无呼吸困难、声嘶等。

笔记

（二）身体状况

1. 全身症状起病急骤，出现畏寒、乏力和高热等全身症状。儿童及老年病人症状则更为严重。病情进展迅速，有精神萎靡、四肢发冷、面色苍白、血压下降，甚至可发生昏厥或休克。

2. 局部症状多数病人喉痛剧烈，且在吞咽时加重，致下咽困难。语声因会厌肿胀而含糊不清。会厌高度肿胀时可引起吸入性呼吸困难，严重者可发生窒息。病人虽有呼吸困难，但很少出现声音嘶哑。

3. 体征　病人呈急性面容，严重者伴喉阻塞体征。

（三）辅助检查

对急性咽喉痛，吞咽时疼痛加重的病人，间接喉镜下发现会厌充血水肿，严重时呈球形，即可诊断为急性会厌炎。必要时可行影像学检查、CT 扫描和 MRI，可显示会厌等声门上结构肿胀，喉咽腔阴影缩小。

（四）心理 - 社会状况

病人起病急，咽喉部疼痛剧烈，严重者口水也无法下咽，甚至呼吸困难，因此病人和家属就诊可能会焦急、恐惧，护士应注意评估病人和家属的心理和情绪状况。对于无呼吸困难的病人，往往容易掉以轻心，误认为只是普通的咽喉炎，不必住院治疗，对此护士要注意评估病人对疾病的认识程度、文化层次等，使其对疾病能够有正确的理解和认识，防止意外发生。

【治疗要点】　一旦确诊，需住院治疗。尽快控制感染，静脉注射足量的抗生素和糖皮质激素。急性变态反应性会厌炎病人首先进行抗变态反应治疗。如喉阻塞程度较严重则按喉阻塞的处理原则治疗。如会厌舌面脓肿形成，或脓肿虽已破裂仍引流不畅时，应行切开排脓。

【常见护理诊断 / 问题】

1. 有窒息的危险　与会厌高度肿胀阻塞呼吸道有关。
2. 急性疼痛　与会厌炎症引起充血肿胀有关。
3. 体温过高　与会厌感染引起炎症反应有关。
4. 知识缺乏：缺乏本病相关的预防保健和治疗配合知识。

【护理目标】

1. 病人的呼吸道通畅，呼吸平稳，预防窒息发生。
2. 病人会厌炎症消退，充血肿胀消失，咽喉部疼痛解除，能正常交流和吞咽。
3. 病人体温恢复正常。
4. 病人了解本病相关知识，积极配合治疗护理。

【护理措施】

（一）预防窒息的护理

1. 按医嘱及时给予足量的抗生素和激素类药物，观察用药疗效。
2. 密切观察病人的呼吸型态，及时发现呼吸困难、吸气性软组织凹陷、喉喘鸣等喉阻塞症状，立即向医生汇报。必要时吸氧、监测血氧饱和度。
3. 床旁备置气管切开包，严重呼吸困难病人做好气管切开术前准备。
4. 向病人讲解本病的特点及危害，使其理解并配合治疗护理措施，不随意离开病房。气管切开者按气管切开术后护理。

（二）疼痛护理

1. 向病人解释疼痛的原因及疾病过程，鼓励病人树立信心。
2. 静卧休息，进清淡无刺激、流质或半流质饮食，以减轻对会厌的刺激。
3. 注意做好口腔护理，进食后用漱口液漱口。保持大便通畅。
4. 不发音或少发音、轻咳嗽，以利声带休息。

（三）高热护理

注意观察病人体温变化，随时调节室内温度和湿度，保持空气流通，必要时采用物理降温或根据医嘱使用药物降温。

（四）健康教育

向病人讲解本病的特点及预防措施，由变态反应所致者应避免与变应原接触。生活有规律，不过度疲劳，戒烟酒，积极治疗邻近器官感染，如出现咽喉剧痛、吞咽困难、呼吸困难等症状时应立即就近求医就诊。

【护理评价】　病人是否达到：①呼吸型态正常。②疼痛消失。③体温恢复正常。④了解本病相关知识，积极配合治疗护理，主动预防。

第二节　急性喉炎病人的护理

急性喉炎（acute laryngitis）是喉黏膜的急性卡他性炎症，又称急性声门下喉炎。好发于冬春两季，是一种常见的急性呼吸道感染性疾病。小儿急性喉炎常见于 6 个月 ~3 岁的婴幼儿。喉炎好发于声门下区，其病情远较成人为重，如不及时治疗，可并发喉梗阻而危及生命。

【病因和发病机制】　由病毒或细菌感染引起，多继发于上呼吸道感染。也可是某些急性传染病如流行性感冒、麻疹、水痘、百日咳、猩红热等的前驱症状。小儿急性喉炎的病情常比成人严重，易发生呼吸困难。因为：①小儿喉腔狭小，喉软骨柔软，黏膜与黏膜下组织附着疏松，黏膜下淋巴组织及腺体组织丰富，罹患炎症时肿胀较重易发生喉阻塞。②小儿对感染的抵抗力及免疫力不及成人，故炎症反应较重。③小儿神经系统较不稳定，易受激惹而发生喉痉挛，喉痉挛后使喉腔更加狭小。④小儿咳嗽反射较差，不易排出喉部及下呼吸道分泌物，更使呼吸困难加重。小儿营养不良、抵抗力低下、变应性体质、牙齿拥挤重叠、慢性扁桃体炎、腺样体肥大、慢性鼻炎、鼻窦炎等极易诱发本病。

【护理评估】

（一）健康史

评估患儿的营养发育状况，有无变应性体质，评估发热、咳嗽、咳痰、呼吸困难的发生和持续时间，有无明显诱因如受凉、急性上呼吸道感染史、上呼吸道慢性病等。

（二）身体状况

起病较急，多有发热、声嘶、咳嗽等。早期以喉痉挛为主，声嘶多不严重，表现为阵发性"空"、"空"声咳嗽或犬吠样咳嗽，可有黏稠痰液咳出，多次发作后出现持续性喉梗阻症状，如吸气性喉喘鸣、哮吼样咳嗽。也可突然发病，患儿夜间骤然出现重度声嘶、频繁咳嗽，咳声钝。重者，出现吸气时胸骨上窝、锁骨上窝、肋间隙及上腹部软组织明显凹陷，面色发绀或苍白，鼻翼扇动，有不同程度的烦躁不安。如不及时治疗，则出现脉细速，大汗淋漓，呼吸无力，甚至呼吸循环衰竭，昏迷，抽搐，导致死亡。

（三）辅助检查

喉镜检查可见喉黏膜充血肿胀，尤以声门下区为重，使声门下区变窄。黏膜表面有时附有黏稠性分泌物。因小儿不合作，通常不做喉镜检查。

（四）心理 - 社会状况

患儿起病急，病情凶险，家属多处于紧张和恐惧不安中。患儿就诊时因环境陌生，也存在明显的恐惧心理。也有部分家长误认为孩子只是普通感冒，对疾病的严重性缺乏了解。应注意评估患儿的心理状况及患儿家属对疾病的认知程度、文化层次、经济状况、家庭支持系统等，以便提供针对性的护理措施。

【治疗要点】

1. 解除喉阻塞　一旦确诊,应及早使用有效、足量的抗生素控制感染,配合较大剂量的糖皮质激素,常用泼尼松片口服,地塞米松肌注或静脉滴注。

2. 给氧、解痉和化痰治疗,保持呼吸道通畅。重度喉阻塞或经药物治疗后喉阻塞症状未缓解者,应及时行气管切开。

3. 加强支持疗法,注意患儿的营养与电解质平衡,保护心肺功能,避免发生急性心功能不全。

【常见护理诊断/问题】

1. 有窒息的危险　与喉阻塞或喉痉挛有关。

2. 体温过高　与喉部黏膜感染引起炎症反应有关。

3. 潜在并发症:低氧血症。

4. 知识缺乏:家属缺乏识别小儿喉炎症状特点及预防知识。

【护理目标】

1. 病人的呼吸道阻塞解除,呼吸道保持通畅,呼吸型态正常。

2. 病人体温恢复正常。

3. 病人的生命体征正常,无低氧血症发生。

4. 家属掌握小儿喉炎的预防和护理知识。

【护理措施】

(一) 预防窒息的护理

1. 备齐抢救用品,严密观察病情,床旁备好氧气、吸痰器,必要时备气管插管物品、气管切开包、心电监护仪、雾化吸入器等。

2. 密切观察患儿的面色、唇色、肤色、意识状态、呼吸频率与节律,当患儿出现缺氧加重、鼻翼扇动、口唇发绀或苍白、指(趾)端发绀、血氧饱和度下降、出汗、心动过速、烦躁不安、甚至抽搐时,应立即报告医生,迅速实施气管切开及其他解除喉梗阻的紧急措施。

(二) 高热护理

给予物理降温或遵医嘱给予退热药,用药后观察患儿体温变化、出汗情况,多喂水,防止脱水。

(三) 预防低氧血症的护理

尽量使患儿安静休息,减少哭闹,以免加重缺氧。体贴关心患儿,护理时动作轻柔,态度和蔼,以消除其恐惧心理。

(四) 健康教育

告知家属此病的危险性及预防措施,冬季应保持居室通风,不去人多拥挤处。患儿感冒后不能随意喂服镇咳、镇静药物,因有些药物会引起排痰困难,加重呼吸道阻塞。患儿出现犬吠样咳嗽、呼吸困难时,及时就医,以免延误病情。

【护理评价】　病人是否达到:①呼吸道保持通畅,呼吸型态正常。②体温恢复正常。③生命体征正常,无低氧血症发生。④家属掌握小儿喉炎的预防和护理知识。

第三节　声带小结和声带息肉病人的护理

声带小结和声带息肉均为喉部慢性非特异性炎症性疾病,是引起声音嘶哑的两种常见疾病。**声带小结**(vocal nodules)又称歌者小结,发生于儿童者又称喊叫小结(screamer's nodules),典型的声带小结为双侧声带前、中 1/3 交界处对称性小结样突起。**声带息肉**(polyps of vocal cords)好发于声带游离缘前、中段,为半透明、白色或淡红色表面光滑的肿物,单侧多见,也可双侧同时发生。

【病因与发病机制】

1. 多因发声不当或用声过度导致,也可为一次强烈发声之后引起,所以本病多见于职业用声或过度用声的病人,如教师、销售人员、歌唱演员、喜欢喊叫的儿童等。

2. 长期慢性刺激 如长期吸烟可诱发本病。

3. 继发于上呼吸道感染 因声带的前 2/3 是膜部,后 1/3 是软骨部,而膜部的中点即声带前、中 1/3 交界处在发声时振幅最大,用声过度或用声不当会导致该处形成小结或息肉。

【病理】 声带的黏膜固有层(相当于 Reinke 层)的弹力纤维及网状纤维破坏,间质充血水肿、血浆渗出、毛细血管扩张或增生、玻璃样变性、纤维化等,表面覆盖正常的鳞状上皮细胞,形成白色或粉红色的椭圆形肿物。

【护理评估】

(一)健康史

评估病人声音嘶哑的严重程度、发生和持续的时间,有无明显诱因如用声不当或长期吸烟史,有无上呼吸道感染史。

(二)身体状况

主要表现为声音嘶哑。声带小结早期症状轻,仅表现为发声疲倦和间歇性声嘶,后逐渐加重,表现为持续性声嘶。声带息肉病人因息肉大小、形态和部位不同,其音质和声音嘶哑程度也不同,轻者为间歇性声嘶,发高音困难,音色粗糙,重者严重沙哑。巨大息肉位于两侧声带之间者,可完全失声,并可引起喘鸣和呼吸困难。

(三)辅助检查

间接喉镜检查最为常用。见双侧声带前中 1/3 交界处有对称性结节状隆起,多为声带小结;见一侧声带前、中段有半透明、白色或粉红色的肿物,表面光滑,多为声带息肉。息肉可带蒂,也可广基,带蒂的息肉可随呼吸气流上下移动。

(四)心理 - 社会状况

病人因持续声嘶影响工作或形象而就诊,但对本病发生的原因,如何保护声带,促进声带康复缺乏了解。应注意评估病人的文化层次、职业、生活习惯等,以便提供针对性的护理措施。

【治疗要点】

1. 早期声带小结可通过禁声使声带充分休息,使小结自行消失。进行一段时间(约 3 个月)的发声训练,改变错误的发音习惯,也可成功治疗声带小结。儿童声带小结可在青春期自然消失。对不可逆又较大,且声嘶症状明显的小结可考虑在全麻下经支撑喉镜行喉显微手术切除。

2. 声带息肉的主要治疗方法是手术。手术方法包括在表麻下经纤维喉镜或电子喉镜下切除或在全麻下经支撑喉镜行喉显微手术切除。术后应根据病情轻重情况声带休息 2~4 周。

【常见护理诊断 / 问题】

1. 有窒息的危险 与手术后声带过度充血肿胀有关。

2. 知识缺乏:缺乏自我保健知识。

【护理目标】

1. 病人呼吸正常,无窒息发生。

2. 病人熟悉保护声带的知识。

【护理措施】

(一)手术护理

1. 术前护理向病人解释手术的目的、基本过程、术中可能出现的不适以及如何与医生配合。全麻病人按全麻术前护理常规。

2. 术后护理

(1) 病情观察：观察病人呼吸情况，如有不适及时与医生联系。嘱病人轻轻将口中分泌物吐出，观察其性状。术后避免剧烈咳嗽。

(2) 饮食护理：表面麻醉病人术后2小时可进温、凉流质或软食3天。

(3) 促进声带创面愈合：术后禁声2~4周，使声带充分休息，以减轻声带充血水肿。

(二) 健康教育

1. 告诉病人注意保护声带，注意正确的发音方法，避免长时间用嗓或高声喊叫，防止术后复发。

2. 戒烟酒，忌辛辣刺激性食物。

3. 预防上呼吸道感染，感冒期间尽量少说话，使声带休息，同时积极治疗。

【护理评价】　病人是否达到：①术后病人呼吸平稳，无窒息发生。②熟悉保护声带的知识。

第四节　喉阻塞病人的护理

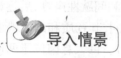
导入情景

情景描述：

毛毛系早产儿，自小体弱多病，经常感冒咳嗽，昨日起再次咳嗽不止，似"犬吠"样声音，伴发热，烦躁不安，面色发紫，妈妈急送毛毛来医院。

请思考：

1. 毛毛可能的临床诊断是什么？

2. 护士应为毛毛提供哪些护理措施？

喉阻塞(laryngeal obstruction)又称喉梗阻。因喉腔内或其周围邻近组织病变的影响，使喉部通道出现狭窄、不全或完全性梗阻，发生程度不同的呼吸困难。若不速治，可引起窒息死亡。由于幼儿喉腔较小，黏膜下组织疏松，神经系统不稳定，故发生喉阻塞的机会较成人多。

【病因与发病机制】　本病常见的原因有：①急性炎症：如小儿急性喉炎、急性会厌炎、急性喉气管支气管炎、咽后脓肿等。②喉外伤：如切割伤、烧灼伤、异物外伤、器械外伤、挫伤、挤压伤以及化学腐蚀伤等。③异物：喉内较大的异物如豆类、鱼骨等，可引起喉腔机械性阻塞并导致喉痉挛。④肿瘤：如喉癌、多发性喉乳头状瘤、甲状腺肿瘤等为可致喉阻塞的常见肿瘤。⑤喉水肿：血管神经性水肿等可使声门区黏膜水肿；甲状腺功能减退、严重心、肾疾病致静脉回流障碍等均可使声门变窄，发生喉阻塞。⑥畸形：如先天性喉喘鸣、喉蹼、喉软骨畸形、喉瘢痕狭窄。⑦双侧声带瘫痪：多由外伤、肿瘤等各种原因引起。

【护理评估】

(一) 健康史

评估病人近期健康状况，有无过度疲劳、上呼吸道感染病史，有无喉部外伤、吸入异物、喉部肿瘤史，有无接触过敏原史，有无甲状腺手术病史、气管插管病史等；还要注意评估病人呼吸困难发生的时间、程度、有无诱因等。

(二) 身体状况

1. 吸气性呼吸困难　是喉阻塞的主要症状。表现为病人吸气运动增强，吸气时间延长，吸气深而慢，但通气量并不增加。其发生机制为：声门裂为喉部最狭窄处，正常情况下，吸气

笔记

时气流将声带斜面向下、向内推压,但因同时伴有声带外展运动,使声门裂扩大,所以能使呼吸保持通畅。而当喉部病变时,因声带黏膜充血肿胀、声带变厚,使本来狭窄的声门裂更加狭窄,加之吸气运动仍使气流将声带斜面向下、向内推压,促使声门裂狭窄进一步加剧,导致吸气性呼吸困难。而呼气时气流向上推开声带,使声门裂变大,因此,呼气时呼吸困难不明显。

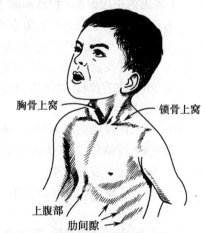

2. 吸气性喉喘鸣 为吸气时气流不能顺利通过狭窄的声门裂而形成气流旋涡冲击声带,使声带颤动所发出的声音。喉阻塞程度越严重,喘鸣声越响。

3. 吸气性软组织凹陷 因病人吸气困难,吸入气体不易进入肺部,所以胸腹部辅助呼吸肌均加强运动,扩张胸部,以辅助呼吸,但肺叶因气体量不足不能相应膨胀,故胸腔内负压增高,使胸壁及其周围软组织凹陷,包括胸骨上窝、锁骨上窝、胸骨剑突下以及肋间隙,临床上称为"四凹征"(图18-1)。凹陷程度与呼吸困难程度呈正相关,儿童因肌张力较弱,"四凹征"更明显。

图 18-1 吸气性软组织凹陷

4. 声嘶 常有声音嘶哑,甚至失声。病变位于室带或声门下区者,声嘶出现较晚或不出现。

5. 缺氧症状 初期病人尚可耐受,随着阻塞时间延长,出现呼吸心率加快,血压上升;若阻塞进一步加重,病人则出现烦躁不安,发绀症状;终末期则有大汗淋漓,脉细速,心力衰竭,大小便失禁,惊厥、昏迷,甚至心搏骤停。

6. 其他症状 包括咳嗽、窒息感等。

(三) 呼吸困难分度

根据病人症状和体征的严重程度,临床上常将喉阻塞分为 4 度:

Ⅰ度:安静时无呼吸困难、吸气性喉喘鸣及胸廓软组织凹陷。活动或哭闹时有轻度吸气性呼吸困难、稍有吸气性喉喘鸣及胸廓周围软组织凹陷。

Ⅱ度:安静时有轻度吸气性呼吸困难、吸气性喉喘鸣和吸气性胸廓周围软组织凹陷,活动时加重,但不影响睡眠和进食,无烦躁不安等缺氧症状。脉搏尚正常。

Ⅲ度:安静时有明显的吸气性呼吸困难,喉喘鸣声较响,吸气性胸廓周围软组织凹陷显著,并出现缺氧症状,如烦躁不安,不易入睡,不愿进食,脉搏加快等。

Ⅳ度:呼吸极度困难。病人坐卧不安,手足乱动,出冷汗,面色苍白或发绀,定向力丧失,心律不齐,脉搏细速,昏迷、大小便失禁等。若不及时抢救,则可因窒息引起呼吸心跳停止而死亡。

(四) 心理 - 社会状况

喉阻塞病人常急诊就医,病人和家属都会因病人呼吸困难威胁生命而感到非常恐惧,希望立即解决呼吸困难,但对气管切开手术缺乏认识。尤其是小儿、青少年和青年女性,因考虑到今后生长发育或美观而拒绝气管切开,容易造成延误医疗时机,使病情加重,病人窒息的危险性增加。因此要注意评估病人的年龄、性别、情绪状态、对本病的认识程度等,还要评估家属的心理状况,以提供全面有效的护理措施。

【治疗要点】 迅速解除呼吸困难,防止窒息。根据病因、呼吸困难的程度和全身情况,选择药物或手术治疗:

Ⅰ度和Ⅱ度:明确病因,积极进行对因治疗。如由炎症引起,使用足量抗生素和糖皮质激素,严密观察呼吸,大多可避免气管切开;若为异物,应迅速取出;如为喉肿瘤、喉外伤等病因不能一时去除,应考虑行气管切开。

Ⅲ度:在严密监测呼吸变化并做好气管切开术准备的情况下,先试对症治疗或病因治疗,经保守治疗未见好转,应及早气管切开。若为喉肿瘤引起的喉阻塞,应立即行气管切开。

Ⅳ度:争分夺秒,立即行气管切开术。紧急情况下,可先行环甲膜切开术。

【常见的护理诊断/护理问题】

1. 有窒息的危险　与喉阻塞或手术后套管阻塞或脱管有关。

2. 恐惧　与病人呼吸困难,害怕窒息死亡有关。

3. 潜在并发症:低氧血症、术后出血、皮下气肿、气胸等。

4. 知识缺乏:缺乏喉阻塞预防知识。

【护理目标】

1. 病人的呼吸道阻塞解除,呼吸平稳。

2. 病人情绪稳定,积极配合治疗和护理。

3. 病人无并发症发生。

4. 病人了解喉阻塞预防知识。

【护理措施】

(一)保持呼吸道通畅,预防缺氧、窒息等并发症

1. 及时根据医嘱用药,并注意观察病人用药后的效果。如为异物、喉部肿瘤、喉外伤或双侧声带瘫痪引起,及时做好术前准备,以便随时手术。必要时予雾化吸入,低流量吸氧。

2. 病情观察　对Ⅰ度和Ⅱ度喉阻塞病人应密切观察病情变化和喉阻塞程度,如病情加重及时通知医生。对Ⅲ度和Ⅳ度喉阻塞病人应密切观察呼吸、脉搏、血氧饱和度、血压、神志、面色、口唇颜色等变化,并立即报告医生。

3. 备齐急救物品　对Ⅱ度和Ⅲ度喉阻塞病人,在行气管切开术前应准备气管切开包、适宜型号的气管套管、床旁插灯和吸引器等,放于病人床旁。

4. 需行气管切开术的病人,相关护理措施见本章第六节"气管切开术病人的护理"。

5. 给病人创造安静的休息环境,室内保持适宜的温度和湿度。协助取半卧位,卧床休息,减少耗氧量。尽量减少病人活动量和活动范围,以免加重呼吸困难或发生意外。小儿病人尽量减少任何外界刺激,避免因哭闹而加重呼吸困难。

(二)心理护理

向病人解释呼吸困难产生的原因、治疗方法和疗效,使病人尽量放松,减轻恐惧心理,帮助病人树立信心,避免不良刺激,以免进一步加重呼吸困难和缺氧症状。对喉阻塞较严重的病人,护士应守护在病人床边,随时观察病情变化,做好安慰和解释工作,减轻病人紧张和恐惧。

(三)健康教育　解释喉阻塞的原因及预防知识。

1. 积极预防、治疗上呼吸道感染。

2. 养成良好的饮食习惯,进食时避免大声说笑、哭闹。

3. 加强对小儿的看护,不给小儿吃豆类、花生、瓜子等,防止异物吸入。

4. 过敏体质的人应避免接触过敏原等。

【护理评价】　病人是否达到:①情绪稳定,积极配合治疗。②喉阻塞解除,呼吸道通畅。③缺氧症状改善,无并发症发生或引起严重后果。④病人了解预防喉阻塞的知识。

第五节　喉癌病人的护理

喉癌(carcinoma of larynx)是头颈部常见的恶性肿瘤,约占全身恶性肿瘤的 1%~5%,我

国部分省市的发病率为 1.5~3.4/10 万人,高发地区是东北和华北地区。全世界喉癌发生率最高的国家为西班牙、法国、意大利和波兰。近年来喉癌发病有明显增长的趋势。喉癌的高发年龄为 40~60 岁,男性多发,男女发病率之比为 7:1~10:1。

【病因与发病机制】 喉癌的致病原因迄今尚未明确,可能与下列因素有关。

1. 吸烟 临床观察发现 95% 的喉癌病人有长期吸烟史。因为烟草燃烧时,产生烟草焦油,其中含有致癌物质苯并芘。烟草可使呼吸道纤毛运动迟缓或停止,黏膜充血水肿,上皮增厚和鳞状化生,成为致癌基础。一般估计,吸烟者患喉癌的危险度是非吸烟者的 3~39 倍。

2. 饮酒 慢性酒精摄入与喉癌发生有一定相关性,且吸烟和饮酒有致癌的协同作用。

3. 病毒感染 成年型喉乳头状瘤由人乳头状瘤病毒(HPV)引起,目前认为是喉癌的癌前病变。

4. 环境因素 长期大量接触各种有机化合物(多环芳香烃,亚硝胺等),吸入生产性粉尘或工业废气,如二氧化硫、芥子气、砷、镍等,喉癌发生率高。另外,长期接触镭、铀、氡等放射性核素可引起恶性肿瘤。有报道少数病人头颈部放疗可诱导喉癌、纤维肉瘤和腺癌等。

5. 其他 喉癌的发生可能与性激素水平、免疫功能缺乏、体内微量元素如锌、镁缺乏有关。

【病理】 鳞状细胞癌最为常见,约占喉癌 98%,且多分化较好,腺癌、未分化癌等极少见。喉癌的大体形态可分为:①溃疡浸润型:癌组织稍向黏膜面突起,表面可见深层浸润的凹陷溃疡,边界不整,界线不清。②菜花型:肿瘤外突生长,呈菜花状,边界清,一般表面无溃疡。③结节型或包块型:肿瘤表面为不规则隆起,多有较完整的包膜,边界较清,很少形成溃疡。④混合型:兼有溃疡和菜花型的外观,表面不平,常有较深的溃疡。

喉癌的扩散转移与肿瘤的原发部位、肿瘤细胞的分化程度及癌肿的大小等密切相关,转移途径有直接扩散、淋巴转移和血行转移。直接扩散即喉癌循黏膜表面或黏膜下浸润扩散至周围组织。淋巴转移部位多见于颈深淋巴结上群和下群。少数晚期病人可随血液循环转移至肺、肝、骨、肾、脑垂体等。

【护理评估】

(一)健康史

询问病人发病前的健康状况,有无长期慢性喉炎或其他喉部疾病如喉白斑、喉角化症、喉乳头状瘤等,了解病人发病的危险因素,如有无长期吸烟、饮酒、接触工业废气、肿瘤家族史等。

(二)身体状况

根据肿瘤发生的部位,喉癌大致可分为以下四种类型,各型临床表现不一。

1. 声门上癌 约占 30%,在我国东北地区多见。肿瘤大多原发于会厌喉面根部,早期无特异症状,仅有咽部不适、痒感或异物感等不易引起病人注意。声门上型癌分化差、发展快,早期易出现颈淋巴结转移。癌肿向深层浸润或出现较深溃疡时,可有喉咽痛,并可放射到同侧耳部。若侵犯到梨状窝,可影响吞咽。当癌肿表面溃烂时,有咳嗽和痰中带血,并有臭味。呼吸困难、下咽困难、咳嗽、痰中带血等常为声门上癌的晚期症状。

2. 声门癌 最为多见,约占 60%,一般分化较好,转移较少。早期症状为声音改变,初起为发音易疲倦或声嘶,时轻时重,随着肿瘤增大,声嘶逐渐加重,或出现发声粗哑,甚至失声。呼吸困难是声门癌的另一常见症状,常因声带运动受限或固定,或肿瘤组织阻塞声门所致。

3. 声门下癌 即位于声带平面以下,环状软骨下缘以上部位的癌肿,最少见。因位置隐蔽,早期无明显症状,检查不易发现。当肿瘤发展到相当程度时,可出现咳嗽、痰中带血、声嘶和呼吸困难等。

4. 跨声门癌 是指原发于喉室,跨越两个解剖区即声门上区及声门区的癌肿。癌组织在黏膜下广泛浸润扩展,以广泛浸润声门旁间隙为特征。由于肿瘤位置深且隐蔽,早期症状不明显,出现声嘶时,常已有声带固定,而喉镜检查仍未能窥见肿瘤。随着肿瘤向声门旁间隙扩展,浸润和破坏甲状软骨时,可引起咽喉痛。

(三) 辅助检查

1. 间接喉镜检查　为最简便实用的方法,借此了解癌肿的部位、形态、范围和喉的各部分情况,观察声带运动和声门大小情况等。

2. 纤维喉镜或电子喉镜检查　能进一步观察癌肿大小和形态,并可取活检,确定诊断。

3. 影像学检查　颈部和喉部 CT 和 MRI 能了解病变范围及颈部淋巴结转移情况,协助确定手术范围。

(四) 心理 - 社会状况

喉癌的确诊会给病人和家属带来极大的精神打击,喉癌的手术治疗又将会使病人丧失发音功能以及颈部遗留永久性造口,给病人的心理和形象上造成双重恶性刺激,病人和家庭成员都需要重新适应,如果适应不良,病人易产生恐惧、抑郁、悲观、社会退缩等心理社会障碍,家庭则易产生应对能力失调等障碍。应了解病人的年龄、性别、文化层次、职业、社会职位、压力应对方式、对疾病的认知程度、经济收入、医疗费支付方式、家庭功能等,以便协助病人选择有效的、能够接受的治疗方案,同时有利于术后心理问题的疏导。

【治疗要点】　喉癌的治疗方式主要包括手术、放疗、化疗和免疫治疗等。根据病变的部位、范围、扩散情况和全身情况,选择合适的治疗方案或综合治疗。

1. 手术治疗　目前是治疗喉癌的主要手段。原则是在彻底切除癌肿的前提下,尽可能保留或重建喉功能,以提高病人的生存质量。手术方式主要分为喉部分切除术及喉全切除术。喉部分切除术包括喉显微 CO_2 激光手术、喉裂开术、垂直部分喉切除术、水平部分喉切除术、喉次全切除或近全切除术等,主要适用于较早期的喉癌;喉全切除术适用于不适宜行喉部分切除术的 T_3、T_4 喉癌、原发声门下癌、喉部分切除术后或放疗后复发的病人等。

2. 放射治疗　适应证:①小而表浅的单侧或双侧声带癌,声带运动正常。②病变小于1cm 的声门上癌。③全身情况差,不宜手术者。④病变范围广,术前先行放疗,术后补充放疗者。术前放疗,通常在 4 周内照射放疗总量的 3/4,放疗结束后 2~4 周内行手术切除。术后放疗通常在手术切口愈合后进行。放疗的剂量和疗程根据具体情况而定。

【常见护理诊断 / 问题】

1. 急性疼痛　与手术引起局部组织机械性损伤有关。

2. 语言沟通障碍　与喉切除有关。

3. 焦虑　与被诊断为癌症和缺乏治疗、预后的知识有关。

4. 潜在并发症:出血、肺部感染、咽瘘、乳糜漏等。

5. 有窒息的危险　与术前癌肿过大、术后造瘘口直接暴露于环境中有关。

6. 有感染的危险　与皮肤完整性受损,切口经常被痰液污染,机体抵抗力下降有关。

7. 有营养失调的危险:低于机体需要量　与术后营养摄入途径、种类改变有关。

8. 自理能力缺陷　与术后疼痛、身体虚弱、各种引流管和导管限制活动有关。

9. 自我形象紊乱　与术后喉部留有永久造瘘口,影响外貌形象有关。

10. 知识缺乏:缺乏出院后自我护理知识和技能。

【护理目标】

1. 病人的疼痛减轻或消失。

2. 病人能用其他方法有效沟通交流。

3. 病人术前能够认识引起焦虑的原因,进行自我控制。

4. 病人无肺部感染、咽瘘、乳糜漏等发生。

5. 病人手术前后呼吸道通畅。

6. 病人切口愈合好,无出血、感染。

7. 病人的营养满足机体需要,无营养不良发生。

8. 病人的自理能力逐渐恢复。

9. 病人接受自身形象改变,自信地参与社会交往。

10. 病人或家属最终能够掌握自我护理颈部切口和套管的知识和技能。

【护理措施】

(一)手术护理

1. 术前护理

(1) 心理护理:评估病人的焦虑程度,倾听其主诉,对病人的心情和感受表示理解和认同,安慰病人,鼓励其面对现实,积极配合治疗。鼓励家属多陪伴病人,给予情感支持。告知病人疾病的相关知识,治疗方法和预后的信息,以及术后如何保证生活质量的信息,如有哪些可替代的交流方法,在什么情况下可恢复工作等,帮助病人树立战胜疾病的信心。

(2) 术前指导:教会病人所有全麻术前的准备工作,使病人能够对自己的情况进行控制,做好充分的术前准备,配合手术顺利进行。做好口腔的清洁和准备工作。教会病人放松技巧,如肌肉放松、缓慢的深呼吸等。

(3) 预防窒息:注意观察呼吸情况;避免剧烈运动;防止上呼吸道感染;限制活动范围;必要时床旁备气管切开包。

2. 术后护理

(1) 疼痛的护理:评估疼痛的部位、程度,告知疼痛的原因和可能持续的时间;必要时按医嘱使用止痛药或镇痛泵;抬高床头 30°~45°,减轻颈部切口张力;教会病人起床时保护颈部的方法;避免剧烈咳嗽加剧切口疼痛。

(2) 语言交流障碍护理:评估病人读写能力,术前教会病人简单的手语,以便术后与医护人员沟通,表达个体需要;术后也可使用写字板、笔或纸,对于不能读写的病人可用图片。鼓励病人与医护人员交流,交流时给予病人足够的时间,表示耐心和理解;告知病人术后一段时期后便可以学习其他发音方式如食管发音、电子喉等。

(3) 防止呼吸道阻塞:向病人讲解新的呼吸方式,气体不从鼻进出而从颈部气管造口进出,不可遮盖或堵塞颈部造口;观察病人呼吸的节律和频率,监测血氧饱和度;定时湿化吸痰,防止痰液阻塞气道;室内湿度保持在 55%~65%,防止气道干燥结痂;鼓励病人深呼吸和咳嗽,排出气道分泌物,保持呼吸道通畅,防止肺部感染。

(4) 防止切口出血:注意观察病人的血压、心率变化;切口加压包扎;吸痰动作轻柔;仔细观察出血量,包括敷料渗透情况、痰液性状、口鼻有无血性分泌物、负压引流量及颜色;如有大量出血,应立即让病人平卧,用吸引器吸出血液,防止误吸,同时建立静脉通路,尽快通知医生,根据医嘱使用止血药或重新手术止血,必要时准备输血。

(5) 预防感染和咽瘘:注意观察体温变化;换药或吸痰时注意无菌操作;每日消毒气管套管;气管纱布垫潮湿或受污染后应及时更换;负压引流管保持通畅有效,防止无效腔形成;做好口腔护理;1 周内不做吞咽动作,嘱病人有口水及时吐出;根据医嘱全身使用抗生素;增加营养摄入,提高自身免疫力。

(6) 防止营养摄入不足:保证鼻饲量,鼓励少量多餐;注意鼻饲饮食中各种营养的供给,包括热量、蛋白质、维生素、纤维素等;病人鼻饲饮食发生不适时,如腹胀、腹泻、打嗝等,及时处理;做好鼻饲管护理,防止堵塞、脱出。

(7) 帮助病人适应自己的形象改变:鼓励病人倾诉自己的感受;避免流露出嫌弃、厌恶或不耐烦;鼓励病人照镜子观察自己的造口;调动家庭支持系统帮助病人接受形象改变,主动参与社会交往。还可教会病人制作围巾、镂空饰品等遮盖造瘘口,保持自我形象整洁。

(8) 自理缺陷的护理:术后一段时间病人自理缺陷,应做好各项基础护理,保持病人身体清洁舒适,满足其基本需要。 以后根据病人病情和切口愈合情况,协助其逐渐增加活动量,恢复自理能力。

(二) 放射治疗病人的护理

1. 解释放疗期间可能出现的副作用如皮肤损害、黏膜损害等及应对方法。放疗后局部皮肤可能有发黑、红肿、糜烂,注意用温水轻轻清洁,不要用肥皂、沐浴露等擦拭皮肤,然后涂以抗生素油膏。

2. 注意观察呼吸,因放疗会引起喉部黏膜充血肿胀,使气道变窄,如病人出现呼吸困难,可先行气管切开,再行放疗。

3. 鼓励病人树立信心,战胜不良反应,坚持完成疗程。

(三) 健康教育

出院前需对病人或家属进行以下内容的指导:

1. 清洗、消毒和更换气管内套管或全喉套管的方法。

2. 外出或沐浴时保护造瘘口,外出时可用有系带的清洁纱布垫系在颈部,遮住气管造口入口,防止异物吸入。盆浴时水不可超过气管套管,淋浴时注意勿使水流入气管套管。

3. 清洁、消毒造瘘口:每日观察造瘘口是否有痰液或痰痂附着,可用湿润棉签清洁,必要时用酒精棉球消毒造瘘口周围皮肤。

4. 根据病人具体情况向气道内滴入湿化液,以稀释痰液,防止痰液干燥结痂;多饮水;室内干燥时注意对室内空气进行加湿。如果气道内有痂皮形成,应去医院,切勿自行清理,以免坠入气管内。

5. 不到人群密集处,防止上呼吸道感染。可适当锻炼身体,增强抵抗力,但不可进行水上运动。

6. 学会自我检查颈部淋巴结。

7. 进行恢复头颈、肩功能的锻炼。

8. 定期随访,一个月内每两周一次,三个月内每月一次,一年内每三个月一次,一年后每半年一次。

9. 如发现造瘘口出血、呼吸困难、造瘘口有新生物或颈部扪及肿块,应及时就诊。

10. 向病人提供有关发音康复训练、参与社会活动组织如喉癌俱乐部等的建议与信息。

(四) 发音康复

喉全切除术后,有 3 种不同的方法可以帮助病人重建发音功能。

1. 食管发音是最为经济、简便的方法,其基本原理是:经过训练后,病人把吞咽进入食管的空气从食管冲出,产生声音,再经咽腔和口腔动作调节,构成语言。其缺点是发音断续,不能讲长句子。

2. 电子喉发音也是喉全切除病人常用的交流方式。具体方法是讲话时将其置于病人颏部或颈部,利用音频振荡器产生声音,即可发出声音,但声音欠自然。

3. 食管气管造瘘术是通过外科手术在气管后壁与食管前壁之间造瘘,插入发音钮(单向阀),发音机制为当病人吸气后,堵住气管造口,使呼出的气体通过单向阀进入食管上端和下咽部,产生振动而发音,病人配合口腔、舌、牙齿、嘴唇的动作形成语言。常用的发音钮包括 Blom-Singer 发音假体、Provox 发音钮等。

【护理评价】　病人是否达到:①疼痛减轻。②能够用一种替代方法有效沟通交流。③情绪稳定,焦虑减轻或消除。④无肺部感染、咽瘘、乳糜漏等发生。⑤气管套管通畅,呼吸平稳。⑥切口愈合好,无出血、感染。⑦营养满足机体需要,体重无明显下降。⑧生活能基本自理。⑨接受自身形象改变,主动回归社会,与他人交往。⑩了解自我护理颈部造口和气管套管的知识和技能。

第六节 气管切开术病人的护理

气管切开术(tracheotomy)是一种切开颈段气管前壁并插入气管套管(图 18-2,18-3,18-4),使病人直接经套管呼吸和排痰的急救手术。一般在第 2~4 气管环处切开气管,避免切开第 1 环,以免损伤环状软骨而导致喉狭窄,亦不能低于第 5 环,以防发生大出血。

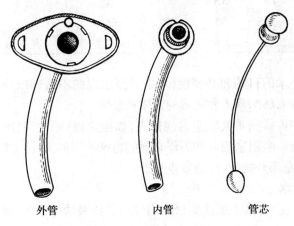

外管　　　　内管　　　　管芯

图 18-2　金属气管套管

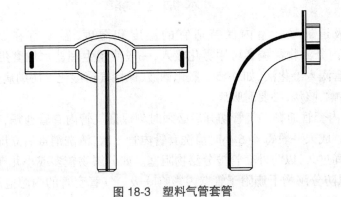

图 18-3　塑料气管套管

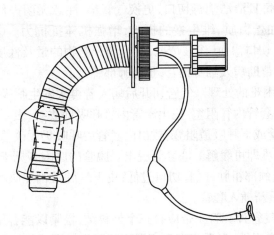

图 18-4　硅胶气管套管

一、术 前 护 理

1. 严密观察病人呼吸困难及喉阻塞的程度,床旁备好氧气、吸引器、吸痰管、床头灯、气管切开包、适当型号的气管套管(表18-1)、抢救用品等,如病情加剧,紧急情况下及时与医生联系行床旁气管切开术。

表18-1　金属气管套管型号选用表

型号	00	0	1	2	3	4	5	6
内径(mm)	4.0	4.5	5.5	6.0	7.0	8.0	9.0	10.0
长度(mm)	40	45	55	60	65	70	75	80
适用年龄	1~5个月	1岁	2岁	3~5岁	6~12岁	13~18岁	成年女性	成年男性

2. 向病人说明手术的目的和必要性,术中可能出现的不适感以及如何配合,术后康复过程中需要注意的事项,解除病人和家属的紧张和恐惧。

3. 术前如病情许可需完善实验室常规检查,如血常规、尿常规、出凝血时间,必要时做好心电图、胸片等检查。喉阻塞病人如需作必要的特殊检查如胸片、CT时,应有医务人员陪同。告知病人不可随意离开病房,以防发生意外。

4. 术前应禁食禁水。

5. 如果时间允许,应为病人更换宽松的病号服。如果情况紧急,必须争分夺秒,立即行气管切开。

二、术 后 护 理

1. **维持呼吸道通畅**　室内保持适宜的温度和湿度,温度宜在20~25℃,湿度在60%~70%。气管内分泌物黏稠者可用雾化吸入,一般使用生理盐水加糜蛋白酶或沐舒坦。定时通过气管套管滴入湿化液,如0.45%氯化钠液,保持气道湿化。协助病人取平卧或半卧位,鼓励有效地咳嗽、咳痰,必要时吸痰。

2. **保持气管内套管通畅**　气管切开后必须时刻保证气管内套管通畅,有分泌物咳出时及时用纱布擦净。成人一般每4~6小时清洗套管内管1次,清洗消毒后立即放回,内套管不宜脱离外套管时间过久,以防外套管被分泌物阻塞。如分泌物较多或小儿气管切开病人,要增加清洗次数,以防分泌物干痂附于管壁内影响呼吸。气管套管的内芯应放在床旁柜抽屉内随手可取之处,以备急用。

3. **预防感染**　①每日清洁消毒切口,更换气管垫,注意无菌操作。②进营养丰富的半流质饮食或软食,增加蛋白质、维生素的摄入,增强机体抵抗力。③按医嘱使用抗生素。④密切观察体温变化、切口渗血、渗液情况,气管内分泌物的量及性质。⑤鼓励病人经常翻身和下床活动,必要时帮助病人翻身拍背,预防肺部感染。

4. **再次发生呼吸困难的处理**　气管切开后病人若再次发生呼吸困难,应考虑如下三种原因并作相应处理:①套管内管阻塞:拔出套管内管呼吸即改善,表明内套管阻塞,应予清洁后再放入。②套管外管或下呼吸道阻塞:拔出内套管后呼吸仍无改善者,可滴入湿化液并进行深部吸痰后,呼吸困难即可缓解。③套管脱出。脱管的原因多见于套管缚带太松,或为活结易解开;套管太短或颈部粗肿;气管切口过低;皮下气肿及剧烈咳嗽、挣扎等。如脱管,应立刻通知医生并协助重新插入套管。

5. **预防脱管**　①气管外套管系带应打三个外科结,松紧以能容纳1个手指为宜。②经常检查系带松紧度和牢固性,告诉病人和家属不得随意解开或更换系带。③注意调整系带松紧度,病人手术后 1~2 天可能有皮下气肿,待气肿消退后系带会变松,必须重新调整系紧。④吸痰时动作要轻。⑤告知病人剧咳时可用手轻轻抵住气管外套管翼部。⑥气管内套管取放时,注意保护外套管,禁止单手取放,应一手抵住外套管翼部,一手取放内套管。

6. 并发症的观察和护理　气管切开术后常见的并发症包括皮下气肿、纵隔气肿、气胸、出血等,应注意观察病人的呼吸、血压、脉搏、心率以及缺氧症状有无改善,警惕纵隔气肿或气胸发生,并立即报告医生。观察皮下气肿的消退情况,正常情况下 1 周左右可自然吸收。

7. 拔管及护理　喉阻塞及下呼吸道阻塞症状解除,呼吸恢复正常,可考虑拔管。①拔管前先要堵管 24~48 小时,如活动及睡眠时呼吸平稳,方可拔管。如堵管过程中病人出现呼吸困难,应立即拔除塞子。②拔管后不需缝合,用蝶形胶布拉拢创缘,数天后即可自愈。拔管后 1~2 天内仍需严密观察呼吸,叮嘱病人不要随意离开病房,并备好床旁紧急气管切开用品,以便病人再次发生呼吸困难时紧急使用。

三、健 康 教 育

对住院期间未能拔管而带着套管出院的病人,应教会病人或家属自我护理:

1. 消毒内套管、更换气管垫的方法。
2. 室内温湿度的调节和湿化气道的方法。
3. 洗澡时防止水溅入气管,不得进行水上运动。
4. 外出时注意遮盖套管口,防止异物吸入。
5. 定期门诊随访,如发生气管外套管脱出或再次呼吸不畅,应立即到医院就诊。

更换气管垫的方法:

1. 病人取坐位或卧位,取下污染的气管垫,必要时吸痰。
2. 用酒精棉球擦拭切口周围渗血及痰液。
3. 将清洁气管垫(两侧均附有系带)置于气管外套管翼下,带子交叉系于颈后或颈侧,打活结。
4. 注意消毒切口或放入清洁气管垫时,动作幅度不要过大,以免将气管套管拉出,引起危险。带子打结勿太紧或太松,以能伸进一手指为宜。注意手术完成后,外套管带子系于颈后或颈侧,一定要打死结,以防带子松开套管脱落引起窒息,在更换气管垫时外套管的带子是不能解开的。

(吴沛霞)

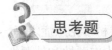 思考题

朱大爷,75 岁,出现咳嗽、痰中带血、声嘶和呼吸困难等,诊断为"喉癌",择期在全麻下行"全喉切除术"。

请思考:
1. 术后为维持呼吸道通畅,护士应如何为朱大爷进行气道湿化?
2. 喉全切除术后,应如何帮助病人重建发音功能?

第十九章 气管、支气管及食管异物病人的护理

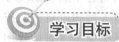

学习目标

1. 掌握气管、支气管异物的发病原因、临床症状和护理措施。
2. 熟悉食管异物病人的身体状况评估和护理措施。
3. 了解气管、支气管异物与食管异物之间的异同点。
4. 能正确运用护理程序,对气管、支气管异物和食管异物病人制订全面的护理计划,并结合病人情况实施健康教育。
5. 具有以病人为中心的护理服务意识,能够主动了解病人的感受,帮助病人解除痛苦。

第一节 气管、支气管异物病人的护理

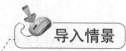

情景描述:

星期天,妈妈忙着给生病的奶奶洗衣服、做饭,两岁半的豆豆在安静地玩着,突然就剧烈地咳嗽起来,一旁的奶奶说,豆豆不知把什么东西放进嘴里了。妈妈急忙扒开豆豆的嘴巴,什么也没看到,这时咳嗽更厉害了,豆豆的小脸憋得通红。

请思考:

1. 豆豆可能的临床诊断是什么?
2. 诊断明确后,首要的治疗手段是什么?

　　气管、支气管异物(foreign bodies in the trachea and bronchi)是耳鼻咽喉科常见急症之一,多发生于5岁以下儿童,轻者致肺部损害,重者可因窒息死亡。异物可分为内源性和外源性两种,前者系指呼吸道内假膜、干痂、血凝块、干酪样物等,后者为由口内误入气管、支气管的一切异物,有植物性、动物性、矿物性和化学合成品等。临床上以外源性异物多见。

　　【病因与发病机制】

　　1. 儿童因白齿未萌出,咀嚼功能不完善,不能将硬食物嚼碎;喜将小型物品或玩具放入口中玩耍,喉的防御反射功能不健全又无自制力。当嬉笑、哭闹、追逐、跌倒、作游戏、受惊吓或打骂时,口中的食物或异物很易吸入气道,是最常见的气管异物的原因。

　　2. 异物本身如西瓜子、花生米、豆类、塑料笔帽及小橡皮盖等表面光滑,体小质轻,容易吸入气道;用力吸食滑润的食物(果冻、海螺)也可误入气道。

　　3. 成人在工作中,习惯口含物品(针、钉及扣等)作业者,尤其是仰头作业时,遇有外来刺激或突然说话,极有可能将异物吸入气道。

4. 全麻或昏迷、酒醉等病人,因吞咽功能不全,也可误将异物(呕吐物)吸入气管、支气管。

5. 鼻腔异物钳取不当,咽、喉滴药或治疗牙疾时牙齿(活动的义齿)或注射针头的偶然脱落,也可落入气道。

异物停留的部位与异物的性质、形状及气管、支气管解剖因素等有密切关系。尖锐或不规则的异物易嵌顿于声门下区;轻而光滑的异物易随呼吸气流上下活动。右侧支气管异物发病率高于左侧。

【护理评估】

（一）健康史

询问病人或小儿家长发病过程,了解婴幼儿是否进食坚果类食物,是否将小物件放入口内或鼻腔;了解成人有无异物吸入等情况。评估病人有无面色发绀及呼吸困难等症状。

（二）身体状况

1. 气管、支气管异物的临床表现 可分为四期:

(1) 异物进入期:异物经喉进入气管时,立即引起剧烈呛咳、憋气,面色潮红;如异物嵌顿于声门,可致窒息。

(2) 安静期:异物进入气管或支气管后即停留于内,可无症状或只有轻微咳嗽、轻度呼吸困难及喘鸣。

(3) 刺激与炎症期:异物刺激呼吸道黏膜诱发炎症反应,可引起咳嗽、痰多等症状。

(4) 并发症期:有支气管炎、肺炎和肺脓肿等,临床表现为发热、咳嗽、咳脓痰、呼吸困难等。

2. 气管和支气管异物的临床表现

(1) 气管异物的表现特点:气流经异物阻塞处可产生喘鸣音。气管内活动性异物,可引起阵发性咳嗽,并在咳嗽及呼气末期,异物随气流向上撞击声门下时产生拍击声,置听诊器于气管前可听到拍击声,同时可触到撞击感。

(2) 支气管异物的表现特点:异物进入支气管后,咳嗽减轻。但若为植物性异物,支气管炎症多较明显,常有发热、咳嗽、多痰、喘鸣等症状。呼吸困难程度与异物阻塞部位及大小有关;两侧支气管均有异物时,呼吸困难多较严重。胸部叩诊时患侧呈过清音或浊音,肺部听诊时患侧呼吸音减低或消失。

（三）辅助检查

1. X 线检查 胸透或摄片可显示金属等不透光异物,而对透光异物则可根据其阻塞程度不同而产生肺气肿或肺不张等间接征象推断异物的有无及位置。

2. 支气管镜检查 确诊气管、支气管异物最可靠的方法,同时可取出异物。

（四）心理 - 社会状况

病人(或患儿)可因剧烈咳嗽、明显的窒息感而产生极度紧张情绪和恐惧感,家属的担心和焦虑也较为突出。因此,应了解病人的年龄、受教育程度、职业等,通过与病人的交流,评估其对本病的认知程度和心理状态。

【治疗要点】 及时诊断,尽早经直接喉镜或支气管镜取出异物,以保持呼吸道通畅,防止窒息及其他并发症的发生。对支气管镜下确实难以取出的异物,可行开胸手术、气管切开取出。

【常见护理诊断 / 问题】

1. 有窒息的危险 与异物堵塞有关。

2. 有感染的危险 与异物滞留时间久可继发感染有关。

3. 恐惧 与呼吸困难及担心疾病预后有关。

4. 知识缺乏:缺乏对气管、支气管异物的预防知识。

【护理目标】

1. 异物取出,病人的呼吸平稳,无窒息发生。

2. 病人无感染发生。

3. 病人的情绪稳定。

4. 病人及家属熟悉气管、支气管异物相关防护知识。

【护理措施】

(一) 预防窒息的护理

做好异物取出的围术期护理,同时做好全身麻醉的护理。

1. **异物取出之前**　嘱病人安静、卧床,术前禁食水,密切观察病情,尤其是呼吸情况,准备好氧气、气管切开包等急救物品,预防窒息;遵医嘱立即给予吸氧。为争取尽早异物取出做好一切准备。

2. **异物取出之后**　继续严密观察病情,注意呼吸、氧饱和度变化,警惕喉头水肿的发生,遵医嘱使用糖皮质激素和抗菌药物。

3. 术后嘱病人卧床休息,少说话,避免患儿哭闹;术后 6 小时可进温凉半流质饮食。

(二) 预防感染的护理

1. 注意观察有无感染的早期征象,如体温升高、咳嗽、多痰等。

2. 遵医嘱及时给予抗菌药物。

(三) 心理护理

指导病人及家属正确认识气管、支气管异物的危险性及预后,了解诊治经过,使其减轻或消除恐惧心理。

(四) 健康教育

1. 教育小儿不要将玩具含于口中玩耍,若发现后应婉言劝说,让其自觉吐出,切忌恐吓或用手指强行挖取,以免引起哭闹而误吸入气道。

2. 指导家长及保育人员管理好食物及玩具,避免给 3~5 岁以下婴幼儿吃花生、瓜子、豆类等坚果类食物或吸食果冻等滑润食物。

3. 小儿进食时不可哭闹、嬉笑、追逐、打骂或恐吓。

4. 成人要纠正口中含物仰头作业的不良习惯。

5. 重视全麻及昏迷病人的护理,头偏向一侧,活动的义齿应取下,防止呕吐物吸入下呼吸道。

【护理评价】　病人是否达到:①异物取出,呼吸平稳,无窒息发生。②无感染发生。③恐惧感消除,情绪稳定。④熟悉气管、支气管异物相关防护知识。

第二节　食管异物病人的护理

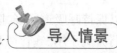 导入情景

情景描述:

周末家人聚会,刘奶奶正吃着大家都赞不绝口的拔丝地瓜时,突然手捂胸口,痛苦地放下了筷子,孩子们急忙上前询问、查看,发现奶奶嘴里的一颗活动义齿不见了。

请思考:

1. 刘奶奶怎么了?

2. 刘奶奶发病的原因什么?

食管异物(foreign bodies in the esophagus)是耳鼻咽喉科常见的急症之一。可发生于任何年龄,但以老人、儿童多见。

【病因与发病机制】

1. 常因为进食匆忙,注意力不集中,误咽鱼刺、猪骨、鸡骨、鸭骨等。

2. 老年人因牙齿脱落或使用义齿,咀嚼功能差,口内感觉欠灵敏,易导致误吞。

3. 小儿磨牙发育不全,食物未经充分咀嚼;或口含小玩物,不慎咽下而致。

4. 食管疾病(如肿瘤)引起食管狭窄,发生异物阻留。

5. 精神病和神志不清者误吞;吞咽异物企图自杀等。

异物停留于食管的生理狭窄处,常见部位为食管入口处,其次为食管中段,下段者较为少见。停留过久可导致严重并发症而危及生命。

【护理评估】

(一)健康史

询问病人或家属是否有误咽或自吞异物史,以及异物的种类、大小和形状,了解发病过程,有无呛咳、吞咽疼痛等症状。

(二)身体状况

有明确的异物误吞史,并产生相应的症状与体征:

1. **吞咽困难**　可伴有流涎等症状,其程度与异物的大小、形状、有无继发感染等有关。

2. **吞咽疼痛**　为食管异物的主要症状,其部位与程度因异物性状、停留部位以及有无继发感染等而不同,表现为颈根部、胸骨后或背部疼痛,合并感染时疼痛加剧。

3. **呼吸道症状**　如异物较大,位于颈段食管,向前压迫气管可出现呼吸困难。

知识拓展

异物阻塞支气管时的表现特点

异物进入支气管停留后,因刺激减少,咳嗽症状明显减轻。但若为植物性异物,可因脂酸刺激而引起支气管黏膜的炎性反应,出现咳嗽、多痰、喘鸣、发热等临床表现。呼吸困难的发生和严重程度,与异物阻塞部位及大小有关,若为一侧支气管异物,呼吸困难多不明显;若两侧支气管均有异物阻塞时,呼吸困难则表现得较为严重。胸部叩诊时患侧呈过清音或浊音,肺部听诊时患侧呼吸音减低或消失。常可并发肺不张、肺炎等。

(三)辅助检查

1. **间接喉镜检查**　梨状窝有积液。

2. **X线检查**　对X线可显影的异物,可拍颈、胸正侧位片,以了解异物的所在部位、大小和形状;对不显影的异物(枣核、鱼刺、肉骨等),应做食管钡剂检查,骨刺类应吞服少许钡棉,以确定异物是否存在及所处位置。凡疑有食管穿孔时,禁用钡剂检查,而改用碘油食管造影。

3. **食管镜或胃镜检查**　可明确诊断,并及时取出异物。

(四)心理-社会状况

病人可因疼痛、食管梗阻感及呼吸困难等症状而紧张焦虑。因此,应了解病人的年龄、受教育程度、职业以及饮食习惯、进食方式等,通过与病人的交流,评估其对本病的认知程度和心理状态。

【治疗要点】　尽早行食管镜、喉镜或胃镜异物取出术;如取出困难,必要时可考虑行颈侧切开术或开胸术。如发生食管周围脓肿或咽后壁脓肿等并发症,应行颈侧切开引流术,如发生食管穿孔,请胸外科协助处理。

【常见护理诊断/问题】

1. 疼痛:吞咽疼痛　与异物刺激食管黏膜有关。

2. 紧张焦虑　与吞咽困难、疼痛及担心预后有关。

3. 潜在并发症:感染、食管穿孔、出血、气管食管瘘。

4. 知识缺乏:缺乏食管异物的防治知识。

【护理目标】

1. 异物取出,病人的疼痛缓解或消除。

2. 病人的紧张焦虑解除,情绪稳定。

3. 病人无并发症发生。

4. 病人熟悉食管异物的相关知识。

【护理措施】

(一)疼痛护理

1. 静卧休息　如为尖锐或钩状异物应绝对卧床,避免异物活动刺伤大血管。

2. 严密观察病情　病人疼痛表现、呼吸型态,一旦发现有呼吸困难等表现应立即通知医生,以保持呼吸道通畅,防止窒息发生。

3. 正确指导饮食

(1) 内镜(食管镜)术前禁饮禁食。

(2) 术后异物取出完整,并无明显黏膜损伤者,全麻清醒后 3 小时可进流食或半流食,2~3 天后改为普通饮食。

(3) 异物停留时间较长,或有食管黏膜损伤者,应禁饮禁食 1~2 天,给予静脉补液。

(4) 怀疑有食管穿孔者,给予鼻饲流质饮食,并应用抗菌药物预防感染发生,穿孔愈合后可进流食。

(二)心理护理

关心安慰病人,耐心讲解食管异物的治疗方法及预后,帮助其解除紧张焦虑情绪。

(三)预防并发症的护理

1. 严密观察病人的体温、脉搏、呼吸、血压、胸痛等变化。如发现有皮下气肿、吞咽剧痛、吐血等症状,应及时通知医生,并协助处理。

2. 遵医嘱及时给予足量抗菌药物,积极防治感染,警惕并发症的发生。

(四)健康教育

1. 养成良好的饮食卫生习惯,进食时应专心、细嚼慢咽,不宜匆忙。

2. 教育儿童不要将细小玩物含于口中,以免不慎误咽。

3. 松动义齿要及时修整;睡前、全麻或昏迷病人应将活动义齿取下。

4. 误吞异物后,应立即来医院诊治。切忌用馒头、饭团等强行下咽,以防异物进入组织深部,加重损伤,并出现并发症,增加手术难度。

【护理评价】　病人是否达到:①异物取出,疼痛消除。②紧张焦虑解除,情绪稳定。③无并发症发生。④熟悉食管异物的相关知识。

(李连红)

思考题

1. 胡某,男,2岁,反复咳喘2个月,曾在当地医院诊断为:支气管炎。近日咳嗽时有少量白色黏痰,轻度憋气,夜间减轻,活动后加重。家长否认小儿异物吸入史,胸部正位片示右肺透亮度较左侧高,CT 示右主支气管内 0.3cm×0.4cm 致密影,临床诊断:支气管异物。

请思考:

(1) 气管、支气管异物临床分哪几期? 此病人属于哪一期?

(2) 如何预防气管、支气管异物的发生?

2. 刘某,男,72 岁,两天前吃排骨时不慎将碎骨吞入,感胸骨后疼痛,自行吞食馒头不见缓解,今日感吞咽困难,且吞咽时疼痛加重,到医院就诊为:食管异物。

请思考:

(1) 食管异物病人身体状况应如何评估?

(2) 对该病人的健康教育有哪些?

第二十章 口腔颌面部的应用解剖生理

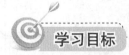

学习目标

1. 掌握口腔前庭、固有口腔的解剖结构及其特点;腮腺导管的开口、切牙孔、腭大孔、舌盲孔的位置;颈外动脉、颈内动脉的主要分支及走向,面部浅、深静脉的主要分支和走向;三叉神经和面神经的分布特点;牙的名称、数目、符号表达,牙萌出的生理特点及顺序以及牙的组成,牙体组织结构。

2. 熟悉唇、颊的解剖特点和牙冠、牙弓或牙列的概念解剖特点。

3. 了解颌面部应用解剖与生理特点。

4. 能运用所学的口腔解剖生理特点,概述口腔颌面部位特别临床意义;以及能运用所学的颌面部应用解剖与生理特点,概述颌骨、肌肉、神经、血管等的相应的临床意义。

5. 在学习口腔各部位解剖结构时,应以严肃的态度对待模型,保持安静。

口腔颌面部(oral and maxillofacial region)是口腔与颌面颈部的统称。它上起额部发际,下至舌骨水平,左右达颞骨突垂直线之间的区域(图 20-1)。随着口腔科学的发展,尤其是口腔颌面外科的发展,颌面部的范围已扩展上至颅底,下至颈部的区域,但不包括区内的眼、耳、鼻、咽喉等器官。

在临床上,颌面部主要由面上、面中和面下三部分组成(图 20-2)。其中两眉弓中间连线为第一横线,口裂平行线为第二横线。第一横线与额部发际之间的区域称为面上部;第一横线与第二横线之间的区域称为面中部;第二横线与舌骨平等线之间的区域称为面下部。在临床上,口腔颌面的疾病多发生于面中和面下两部分。

口腔颌面部按解剖区域可分为 1. 额部、2. 眼眶部、3. 眶下部、4. 颧部、5. 鼻部、6. 口唇部、7. 颏部、8. 颊部、9. 腮腺咬肌部、10. 耳部、11. 颞部、12. 颏下部、13. 颌下部,还有颈部(图20-3)。

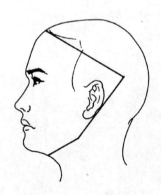

图 20-1　颌面部的范围

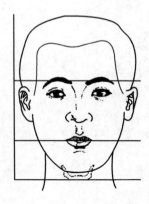

图 20-2　面上、中、下部

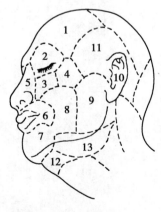

图 20-3　颌面部解剖分区

在解剖生理上,由于口腔颌面部位置的特殊性及解剖特点,赋予其特别临床意义。此部位位置外露,易受伤,但病人病后,容易被发现,从而能进行及时治疗。由于此部位血管丰富,抗感染力强,外伤或手术后,伤口愈合快,但也因为颌面部血管丰富,组织疏松,受伤后出血较多,局部组织肿胀明显。此部位解剖结构复杂,有神经、血管、涎腺及其导管等分布,损伤后可发生面瘫、麻木、涎瘘等。颜面部皮肤在不同方向形成的自然的皮肤皱纹称为皮纹(图20-4)。手术时切口的设计应顺着皮纹方向,并选择比较隐蔽的区域作切口,术后瘢痕相对不明显。另外,由于此部位与颅脑咽喉毗邻,当发生炎症、外伤、肿瘤等疾患时,容易波及颅内和咽喉部。

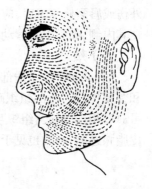

图 20-4　颜面部皮肤皱纹

第一节　口腔的应用解剖生理

在口腔内,由上、下牙列,牙龈及牙槽骨将口腔分为口腔前庭和固有口腔两部分。

一、口腔前庭

口腔前庭位于唇、颊与牙列、牙龈及牙槽骨弓之间的铁蹄形的潜在间隙。

口腔前庭经𬌗间隙与内侧的固有口腔交通;而在正中𬌗位时,口腔前庭主要在其后部经翼下颌皱襞及最后磨牙远中面之间的空隙与固有口腔相通。唇、颊黏膜位于牙槽黏膜的沟槽。前庭沟黏膜下组织松软,是口腔局部麻醉常用的穿刺及手术切口部位。

上、下唇系带为前庭沟中线上扇形或线形的黏膜小皱襞。上唇系带一般较小唇系带明显,制作义齿时,基托边缘应注意此关系。儿童的上唇系带较为宽大,并可能与切牙乳头直接相连。随着年龄的增大,唇系带也逐渐缩小,如果持续存在,则上颌中切牙间隙不能自行消失,而影响上颌恒中切牙的排列而需要做手术,进行治疗,在口腔前庭沟相当于上、下尖牙或前磨牙区的扁形黏膜皱襞,为颊系带,其数目不定。一般上颊系带较明显,做义齿基托边缘时应注意此关系。上颌第二磨牙冠的颊黏膜上有腮腺导管开口,行腮腺造影或腮腺导管内注射治疗时,此口是造影剂或药液注入口。磨牙后区由磨牙后三角及磨牙后垫组成。磨牙后三角位于下颌第三磨牙后方;磨牙后垫是覆盖于磨牙后三角表面的软组织。当下颌第三磨牙冠周炎时,磨牙后垫常见红肿明显。翼下颌皱襞为延伸于上颌结节后内方与磨牙后垫方之间的黏膜皱襞。该皱襞是下牙槽神经阻滞麻醉的重要标志,也是翼下间隙及咽旁间隙口内切口的标志。颊脂垫为一三角形隆起,大张口时,平对上、下颌牙𬌗面的黏膜上。其尖端为下牙槽神经阻滞麻醉进行针点的重要标志。

(一)唇

唇(lip)分为上唇和下唇,其间为口裂,上、下唇联合处形成口角,上唇上面与鼻底相连,其中央为一浅垂直沟称为人中沟,是面部中线的标志,两侧以鼻唇沟为界(图20-5)。唇部组织分为皮肤、肌肉和黏膜三层,外伤或手术时,唇部组织应分层缝合,恢复正常解剖结构后,才不影响外貌和功能。唇外面为皮肤,其内有丰富汗腺、皮脂和毛囊,为疖痈好发部位。唇内面黏膜下有许多小黏液腺,为无管腺,直接分泌黏液润滑口腔,当排泄孔堵塞时,容易形成黏液腺囊肿。唇部皮肤和黏膜之下为口轮匝肌等组织,

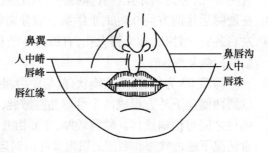

鼻翼　　　　　　　　　　鼻唇沟
人中嵴　　　　　　　　　人中
唇峰　　　　　　　　　　唇珠
唇红缘

图 20-5　唇部正常解剖标志

215

外伤或唇裂修复术时,应注意其外形恢复,以免造成畸形。唇黏膜显露于外面部分称为唇红,在其内侧,黏膜下有唇动脉,在进行唇部手术时,在内侧口角区压迫此血管可以止血。

(二) 颊

颊(cheek)位于面部两侧,为口腔前庭外侧部。主要由皮肤、浅层表情肌、颊脂垫、颊肌和黏膜构成。颊的组织疏松有弹性,颊脂垫与颞后及颞下脂体联为一体,当感染时,感染灶可通过相连的蜂窝组织互相扩散。颊黏膜偏后区域,有时见黏膜下有颗粒状黄色斑点,称为皮脂腺迷路,有时也见于唇红部,一般成年男性常多见,无临床意义。

二、固有口腔

固有口腔是口腔的主要部分,其上为硬腭和软腭,下为舌和口底,前界和两侧界为上、下牙弓,后界为咽门。

(一) 牙冠、牙弓或牙列

固有口腔内只能见到牙的牙冠部位。不同部位、不同功能的牙有不同的牙冠表面形态,根据牙的功能及形态可分为切牙、尖牙、前磨牙和磨牙;根据牙的部位可分为前牙和后牙。上、下颌牙槽骨上分别排列上、下颌牙齿,形成连续的弓形,构成上、下牙弓或牙列。牙冠的外表形态除了牙冠的五面外,还有沟、窝、点隙、嵴等标志。

1. 唇面或颊面　前牙靠近唇黏膜的一面均称为唇面,后牙靠近颊黏膜一面称为颊面。

2. 舌面或腭面　前牙、后牙靠近舌侧一面称为舌面,上颌牙舌面接近腭,亦称腭面。

3. 近中面与远中面　面向中线的牙面称为近中面,远离中线的牙面称远中面,每颗牙均有一个近中面和远中面。近、远中面统称邻接面。

4. 𬌗面　上、下颌牙相对发生咀嚼作用的一面称为𬌗面。前牙无𬌗面,称为嵴。

5. 牙尖　牙冠上突出成尖的部分称为牙尖。

6. 嵴　牙冠上细长形成的牙釉质隆起,称为嵴。常可分为轴嵴、边缘嵴、横嵴、斜嵴和颈嵴。

7. 沟　牙面上细长的线形凹陷部分称为沟。发育沟处的牙釉质因钙化不全而不能密合称为裂沟。

8. 窝　牙冠面上不规则的凹陷称为窝。

9. 点隙　发育沟的汇合处或沟末端处的凹陷称为点隙。该部位牙釉质如果钙化不全,则为点隙裂。裂沟和点隙裂均是龋的好发部位。

(二) 腭

腭(palate)由硬腭和软腭组成,形成口腔的顶部,且将口腔与鼻腔、鼻咽部分隔开,参与发育、言语及吞咽等活动。

腭的前 2/3 是硬腭,硬腭呈穹隆状,其前份正中线有突起的纵行皱襞,其两旁有许多横行突出皱襞伸向两侧,称为腭嵴。两侧切牙间后面腭部有黏膜突起,称为切牙乳头,其下方有一骨孔,称为切牙孔。有鼻腭神经血管通过此孔,且切牙孔是阻滞麻醉进针的标志之一。在硬腭后缘前方约 0.5cm,上颌第三磨牙腭侧,约相当于腭中缝至龈缘之外、中 1/3 交界处,左右各有一骨孔,称为腭大孔,有腭前神经及腭大血管通过此孔,向前分布于尖牙后的黏骨膜及腭侧牙龈。

腭后 1/3 为软腭,呈垂幔状,前与硬腭相连,后为游离缘,其中央有一小舌样物称为腭垂。软腭两侧向下外方形成两个弓形黏膜皱襞,在前外方者为腭舌弓,在稍后内方者为腭咽弓,两弓之间容纳扁桃体。软腭较厚,主要由几束小肌和腱膜所构成,表面覆盖以黏膜组织,正常情况下通过软腭和咽部的肌肉彼此协调运动,共同完成腭咽闭合,行使语言功能。

笔记

(三) 舌

舌(tongue)具有味觉功能,能协助完成咀嚼、吞咽和语言等重要功能。舌前 2/3 为舌体部,活动度大,其前端为舌尖,上面为舌背;舌后 1/3 为舌根部,活动度小。舌体部和舌根以"∧"形界沟分界,界沟尖端向后有一凹陷处,是甲状舌管迹称为舌盲孔(图 20-6)。此管如果未消失,则可形成甲状舌管囊肿。

舌是肌性器官,主要由横纹肌组成,肌纤维呈纵横、上、下交错排列。因此,舌能向前伸、后缩、卷曲等多方向活动,非常灵活。舌的感觉神经,在舌前 2/3 为舌神经分布;舌后 1/3 为舌咽神经及迷走神经分布。舌的运动由舌下神经所支配,舌的味觉由面神经的鼓索支支配。舌尖中对甜、辣、咸味敏感,舌缘对酸味敏感,舌根部对苦味敏感。舌

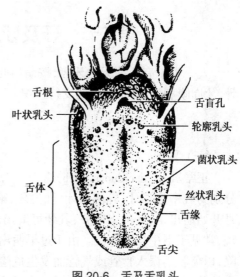

图 20-6　舌及舌乳头

背黏膜上有许多乳头状突起称为舌乳头(20-6),舌乳头主要包括丝状乳头、菌状乳头、轮廓状乳头和叶状乳头四种,分布于舌的不同部位,当维生素 B 族缺乏或严重贫血时,可见乳头萎缩、舌面光滑。

1. 丝状乳头　为刺状细小突起,上皮有角化呈白色,数量较多,遍布于整个舌体背面。

2. 菌状乳头　呈蕈状、红色、大而圆、散布于丝状乳头间,数量比丝状乳头少,含有味觉神经末梢。

3. 轮廓乳头　有 8~12 个,较大,呈轮状,沿人字沟排列。乳头周围有深沟环绕,含有味蕾以司味觉。

4. 叶状乳头　位于舌根部两侧缘,为数条平行皱襞。正常时不明显,炎症时充血发红,突起而疼痛,有时易误诊为癌。

舌根部黏膜上有较多卵圆形淋巴滤泡突起,有浅沟将其分隔,舌根部黏膜上的淋巴滤泡称为舌扁桃体。舌腹面黏膜平滑而薄,正中返折与口底黏膜相连,称为舌系带。初生婴儿舌系带发育不全,难以判断是否过短。当舌不能伸出口外并向上卷起时,或者舌前伸时舌尖部形成沟状切迹,则为舌系带过短。若舌系带过短,可限制舌的活动和影响舌尖部肌肉发育而导致发音不清。可在 1~2 岁时行舌系带矫正术。

(四) 口底

口底(floor of the mouth)是指舌体和口底黏膜以下,下颌舌骨肌和舌骨肌之上,下颌骨体内侧面与舌根之间的部分。表面为黏膜覆盖。在舌腹正中可见舌系带,舌系带两侧,有呈乳头状突起的皱嵴称为舌下皱襞,有许多舌腺导管直接开口于此。口底黏膜下有颌下腺导管和舌神经行走其间,在口底手术时,注意不要损伤神经和导管(图 20-7)。由于口底组织比较疏松,当口底外伤或感染时,易形成较大的血肿、脓肿,将舌体向上后方推挤,引起口底肿胀、舌体抬高以及舌体活动度差,造

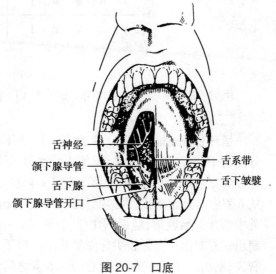

图 20-7　口底

成呼吸困难或窒息,应特别警惕。

第二节 牙及牙周组织的应用解剖生理

人一生中有两副天然牙齿,按萌出时间和形态可分为乳牙与恒牙。牙周组织包括牙槽骨、牙周膜和牙龈,是牙齿的支持组织。

一、牙

(一) 乳牙

正常**乳牙**(deciduous teeth)有 20 个,上、下颌左右两侧各 5 个。其名称从中线起向两旁分别为乳中牙切牙、乳侧切牙、乳尖牙、第一乳磨牙、第二乳磨牙、乳牙从婴儿出生后 6~8 个月开始萌出,约 2 岁半萌齐,乳牙可能出现过早或延迟萌出,在婴儿出生时或生后不久可出现,常见于下中切牙部位。由于过早萌出的乳牙,没有牙根,常较松动,如果过于松动应予拔除,以免脱落误入食管或气管而发生危险。有些新生儿口内牙槽嵴黏膜上,出现一些乳白色米粒状或球状物,是牙板上皮残余称为角化上皮珠的角化物,俗称为马牙或板牙,不是实际意义上的牙齿,一般可自行脱落。乳牙萌出时间和顺序(表 20-1)。

表 20-1 乳牙萌出时间和顺序

牙齿名称与顺序	萌出时间(月)	牙齿名称与顺序	萌出时间(月)
乳中切牙	6~8	乳尖牙	16~20
乳侧切牙	8~10	第二乳磨牙	22~30
第一乳磨牙	12~16		

为了方便病历记录,乳牙常用罗马数字书写。乳牙的位置标识,采取面对病人用"+"将全口牙齿分为上、下、左、右四区,横线上代表上颌,横线下代表下颌,纵线左代表病号右侧,纵线右代表病人左侧,或以 $\frac{A|B}{C|D}$ 代表四区(表 20-2)。

表 20-2 乳牙位置标识法

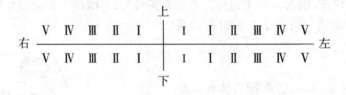

例如:右侧上颌第二乳磨牙,书写为 VI___ 或 VA。

(二) 恒牙

恒牙(permanent teeth)共 28~32 个,上下颌左右两侧各 7~8 个,其名称从中线起向两侧分别为中切牙、侧切牙、尖牙、第一前磨牙、第二前磨牙、第一磨牙、第二磨牙、第三磨牙。切牙和尖牙位于牙弓前部,统称为前牙。前磨牙和磨牙位于牙弓后部,统称为后牙,恒牙一般从 6 岁左右开始萌出;在第二乳磨牙后方萌出第一恒磨牙(简称六龄牙),同时恒中切牙萌出,乳中切牙开始脱落,随后侧切牙、尖牙、第一前磨牙、第二前磨牙、第二磨牙及第三磨牙依次萌出。有时第一磨牙较尖牙更早萌出。恒牙一般在 12~13 岁时已长出 28 个,第三磨牙俗称智齿,萌出时间不一致,一般在 18~26 岁之间,也有终生不萌出者。由于人类进化,颌骨发育

笔记

逐渐退化变小,常出现第三磨牙因间隙不足,而萌出困难或位置不正,称为智齿阻生。

牙萌出生理特点:一般左右同名牙多同时萌出,上、下同名牙则下颌牙较早萌出,同名牙齿女性萌出较早于男性,从6岁到12岁之间,口腔内乳牙逐渐脱落,恒牙相继萌出,恒牙和乳牙发生交替,此时既有乳牙,又有恒牙,这种乳牙、恒牙混合排列于牙弓上的时期称为混合牙列时期。有时乳牙未脱落,恒牙即从乳牙舌侧萌出,形成乳牙与恒牙重叠。此时应拔除乳牙,以免影响恒牙在正常位置上的萌出。拔牙时,应注意鉴别乳牙和恒牙,乳牙牙冠较小,色较白,牙颈部和咬合面较恒牙缩窄。恒牙萌出时间和次序见表20-3。

表20-3　恒牙萌出时间及顺序

牙齿名称与顺序	萌出时间(岁)	
	上颌	下颌
第一磨牙	5~7	5~7
中切牙	7~8	6~7
侧切牙	8~10	7~8
尖牙	11~13	10~12
第一前磨牙	10~12	10~12
第二前磨牙	11~13	11~13
第二磨牙	12~14	11~14
第三磨牙	17~26	17~26

最先萌出的恒牙不替换乳牙,直到12~13岁,乳牙逐渐为恒牙所替换,此时期为替换牙期或为混合牙列期,12~13岁后为恒牙期。恒牙常用阿拉伯数字书写表示,标识方法同乳牙(表20-4)。

表20-4　恒牙位置标识法

$$\begin{array}{c|c}
 & 上 \\
8\ 7\ 6\ 5\ 4\ 3\ 2\ 1 & 1\ 2\ 3\ 4\ 5\ 6\ 7\ 8 \\
\hline
8\ 7\ 6\ 5\ 4\ 3\ 2\ 1 & 1\ 2\ 3\ 4\ 5\ 6\ 7\ 8 \\
 & 下
\end{array}$$

右　　　　　　　　　　　　　　　　　　　　左

例如:左侧上颌第二磨牙,书写为7⌐ 或7B。

(三) 牙的组成

从外观上看,牙体由牙冠、牙根及牙颈三个部分组成(图20-8)。

1. 牙冠　是指显露在口腔被牙釉质覆盖的部分,是发挥咀嚼功能的主要部分。不同部位、不同功能的牙齿有不同的牙冠表面形态。牙冠的外表形态有五个面:唇(颊)面、舌(腭)面、近中面、远中面及咬合面,还有沟、窝、点隙等标志。前牙主要用以切割食物;后牙主要用以研磨食物;尖上有尖锐的牙尖,用以撕裂食物。

2. 牙根　埋在牙槽窝内表面,由牙骨质覆盖的部分称为牙根,是牙体的支持部分,每一根的尖端称为根尖,每个根尖都有供牙髓血管、神经通过的小

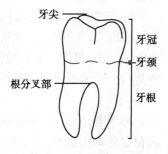

图20-8　牙齿各部名称

孔,称为根尖孔。因牙齿的咀嚼力和功能的不同,其牙根的数目和大小也不相同。切牙、尖牙和除上颌第一双尖牙以外的双尖牙为单根,上颌第一双尖牙与下颌磨牙为双根。上颌第一双尖牙的双根为颊侧、腭侧各1根,下颌磨牙为近中、远中各1根。上颌磨牙分为3根,颊侧近中、远中各1根,腭侧1根。了解牙根的数目和形态,对牙髓病的治疗和拔牙手术具有重要的临床意义。

3. 牙颈　牙冠和牙根之间缩窄呈一弧形曲线的部分称为牙颈。

4. 髓腔　牙齿中央容纳牙髓组织的空腔,与牙齿外形大致相似。冠部髓腔较宽大称为髓室,根部髓腔细小称为根管。根尖部的根尖孔是进入髓室营养牙齿的血管、淋巴管及神经的通道。

5. 𬌗面或切缘　咬合关系与𬌗:上颌骨静止时,上、下颌牙齿发生各种不同方向的接触,这种互相接触的关系称为咬合关系。临床上,判断咬合关系是否正常的基础是正中𬌗。正中𬌗指上、下切牙中线应位于同一矢状面上,上颌牙超出下颌牙的外侧,即上前牙覆盖在下前牙唇侧,但覆盖不超过3mm,上后牙的颊尖覆盖在下后牙的颊侧。嘱病人做吞咽运动,边吞咽边咬合牙齿即能求得正中𬌗。

上颌牙盖过下颌牙的水平距离,称为覆盖;上颌牙盖过下颌牙唇(颊)面的垂直距离,称为覆𬌗。覆盖和覆𬌗的生理意义为:上牙弓大于下牙弓,便于下颌进行咀嚼运动时保持𬌗接触关系,有利于咀嚼功能的提高,同时,上牙弓的切缘与其颊尖覆盖着下牙弓的切缘与颊尖,使唇侧、颊侧软组织得到保护,而不致咬伤。

牙齿、颌骨发育异常,病变或损伤等常可使牙齿排列紊乱,破坏正常的咬合关系,影响咀嚼功能。临床上常以牙列和咬合关系的变化,作为颌骨疾病诊断和治疗的参考依据。

(四) 牙体组织结构

从牙体纵剖面看,可见牙体组织的三种钙化硬组织(即牙釉质、牙骨质、牙本质)和牙体髓腔内的软组织(即牙髓)(图20-9)。

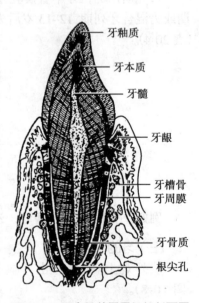

1. 牙釉质(enamel)　位于牙冠表面,是乳白色半透明有光泽的钙化组织,其中含有机盐96%,主要为磷酸钙及碳酸钙,水分及有机物约占4%,是人体中最硬的一种组织,对牙本质和牙髓具有保护作用,牙釉质没有感觉,缺失后不会再生。

2. 牙本质(dentin)　牙本质是构成牙齿的主体,呈淡黄色,有光泽含无机盐70%,有机物含量约占30%,比牙釉质多,故硬度比牙釉质低。牙本质内有牙髓神经末梢,是痛觉感受器,当牙本质暴露时,能感受外界刺激有酸痛感。

3. 牙骨质(cementum)　是覆盖在牙根表面的一层钙化结缔组织,色淡黄,含无机盐55%,构成和硬度与骨组织相似,但无哈弗管。牙骨质借助于牙周膜将牙体固定于牙槽窝内。当牙根表面受到损伤时,牙骨质可新生而有修复功能。

图20-9　牙齿及其周围组织剖面图

4. 牙髓(pulp)　位于髓腔内的疏松结缔组织。牙髓中有血管、淋巴管、神经、成纤维细胞和成牙本质细胞,其主要功能营养牙体组织,并继发牙本质。牙髓神经为无髓鞘纤维,对外界刺激异常敏感,但无定位能力。稍受刺激即可引起剧烈疼痛。牙髓的血管由狭窄的根尖孔发出,一旦发炎,髓腔内的压力增高,容易造成血循环障碍,牙髓逐渐坏死,牙本质和牙釉质则得不到营养,因而牙齿变色,失去光泽,牙体变脆,受力稍大时,容易折裂。

二、牙周组织

(一) 牙龈

牙龈(gingiva)是口腔黏膜覆盖于牙颈部及牙槽骨的部分,呈粉色,坚韧而有弹性,紧密地附着在牙槽骨的部分称附着龈,其上橘皮状之凹陷小点,称为点彩。当牙龈发炎水肿时,点彩消失。牙龈与牙颈部紧密相连,其边缘未附着的部分为游离龈。龈缘与牙颈之间的环状小沟称为龈沟,正常的龈沟深度不超过 2mm,龈沟过深则表示有牙周病变。两牙之间突起的牙龈,称为龈乳头。炎症或食物嵌塞时,龈乳头肿胀、破坏或消失。

(二) 牙槽骨

牙槽骨(alveolar bone)是颌骨包围牙根的部分,骨质较疏松,富有弹性,是支持牙齿的重要组织。容纳牙根的骨性凹窝称为牙槽窝。牙根与牙根之间的骨板称为牙槽中隔。牙槽骨的游离缘称为牙槽嵴。当牙齿脱落后,牙槽骨逐渐萎缩。

(三) 牙周膜

牙周膜(periodontal brane)介于牙根与牙槽骨之间的纤维组织,大部纤维成束状排列。其纤维束一端埋于牙骨质,另一端埋于牙槽骨和牙颈部的牙龈内,将牙齿稳定地固定于牙槽窝内。牙周膜可以调节牙齿所承受的咀嚼压力,对咬合的冲撞起缓冲作用。牙周膜内有神经、血管、淋巴,具有营养牙体组织的能力。

第三节　颌面部的应用解剖生理

一、颌　骨

颌骨通常指上颌骨和下颌骨。

(一) 上颌骨

上颌骨(maxilla)位于颜面中部,是面中部最大的骨骼,左右各一,相互对称,其解剖形态极不规则,由一体(上颌骨体)和四突(额突、颧突、牙槽突和腭突)构成。上颌骨与鼻骨、额骨、筛骨、泪骨、犁骨等邻近骨器官相连结构成眶底、鼻底和口腔顶部。

1. 上颌骨体　分为四面一腔即前、后、上、内四面和上颌窦腔(图 20-10)。

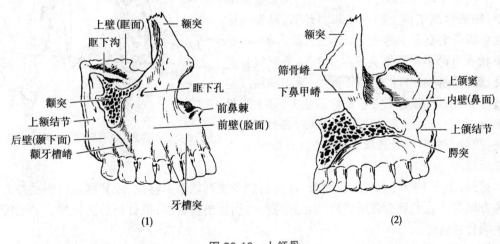

图 20-10　上颌骨
(1) 外侧面观;(2) 内侧面观

（1）前外面：又称脸面。上界与眶下缘相连，下界为牙槽突底部，内界为鼻切迹，外界为颧牙槽嵴。在眶下缘中点下方0.5~1cm处有椭圆形的眶下孔，眶下神经、血管从此通过。眶下孔的下方，尖牙与双尖牙的上方骨面有一深窝，称为尖牙窝。此处骨质菲薄，常是上颌窦手术的切口标志。

（2）后面：又称颞下面。一般以颧牙槽嵴作为前壁与后壁的分界线，参与颞下窝及翼、腭窝前壁的构成，在其后方骨质微凸呈结节状，称上颌结节。上颌结节上有2~3个小骨孔，有上牙槽后神经血管通过。颧牙槽嵴和上颌结节是上牙槽后神经阻滞麻醉的重要标志。

（3）上面：又称眶面，构成眼眶下壁，呈三角形。眶下沟向前延伸成眶下管并开口于眶下孔。上牙槽前、中神经由眶下管内分出，经上颌窦前壁和外侧壁分布到前牙和前磨牙。

（4）内面：又称鼻面，构成鼻腔外侧壁。在中鼻道中上颌窦开口通向鼻腔。施行上颌窦根治术和上颌窦囊肿摘除时，可在鼻道开窗引流。

（5）上颌窦：呈锥形空腔，底向内，尖向外，伸入颧突，底部有上颌窦开口。上颌窦壁即骨体的四壁的骨质皆薄，内面衬上颌窦黏膜。

上颌窦与上颌后牙根紧密相连，有时仅隔上颌窦黏膜，故当上颌前磨牙及磨牙根尖感染时，易于穿破上颌窦黏膜，导致牙根源性上颌窦炎；在拔除上颌前磨牙和磨牙断根时，应注意勿将根推入上颌窦内。

2. 上颌骨突　包括额突、颧突、牙槽突和腭突。

（1）额突：为一坚韧骨片，与额骨、鼻骨、泪骨相连。位于颌骨体的内上方。

（2）颧突：呈锥体形，与颧骨相连，向下至第一磨牙形成颧牙槽嵴。位于上颌骨体的外上方。

（3）牙槽突：位于上颌骨体的下方，与上颌窦前、后壁紧密相连，左右两侧在正中线相连形成弓形，是上颌骨包在牙根周围的突起部分，每侧牙槽突上有7~8个牙槽窝容纳牙根。前牙有前磨牙区牙槽突的唇、颊侧骨板，薄而多孔，此结构有利于麻醉药物渗入骨松质内，达到局部浸润麻醉目的。

（4）腭突：牙槽突内侧伸出的水平骨板，后与腭骨的水平板相接，两侧在正中线相连组成硬腭，将鼻腔与口腔隔开，硬腭前份有切牙孔（腭前孔），后份有腭大孔（腭后孔），有神经、血管通过（图20-11）。

上颌骨存在骨质疏密厚薄不一、连接骨缝多等特点，构成解剖结构上的一些薄弱环节，易发生横断性骨折。主要有下述三条薄弱线：第一薄弱线是从梨状孔下部平行牙槽突底经上颌结节至蝶骨翼状突，即上颌骨Le Fort Ⅰ型骨折线；第二薄弱线是通过鼻骨、泪骨、颧骨下方至蝶骨翼状突，即上颌骨Le Fort Ⅱ型骨折线；第三薄弱线是通过鼻骨、泪骨、眶底、颧骨上方至蝶骨翼状突，即上颌骨Le Fort Ⅲ型骨折线。

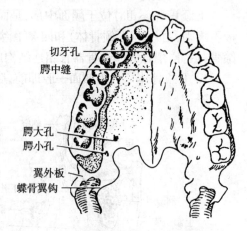

图20-11　硬腭的解剖

另外，由于上颌骨无强大肌附着，骨折后较少受到肌牵引移位，故其移位与所受外力大小和方向有关。上颌骨骨质疏松，血运丰富，外伤后出血较多，但骨折后愈合快。一般较少发生颌骨骨髓炎。

（二）下颌骨

下颌骨（mandible）是颌面骨中唯一可以活动且最坚实的骨骼，两侧对称，在正中线处两侧联合呈马蹄形，包括下颌体与下颌支两部分（图20-12）。

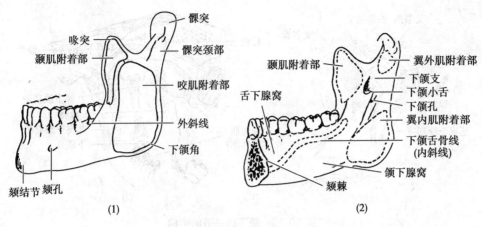

图 20-12　下颌骨
(1) 外侧面观;(2) 内侧面观

1. 下颌体可分为上、下缘和内、外面。两侧下颌体在正中处联合,外有颏结节,内有颏棘。

(1) 上缘:上缘为牙槽骨,骨质疏松,其中有牙槽窝容纳牙根,是颌骨牙源性感染的好发部位。前牙区牙槽骨板较后牙区疏松,而后牙区颊侧牙槽骨板较舌侧厚。

(2) 下缘:下缘骨质致密而厚,抗压力强,在正中的两旁稍内侧有二腹肌凹,是二腹肌前腹起端附着处。常作为颈部的上界及颌下区切口的有关标志。

(3) 外面:两侧下颌体的正中联合的外下方骨隆起为颏结节,在下颌体外面,相当于前磨牙区上下缘之间,有开口向后上方的颏孔,颏神经血管经此通过。自颏孔往后上方,与下颌支前缘相连续的线形突起称外斜线,有面部表情肌附着。

(4) 内面:近中线处有上、下两对突起,称为上颏棘和下颏棘。分别为颏舌肌和颏舌骨的起点,从颏棘斜向上方,有线形突起称为下颌舌骨线,为下颌舌骨肌起端附着处,而颏棘上有颏舌肌和颏舌骨肌附着。在下颌骨线前上份有舌下腺凹,为舌下腺所在处,后下份有颌下腺凹,内有颌下腺。

2. 下颌支　为左右垂直部分,略呈长方形。下颌支可分为内外两面,上下前后四个缘,及喙突与髁突。

(1) 喙突:位于下颌支前上方的骨突,呈三角形、扁平,有颞肌附着。

(2) 髁突:位于下颌支后上方的骨突,与颞骨关节窝构成颞下颌关节。髁突下方缩窄处称髁突颈部,有翼外肌附着。两骨突之间的凹陷切迹,称下颌迹或乙状切迹,为经颧下途径麻醉圆孔和卵圆孔的重要标志。

下颌支外侧面较粗糙,有咬肌附着。内侧面中央有一骨孔称下颌孔,呈漏斗状,是下牙槽神经血管进入下颌管的入口。下颌角是下颌支后缘与下缘相交部分,有茎突下颌韧带附着。

下颌骨的正中联合,颏孔区、下颌角,髁突颈部等为骨质薄弱区,是骨折好发部位。下颌骨的血供相对上颌骨少,且周围有强大致密的肌和筋包绕,当炎症化脓时不易得到引流,所以发生骨髓炎较上颌骨多。

二、颞下颌关节

颞下颌关节(temporomandibular joint)是全身唯一联动关节,具有转动和滑动运动两种功能,其活动与咀嚼、吞咽、语言、表情等功能密切相关。

颞下颌关节由下颌髁突、颞骨关节窝与关节结节,以及位于其间的关节盘、关节周围的关节囊和关节韧带组成(图 20-13)。

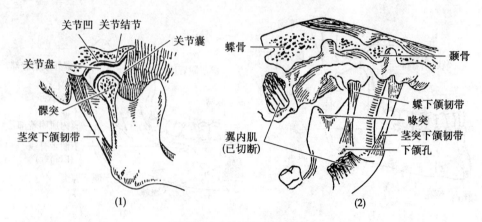

图 20-13　颞下颌关节的结构

(1) 外侧面观;(2) 内侧面观

三、肌　肉

颌面部肌肉可分为咀嚼肌和表情肌。

(一) 表情肌

表情肌起于骨壁或筋膜浅面,止于皮肤。表情肌多薄而短小,收缩力强,肌纤维排列成环形或放射状,多围绕面部孔裂,如眼、鼻和口腔。主要有眼轮匝肌、口轮匝肌、上唇方肌、额肌、笑肌、三角肌和颊肌等。当肌纤维收缩时,可显露各种表情。由于表情肌与皮肤紧密相连,当手术或外伤切开皮肤表情肌后,创口常裂开较大,应顺着肌纤维的走向逐渐缝合,以免形成内陷瘢痕。面部表情肌运动由面神经支配,若面神经受到损伤,则引起表情肌瘫痪,造成面部畸形(图 20-14)。

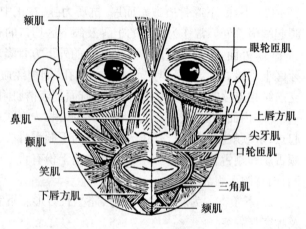

图 20-14　面部表情肌

(二) 咀嚼肌

咀嚼肌主要附着在下颌骨上,管理开口、闭口和下颌骨前伸与侧方运动,可分为闭口、开口两组肌群和翼外肌。咀嚼肌运动主要由三叉神经下颌神经的前股纤维支配。

1. 闭口肌群(升颌肌)　主要附着在下颌支上,由咬肌、颞肌和翼内肌构成。这组肌肉发达,收缩力强,牵引力以向上为主,伴有向前和向内的力量(图 20-15)。

(1) 咬肌:为一块短而厚的肌肉,作用为牵下颌向上前方,它起自颧骨和颧弓下缘,止于下颌角和下颌支外侧面。

(2) 颞肌:是一块扇形而强有力的肌,其作用为牵引下颌骨向上,微向后方。它起于颞骨鳞部的颞凹,通过颧弓深面,止于喙突。

(3) 翼内肌:是一方形而肥厚的肌

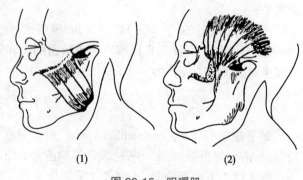

图 20-15　咀嚼肌

(1) 咬肌;(2) 颞肌

块,主要使下颌骨向上,可闭合,并且协助翼外肌使下颌前伸和侧方运动。

2. 开口肌群(降颌肌)　包括二腹肌、下颌舌骨肌和颏舌骨肌,主要附着在下颌体上,是构成口底的主要肌群。当其收缩时,其总的牵引方向是使下颌骨向下后方(图20-16)。

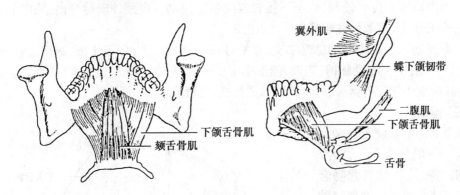

图 20-16　咀嚼肌(开口肌群及翼外肌)

(1) 二腹肌:作用是提舌骨向上或牵下颌骨向下。前腹肌起于上颌二腹肌凹,后腹起于颞骨乳突迹,前后腹在舌骨处形成中间腱,止于舌骨及其大角。前腹由下颌舌骨肌神经支配,后腹由面神经支配。

(2) 下颌舌骨肌:作用是提舌骨和口底向上,并牵引下颌骨向下。它起于下颌体内侧下颌舌骨线,止于舌骨体。呈扁平三角形,在正中线融合,共同构成肌性口底,由下颌舌骨肌神经支配。

(3) 颏舌骨肌:作用是提舌骨向前,使下颌骨下降。由下颌舌骨神经支配。它起于下颌骨颏下棘,止于舌骨体。

(三) 翼外肌

分上、下两头,上头起于蝶骨大翼之颞下嵴及其下方的骨面,止于下颌关节盘前缘;下头起自翼外板的外面,止于髁突颈部。在开口运动时,可牵引下颌骨前伸和侧向运动。

四、血　管

(一) 动脉

颌面部血液供应丰富,主要来自颈上动脉的分支,有舌动脉、颌外动脉、颌内动脉和颞浅动脉等。各分支间和两侧动脉间,均通过末梢血管网而彼此吻合,故颌面部血液供应特别丰富(图20-17)。

这一解剖特点具有双重临床意义,一方面手术或外伤后可引起大量出血,压迫止血时,必须压迫动脉的近心端,才能暂时止血;另一方面由于充足的血运,能促进颌面部局部组织的抗感染能力和伤口愈合能力。

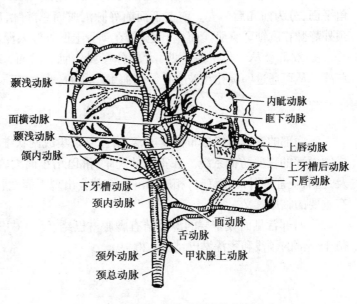

图 20-17　颈总动脉及其分支

1. 舌动脉　自颈外动脉平舌骨大角水平分出,向内上方走行,分布于舌、口底和牙龈。

2. 颌外动脉(面动脉)　是颌面部软组织的主要供血动脉,当面颊软组织出血时,可在下颌骨下缘与咀嚼肌前缘交界处压迫此血管止血。

3. 颌内动脉　位置较深,位于下颌骨髁突颈部内侧。自颈外动脉分出,往内前走行至颞下凹,分布于上、下颌骨和咀嚼肌。

4. 颞浅动脉　是颈外动脉终末支,在颧弓根部上方行走,分布于额、颞部皮肤,在此可扪得动脉搏动,用于测量脉搏;当额、颞部头皮出血时,可在此处压迫止血;颌面部恶性肿瘤进行动脉内灌注化疗药物时,可经此动脉逆行插管进行治疗。

(二)静脉

颌面部静脉系统较复杂且变异大。一般分为深、浅两个静脉网。深、浅静脉彼此吻合成网状。浅静脉网由面前静脉和面后静脉组成;深静脉网主要为翼静脉丛。翼静脉丛可通过卵圆孔和破裂孔与颅内海绵窦相通。面部静脉的特点是静脉瓣较少,当受肌肉收缩或挤压时,易使血液反流。故颌面部的感染,特别是由鼻根至两侧口角三角区的感染,若处理不当,易逆行传入颅内,引起海绵窦血栓性静脉炎等严重并发症(图 20-18)。

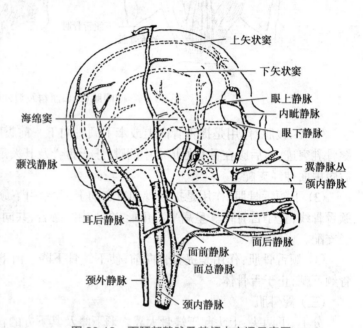

图 20-18　面颈部静脉及其颅内交通示意图

1. 面前静脉　起于额静脉和眶上静脉汇成的内眦静脉,沿鼻旁口角外到咬肌前下角,在颊部有面深静脉与翼静脉丛相通。面前静脉可经内眦静脉和翼静脉丛两个途径,通向颅内海绵窦。

2. 面后静脉　有颞浅静脉和颌内静脉汇合而成,沿颈外动脉外侧方,向下走行到下颌角平面,分为前和后两支。前支于面前静脉汇成面总静脉;后支于耳后静脉汇成颈外静脉。颈外静脉在胸锁乳突肌浅面往下走行,在锁骨上凹处穿入深面,汇入锁骨下静脉。

3. 翼静脉丛　位于颞下凹,大部分在翼外肌的浅面,少部分在颞肌和翼内外肌之间。翼静脉丛可通过卵圆孔和破裂孔等与海绵窦相通。

五、淋　巴

颌面部的淋巴组织分布极其丰富,淋巴管汇集成网状结构,收集淋巴液,汇入淋巴结,构成颌面部的重要防御系统。在正常情况下,淋巴结小而柔软,与软组织的硬度相似,不易扪及,当有炎症或肿瘤转移时,相应的淋巴结就会出现无痛性肿大,对临床诊断、治疗和预后具有重要的临床意义。

颌面部常见而较重要的淋巴结有腮腺淋巴结、颌上淋巴结、颌下淋巴结、颏下淋巴结和位于颈部的颈浅和颈深淋巴结(图 20-19)。

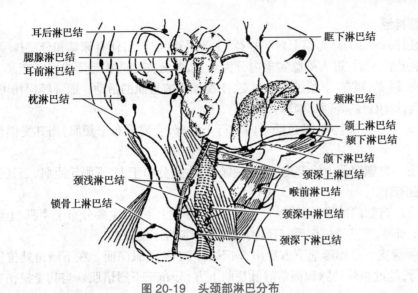

图 20-19 头颈部淋巴分布

六、神 经

口腔颌面部主要的相关神经有运动神经(面神经)和感觉神经(三叉神经)(图 20-20)。

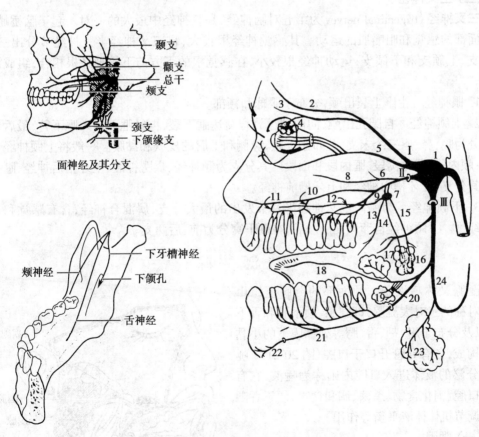

图 20-20 三叉神经、面神经及其主要分支

Ⅰ.眼支 Ⅱ.上颌支 Ⅲ.下颌支

1. 三叉神经半月节 2. 额神经 3. 泪腺神经 4. 泪腺 5. 鼻睫状神经 6. 颧神经 7. 蝶腭节
8. 眶下神经 9. 上牙槽后神经 10. 上牙槽中神经 11. 上牙槽前神经 12. 鼻腭神经 13. 腭前神经
14. 腭中神经 15. 腭后神经 16. 扁桃体 17. 舌下腺 18. 舌神经 19. 颌下腺 20. 颌下结
21. 下牙槽神经 22. 颏神经 23. 腮腺 24. 耳颞神经三叉神经及其主要分支

227

（一）面神经

面神经（facial nerve）为第七对脑神经，主要是运动神经，伴有味觉和分泌神经纤维。面神经经茎乳孔出颅后，进入腮腺实质内分为五支，各分支之间相互形成网状交叉，从上而下依次为颞支、颧支、颊支、下颌缘支和颈支，支配面部表情肌的活动。面神经损伤可能导致眼睑闭合不全，口角歪斜等面部畸形。

1. **颞支**　出腮腺上缘，越过颧弓向上行于颞部，主要分布于额肌，当其受损伤后，额纹消失。

2. **颧支**　自腮腺前上缘穿出后，越过颧骨，主要分布于上、下眼轮匝肌，当其受损伤后，则眼睑不能闭合。

3. **颊支**　自腮腺前缘，腮腺导管上下穿出，可有上下支，主要分布于颊肌、上唇方肌、笑肌和口轮匝肌等，当其受损伤后，鼻唇沟消失变平坦且不能鼓腮。

4. **下颌缘支**　自腮腺前下方穿出，向下前行于颈阔肌深面。在下颌角处位置较低，然后往上前行，越过颌外动脉和面前静脉往前上方，分布于下唇诸肌。当其受损伤后，病人口角流涎，口角偏斜。

5. **颈支**　自腮腺下缘穿出，分布于颈阔肌，当其受损伤时，颈部皮纹消失。

腮腺的各种病变可影响面神经各支功能，发生暂时性或永久性麻痹。在面部进行手术时，应了解面神经各支的走行，避免损伤面神经。

（二）三叉神经

三叉神经（trigeminal nerve）为第五对脑神经，是脑神经中最大的一对。起于脑桥嵴，主管颌面部的感觉和咀嚼肌的运动。其感觉神经根较大，自三叉神经半月神经节分出三支，即眼支、上颌支和下颌支；运动神经根较小，在感觉根的下方与下颌神经根相合，组成混合神经。

1. **眼神经**　由眶上裂出颅，分布于眼球和额部。

2. **上颌神经**　自圆孔出颅，向前越过翼腭窝达眶下裂，再经眶下沟入眶下管，最后出眶下孔分为睑、鼻、唇三个末支，分布于下睑，鼻侧和上唇的皮肤和黏膜。一般将上颌神经分为四段：颅内段、翼腭窝段、眶内段和面段。其分支为颧神经、蝶腭神经、上牙槽后神经、眶下神经及其分支，上牙槽中神经和上牙槽前神经。

3. **下颌神经**　为颅内三叉神经半月节发出的最大分支，属混合神经，含有感觉和运动神经纤维。下颌神经自卵圆孔出颅后，在颞下窝分为前、后两支。

七、涎　腺

涎腺又称唾液腺。颌面部的涎腺组织由左右对称的三对大涎腺，即腮腺、颌下腺和舌下腺，以及分布于唇、颊、舌、腭等处黏膜下的小黏液腺构成，各有导管开口于口腔（图 20-21）。唾液腺分泌的液体进入口腔内则称为唾液，它有润湿口腔、消化食物、杀菌、调和食物、便于吞咽以及调节机体体液平衡等作用。

（一）腮腺

腮腺是最大的一对涎腺，位于两侧耳垂前下方和颌后窝内，其分泌液主要为浆液。腮腺实质内有面神经分支穿过，在神经浅面的腮腺组织称浅叶，呈三角形，位于耳前下方咬肌浅

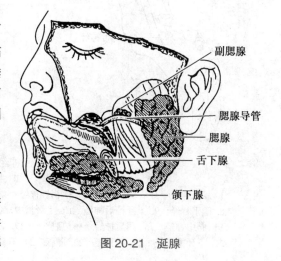

副腮腺

腮腺导管

腮腺

舌下腺

颌下腺

图 20-21　涎腺

笔记

面;在神经深面则称深叶,呈小锥体形,可经颌后窝至咽旁间隙。腮腺被致密的腮腺咬肌筋膜包裹,并被腮腺鞘分成多数小叶。故当腮腺感染化脓时,脓肿多分散,且疼痛较剧烈。

腮腺导管在颧弓下一横沟处,由浅叶前缘穿出,绕咬肌前缘垂直向内,穿过颊肌,开口于正对上颌第二磨牙的颊黏膜上。此导管在面部投影标志即耳垂到鼻翼和口角中点连线的中1/3段上,在面颊部手术时,注意不要损伤导管,以免导致涎瘘。

(二)颌下腺

颌下腺位于颌下三角,形似小核桃,分泌液主要为浆液,含有少量黏液。颌下腺深层延长部,经下颌舌骨肌后缘进入口内,导管起自深面,自下后方向前上方走行,开口于舌系带两旁的舌下肉阜。此导管常因被涎石堵塞而导致颌下腺炎症。

(三)舌下腺

舌下腺(sublingual gland)位于口底舌下,是最小的一对涎腺。分泌液主要为黏液,含有少量浆液。其导管小而多,有的直接开口于口底,有的与颌下腺导管相通。一般不易发生逆行性感染,但可引起腺导管阻塞,形成潴留性囊肿。

(赵佛容　邓立梅)

思考题

1. 简述牙的组成以及各组成部分的功能。
2. 简述牙体组织结构以及各结构的特点。
3. 简述临床上面部危险三角区的范围。
4. 简述牙萌出的次序和临床上恒牙和乳牙牙位记录方法。
5. 简述面神经的分支以及各支功能。

第二十一章 口腔科病人的护理概述

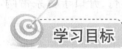

学习目标

1. 掌握口腔科病人的护理评估内容,手术病人常规护理,及医院感染的特点和感染途径,四手操作配合方法。

2. 熟悉口腔及颌面部一般检查内容和不同口腔设备器械材料的消毒方法和材料的调拌方法。

3. 了解口腔专科各种检查的方法和意义、不同年龄病人口腔卫生保健知识。

4. 能正确地运用口腔科常见的护理诊断,为病人制订相应的护理计划和护理措施。

5. 能理解口腔科病人的症状表现和心理特点,体现出对病人的关爱。

第一节 口腔科病人的护理评估及常用护理诊断

对口腔科病人的护理评估是确定护理诊断、制订护理计划、采用合理而科学的护理措施的必要手段和重要依据。在评估时,不仅要了解病人的身体健康状况,还应关心病人的心理、社会、文化及经济等情况,这样才能做出全面正确的评估。口腔科护士除应掌握收集资料的方法和技巧外,还应掌握身体各系统体格检查的方法,收集到第一手资料,从而发现病人生理、心理、社会等方面现存的或潜在的健康问题,为护理诊断、护理计划及护理措施的制定提供系统、完整、可靠的资料。

一、护理病史

1. 患病及治疗经过

(1) 过去史:了解病人有无心血管疾病、内分泌系统疾病、血液病、传染性疾病以及免疫缺陷等相关疾病;了解病人有无家族遗传病史,过敏史等;女性病人还应了解月经史和生育史等。

(2) 患病经过:了解病人患病的原因、诱因、发病的起始情况和时间、主要症状和体征,包括部位、性质、程度、症状出现和缓解的规律等。

(3) 检查及治疗经过:询问病人以往治疗情况、检查的结果、用药情况和效果,目前治疗情况,包括正在使用药物的种类、剂量和用法,以及特殊的治疗饮食等。

2. 生活史

(1) 个人史:出生地、生活地、年龄、职业等情况。了解有无去过疫源地、传染病接触史、工作环境等。

(2) 口腔卫生习惯:了解病人刷牙方法、刷牙次数、使用牙线、口腔保健检查等情况。

(3) 口腔卫生状况:了解病人口腔菌斑、牙垢、牙石和色素沉积情况,有无食物嵌塞和口臭情况等。

(4) 口腔局部状况：评估牙痛的部位和性质，牙本质过敏，牙齿松动，牙体，牙列缺失，牙龈出血，口腔黏膜溃疡，张口受限；询问牙外伤史、吸烟史、过敏史、遗传史以及由牙病引起三叉神经痛等病史。

二、身心状态评估

(一) 心理社会评估

1. 延迟就医心理　口腔疾患的病人在无自觉症状时，往往不知道自己已患牙病，一旦出现疼痛或其他明显症状才就医，部分病人认为牙病是小病，能拖则拖，或自己吃些止痛药，暂时止痛则认为牙病已经好了。不能及时到医院诊治，延误了治疗时机，导致严重口腔疾患的发生。

2. 钻牙恐惧心理　大多数病人对钻牙有畏惧心理，惧怕疼痛，不愿及时就诊。

3. 求治心切　部分病人在牙疼难忍之时，表情十分痛苦，心情极其烦躁，坐卧不宁，一到医院，迫切要求立即为其解除疼痛。

4. 对面容美观要求高　口腔疾患多在面部，其治疗范围也在口腔颌面部，因此，在疾病治疗的同时，病人往往对面部外形的维持和美观改善要求高，仅术后短暂的颜面肿胀都难以面对，一旦未达到预期值，则可引发较为复杂的心理问题和医疗纠纷。

5. 焦虑不安　患有复发性口腔溃疡的病人，因反复交替发作，治疗时间较长，引起病人不安；同时在进食时因溃疡引起的疼痛，更让病人惧怕进食，病人十分焦虑。外伤、恶性肿瘤术后引起面容毁损的病人焦虑、自卑心理更为严重。

6. 社会交往障碍　因口腔病患而致的口臭、语言不清(唇、腭裂)功能障碍以及颜面的改变与毁损，都严重地影响到病人的正常社会生活，病人不愿多与社会群体接触，孤独寂寞，自卑心理严重，自己将自己禁锢在个人世界的狭小空间，从而导致社会交往障碍。

7. 社会支持不足　唇腭裂病人如未在婴幼儿期进行整复术，通常伴有自卑、孤僻、不愿与人交往，常常会受到同龄儿童的歧视，病人的父母也会受到来自各方面的压力和心理创伤。唇腭裂病人术后需要进行较为系统的语音训练，才能改善腭裂语音，由于缺乏相关卫生知识，家属往往在手术修复改善了面貌外观后，不重视语音的序列治疗，或在进行语音序列治疗的过程中难以坚持而终止训练。语音序列治疗的时间较长、经济花费高、同龄儿童的歧视、家属缺乏相关卫生知识等因素，都是唇腭裂病人社会支持不足的原因。

(二) 主要症状和体征

1. 牙痛　是口腔科常见症状和就诊的主要原因。疼痛的特点主要是自发性剧痛、自发性钝痛、激发痛和咬合痛。疼痛是一种主观感觉，因个体敏感性及耐受性的不同，必须对牙痛病人仔细地询问病史，根据病人的主诉和疼痛的特点，作进一步检查，然后根据主诉、病史、症状、临床表现和检查结果综合分析，作出正确的诊断和评估。引起牙痛的原因很多，常见原因如下：

(1) 牙齿本身的疾病：如深龋、各种牙髓炎及牙齿的非龋疾病等。

(2) 牙周组织的疾病：如外伤、急慢性根尖周炎、牙槽脓肿、牙周脓肿、龈乳头炎、冠周炎、坏死性龈炎及干槽症等。

(3) 邻近组织疾病的影响：如急性化脓性上颌窦炎、颌骨骨髓炎，因炎症侵犯神经末梢，牙齿可发生类似牙髓炎疼痛。上颌窦或颌骨肿瘤侵犯或压迫神经、急性化脓性中耳炎等均可引起牙痛。

(4) 全身疾病：如流感、癔症、神经衰弱、月经期或绝经期等都可引起牙痛，心脏病可引起心源性牙痛等。

(5) 神经系统疾病：如三叉神经痛，有时正常的牙齿也可出现剧烈的疼痛，称为非典型

231

牙痛。

2. 口臭 是很多疾病均可出现的一种症状。常见原因如下：

(1) 口腔疾病引起的口臭：口腔不洁、牙垢和牙石过多及嵌塞于牙间隙和龋洞内的食物发酵腐败,是产生口臭的主要原因。常见的疾病有口腔黏膜糜烂、溃疡、龋齿、残根、牙周炎、牙龈炎、智齿冠周炎及干槽症等。

(2) 鼻咽部疾病：如化脓性上颌窦炎、萎缩性鼻炎、小儿鼻腔内异物、扁桃体炎等均可发生口臭。

(3) 全身性疾病：如肺部感染、消化不良、胃肠疾病、急性肝炎、发热、白血病引起的牙龈和黏膜的坏死等,均可引起口臭。

(4) 味觉异常：如病人自我感觉口臭,经医生检查无臭味。

3. 牙龈出血 许多原因可致牙龈出血,常见原因：①全身性疾病：如维生素 C 缺乏症、血液病、严重贫血、肝硬化、脾功能亢进、播散型红斑狼疮等。②口腔疾病：各种牙龈炎、牙周炎、坏死性龈炎、牙龈肿瘤、食物嵌塞、不良修复体的刺激等。

4. 张口受限 正常张口度约 3.7cm。凡不能达到正常张口度者,即称为张口受限。常见原因有：

(1) 局部因素：①口腔颌面部炎症：如下颌智齿冠周炎、颌面部蜂窝织炎及牙源性颌骨骨髓炎等。②颞颌关节疾病：凡是能引起颞下颌关节强直、关节盘脱位、关节炎症及下颌关节功能紊乱等的疾病均可引起张口受限。③口腔颌面部外伤：如颌骨骨折、颌面部软组织和颞下颌关节挫伤等。④口腔颌面部肿瘤：凡能累及颞颌关节或闭口肌群的恶性肿瘤均可引起张口受限。

(2) 全身因素：常见于因外伤而患破伤风的病人,也可见癔症发作的病人。

5. 牙齿松动 正常情况下,牙齿只有极轻微的生理动度约 1mm,超过生理动度的,常是病理性原因所致。常见原因如下：

(1) 牙周病：是牙齿松动乃至脱落的最主要原因。

(2) 外伤：主要是前牙容易受累,因受外力大小不同,可造成牙齿松动、牙齿折断、牙齿脱位甚至与牙槽窝全部脱离。

(3) 牙周炎症：急慢性根尖周炎及急性牙槽脓肿也可引起牙齿松动。

(4) 颌骨骨髓炎：因牙源性感染所致颌骨骨髓炎可引起多个牙齿迅速松动,当转为慢性期时,病源牙必须拔除,其邻近的松动牙可逐渐恢复稳固。

(5) 颌骨内肿物：良性肿物或囊肿由于生长缓慢,可压迫牙齿移位或使牙根吸收,因而使牙齿逐渐松动。恶性肿物则使颌骨广泛破坏,在较短时间内即出现多个牙齿松动和移位,最常见的是上颌窦癌。

6. 牙齿着色和变色 正常牙齿呈黄白色或灰白色,有光泽。

(1) 牙齿着色：是指牙齿表面有外来的色素沉积,也称外发性染色。着色是外来的,经洁治、磨光后大都能除去。

(2) 牙齿变色：有个别牙变色和全口牙变色两种。前者常见于局部原因,如外伤或用亚砷酸失活牙髓过程中,牙髓有出血,并逐渐坏死分解,其中血红蛋白分解产物可渗入牙本质小管,将牙齿染成青灰色、褐色或粉红色。全口牙变色常见于在牙齿发育期间受环境和全身情况的影响所形成,如四环素牙和氟斑牙等。

7. 咀嚼功能障碍 常见于开𬌗病人,牙列缺失,牙感染性疾病如牙髓炎、牙周炎,口腔颌面部间隙感染如翼下颌间隙感染、咬肌间隙感染、颞下颌关节脱位、颞间隙及颞下间隙感染等。

8. 吞咽困难 如口底多间隙感染、咽旁间隙感染、下颌间隙感染等。

9. 颌面部肿胀有压痛　因口腔颌面部炎症或牙及牙周组织感染而致,如牙髓炎、冠周炎以及颌面部间隙感染等。

10. 其他表现　包括口腔黏膜溃烂、白斑,牙龈缘红肿、增生或萎缩,龋齿,楔状缺损,牙周袋,牙缺失,颞下颌关节压痛、弹响,唇部缺失等。

三、口腔科辅助检查

口腔科检查是全身检查的一部分,应按顺序由外向内,即先检查颌面部然后再作口腔检查。主要检查牙齿、牙周、口腔黏膜、舌、系带、腭、口底及涎腺等。诊室要安静、整洁,在光源充足、调整椅位合适的情况下进行检查。要求操作时动作轻柔、细微、细致、主次分明。

(一)常用检查器械

口腔内检查常用器械为口镜、镊子和探针。

1. 口镜　利用镜面反光和映像作用检查视线达不到的部位,如牙齿的远中面、舌腭面;此外还可牵拉口角、唇、颊及推压舌体;口镜柄还可用于叩诊牙齿(图21-1)。

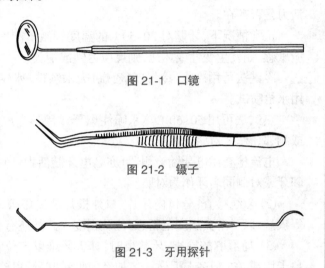

图21-1　口镜

图21-2　镊子

图21-3　牙用探针

2. 镊子　为口腔专用镊子,用以夹持药物及敷料;夹除腐败组织及小块异物;亦可夹持牙齿测定其松动度;镊柄也可作叩诊牙齿用(图21-2)。

3. 探针　头尖细,一端呈弧形,另端呈尖角形。用以检查牙各面的沟裂、点隙、缺陷、龋洞以及敏感区部位;探测牙周袋的深度和龈下牙石的有无;检查充填物及修复体的密合程度;检查皮肤或黏膜的感觉功能。另外,还有一种钝头圆柱形有刻度(以毫米计)的专用于检查牙周袋深度的探针(图21-3)。

4. 其他器械　除上述3种最基本器械外,挖匙也是在口腔、牙检查中常用的器械。口腔用的挖匙较小,两端呈弯角,头部呈匙状,用以挖除龋洞内异物及腐质,以便观察龋洞的深浅。

(二)口腔检查方法

1. 基本检查法　先对病人作一般性观察,如病人意识及精神状态是否正常、体质、发育、营养状况、身体及颌面部有无畸形、皮肤色泽等。一般性观察后,则可进行问诊和客观检查。

(1)问诊:全面了解疾病的发生、发展、病因、诊治经过、效果及与本次疾病有关的病史,主要是针对病人的主诉、现病史、既往史和家族史等进行询问。

(2)视诊:通过眼睛观察获取与疾病有关信息的方法。观察病人的表情、神态、发育、营养、颜色、性质、形状、质地、功能性活动等。首先要观察主诉部位的情况再依次检查其他部位。

(3)探诊:利用探针检查和确定病变部位、范围、程度、疼痛反应等。探诊可确定龋洞部位、深浅、牙髓暴露情况、充填物边缘密合程度、有无继发龋,还可用钝头刻度探针检查牙周袋深度和瘘管方向。

(4)叩诊:利用口镜柄、牙用镊子柄在牙齿殆面或切缘轻轻垂直叩打。应先叩正常牙作对比。叩诊的主要目的为检查牙周膜的炎症反应,叩痛的程度用(＋)(＋＋)(＋＋＋)表示。

有时牙周病变在一侧,可采用侧方叩诊。正常牙齿叩诊音清脆,当根尖有较大病变或牙周膜普遍破坏时,叩诊呈浊音。

(5)扪诊:是用手指或器械按压或触摸检查部位,用于观察病变部位、范围、大小、形状、硬度、压痛、波动、溢脓、热感、振动的大小等。

(6)嗅诊:某些口腔疾病有特殊臭味,如坏疽性牙髓炎及坏死性龈炎具有特殊腐败臭味,可凭嗅觉协助诊断。

(7)咬诊:主要用于检查牙隐裂,若有牙隐裂则产生疼痛。急性根尖周炎时咬诊也可出现疼痛。

2. 辅助检查法

(1)牙髓活力检查:正常牙髓能耐受一定量的电流刺激或温度刺激而无不适感。临床上常用牙髓对温度和电流的不同反应来协助诊断牙髓是否患病、病变的发展阶段以及牙髓的活力是否存在。

正常情况下,牙髓对20~50℃的温度刺激不产生反应。一旦发生炎症,则对温度刺激反应敏感,如发生变性或坏死,则反应迟钝或消失。

冷试法可用冷水、冷气、氯乙烷、无水酒精、冰棒等。临床上最简便易行者为用冷水,即用水枪喷试。

热试法可用50~60℃热水喷注患牙或用热牙胶置于受检牙上,测试时应以对侧同名牙或相邻牙作为对照。

电流检查用电牙髓检测器(亦名电牙髓活力计)来进行测试。电流检查时同样要测试相邻牙或对侧同名牙作为对照。

(2)X线检查:分口内牙片、口外摄片及造影等,主要用于牙体、牙周、关节、涎腺和颌骨等疾病,以了解其病变范围、部位及程度。此外还有全景X线片检查及CBCT等方法。

(3)局部麻醉检查:牙髓炎时,其患牙难以定位,有时将上下颌牙误指,此时可用2%普鲁卡因或2%利多卡因做三叉神经痛阻滞麻醉,以确定患牙是上颌还是下颌,然后再根据各种体征确定患牙部位(普鲁卡因应作皮试)。

(4)温度测度:患牙通过冷、热刺激立即表现出短暂的疼痛。温度测试可帮助患牙定位以及诊断牙髓炎。

(5)辅助检查:通过临床检验、生物化学检验、细菌学检验等,对颌面外科疾病的诊断、治疗及全身情况监测具有重要的意义。

此外,还有细胞学检查、活体组织检查等方法。

(三)口腔检查

口腔检查主要包括唇、颊、牙龈、系带、舌、腭、口底等。

1. 唇(lip)　应主要检查皮肤、黏膜、形态、有无肿胀、疱疹、脱屑、皲裂、口角有无糜烂、色素沉着、白斑及增生物等。正常唇呈粉红色,若唇苍白或青紫多为疾病所致。

2. 颊(cheek)　主要检查颊部的色泽、对称性、有无肿胀、压痛、慢性瘘管、有无感觉障碍与过敏等。在检查颊部黏膜时应从色、形、质三方面检查。应注意颊黏膜有无角化异常、表面发白的情况;特别要注意腮腺导管乳头有无充血、水肿、溢脓及触痛。

3. 牙龈(gingiva)　主要检查牙龈组织的色、形、质的改变,是否有色素沉着,有无瘘管存在,牙龈有无出血,龈缘有无红肿、出血、增生、萎缩、溃疡、坏死和窦道等。正常牙龈呈粉红色,有点彩。牙龈炎、牙周病的最常见表现为点彩减少或消失。

4. 系带　是口腔内一种带状的纤维结缔组织,依其所在部位不同而命名为唇系带、颊系带、舌系带。检查时应注意其数目、形状、位置及附着情况、对牙位及口腔功能有无影响等。

5. 腭(palate)　硬腭黏膜正常呈粉红色,黏膜下有骨质,软腭黏膜略呈暗红色,黏膜下无骨质。主要观察有无畸形、肿块、充血、水肿、溃疡、假膜、白色斑块等异常变化。

6. 舌（tongue） 正常舌质淡红，舌体柔和滋润有光泽，舌背表面覆盖有薄层白苔，无裂隙。舌腹部黏膜薄而平滑。检查时应注意舌质的色泽，舌苔的变化，舌背是否有裂纹，舌乳头是否充血、肿大、有无肿物，舌的运动与感觉功能是否有障碍，以协助诊断机体全身性疾病。

7. 口底 主要检查舌系带是否过短，舌下肉阜有无异常分泌物，导管乳头有无红肿，口底有无肿胀、包块及其硬度和活动度等情况。

（四）牙齿检查

牙齿的检查方法主要有视诊、探诊、叩诊、扪诊和牙齿松动度的检查。

1. 视诊 先检查其主诉部位，再检查牙齿的数目、形态、颜色、位置、萌出替换情况、牙体牙周组织及咬合关系等。

2. 探诊 用牙科探针或牙用镊子检查并确定病变部位、范围和反应情况。包括检查牙有无龋坏，确定其部位、深浅，有无探痛以及牙髓是否暴露。探查充填物边缘与牙体是否密合及有无继发龋。当牙本质过敏时，可以探测敏感部位。还可用探针检查牙龈是否出血、牙周袋的深度、龈下结石的分布以及窦道（瘘管）的方向等。必要时可用钝头牙周探针检查牙周袋的深度。

3. 叩诊 用口镜或镊子柄垂直或从侧方叩击牙齿有无疼痛，用以检查是否存在根尖周或牙周病变。应先叩健齿再叩患齿对比反应。正常叩诊音清脆，音变混浊表示根尖有损害或牙周膜有破坏。

4. 触诊（扪诊） 手指轻压牙周组织进行触诊，轻压龈缘处观察是否有脓液溢出，触诊根尖部的牙龈注意有无压痛和波动感。

5. 牙齿松动度的检查 牙齿的活动是检查牙周膜和牙槽骨健康状况的重要指标。健康牙齿可以有 1mm 幅度的活动度，超出此幅度为病理性松动。检查方法：前牙用牙科镊子夹住牙冠作唇舌向摇动，后牙可将镊子尖并起后放于咬𬌗面的中央窝做颊舌（腭）向及近远中向摇动。临床上常用的牙松动度测量和记录的方法有以下两种：

（1）以牙松动幅度记录

Ⅰ度松动：松动幅度不超过 1mm。

Ⅱ度松动：松动幅度为 1~2mm。

Ⅲ度松动：松动幅度大于 2mm。

（2）以牙松动方向记录

Ⅰ度松动：仅有唇（颊）舌向运动。

Ⅱ度松动：唇（颊）舌向及近远中间均有松动。

Ⅲ度松动：颊舌（腭）向（唇舌向）、近远中间及垂直向均松动。

（五）颌面部检查

颌面部检查主要用视诊和触诊。

视诊时首先注意观察颜面表情与意识状态；颜面部外形与色泽，即颜面部外形与轮廓的对称性、丰满度、颜面皮肤的色泽、皱纹、弹性等。对颜面部的畸形、缺损、肿块、瘘管及肿胀，应结合触诊进一步检查病变范围、大小、形态、深度、硬度、温度、能否移动、有无触痛、波动感等以及皮肤和深层组织的关系。

（六）颞下颌关节检查

主要检查关节运动是否正常。常用的方法是医师站在病人的前方，将双手的示指及中指的腹面分别贴放于两侧耳屏前髁状突的外侧面（下关穴处）或用两手的小指末端放在两侧的外耳道内，以拇指在颧骨部固定，请病人作开闭口及侧方、前伸运动，以触知髁状突运动是否协调、有无杂音、滑动情况如何,同时观察下颌运动是否正中或向一侧偏斜等。特别要注意杂音出现的时间(开口初、中及末期),性质(是清脆声、破碎声或磨擦音等),数量(是单声、双声或多声)。再用手指触诊髁状突前、后方,喙突、乙状切迹及咀嚼肌群的肌肉等,若有压痛可协助关节病的诊断。如:翼外肌痉挛的病人在下关穴深层有压痛;若关节后区损伤者,髁状突后有压痛;患有夜磨牙症者,在触压咀嚼肌或颞肌时,常有酸胀或痛感等。还应检查咬殆关系是否正常,有无紊乱,有无早接触,牙齿的磨耗程度,正中关系位与正中殆位是否协调,正中接触是否平衡,义齿是否合适等。若有异常则可引起下颌关节运动不适或障碍。

(七) 张口度检查

用卡尺测量上下切牙缘间距离,或用手指宽度表示。临床上,如有张口度异常时可参照以下标准:

1. 轻度张口受限　上、下切牙切缘间距离可置入两横指(2~3cm)。

2. 中度张口受限　上、下切牙切缘间距离可置入一横指(1~2cm)。

3. 重度张口受限　上、下切牙切缘间距离不足一横指,不足 1cm。

4. 完全性张口受限　完全不能张口,也称牙关紧闭。

5. 张口过度　张口度超过 4.5cm。

(八) 涎腺检查

主要是对三对大涎腺,即腮腺、舌下腺、颌下腺的检查。检查的主要方法:

1. 视诊　两侧对比,了解形态变化,注意导管口有无分泌物等。

2. 触诊　腮腺的触诊以示指、中指、无名指三指平触为宜,颌下腺及舌下腺的触诊常用双合法检查。触诊导管时,了解导管的质地,排除导管结石。用手轻轻按摩和推压腺体,观察导管排出物的性质和量,必要时双侧进行对比。

3. 探诊　用钝头探针探测涎腺导管或注入造影剂及药物。探诊时动作要轻柔、准确,态度认真、耐心,以免损伤导管乳头或将药液注入软组织中。在未触及结石时方可进行探诊,以免出现结石被推向腺体的可能。

四、口腔科常见护理诊断

1. 疼痛　与龋病、炎症、肿胀、外伤、骨折、口腔溃疡有关。

2. 语言沟通障碍　与唇腭裂畸形、疼痛、口腔敷料填塞、术后禁发音等有关;与口腔颌面部炎症引起局部肿胀、张口困难有关。

3. 口腔黏膜改变　与手术、外伤、口腔溃疡有关。

4. 营养失调:低于机体需要量　与颌面部损伤、张口受阻、咀嚼、吞咽困难有关。

5. 体温过高　与炎症有关。

6. 自我形象紊乱　与面神经麻痹、面部畸形、颌面部外伤引起外表的变化有关。

7. 知识缺乏:缺乏口腔疾病防治知识。

8. 有感染的危险　与颌骨骨折、颌面部组织损伤、不易清洁口腔、机体抵抗力降低、营养不足等有关。

9. 焦虑　与缺乏有关医学知识、担心预后不佳、环境改变等有关。

10. 潜在并发症:伤口出血、牙周炎等。

11. 喂养困难　与唇腭裂畸形有关。

第二节　口腔科护理管理

口腔科护理工作贯穿于病人就诊的全过程,包括导诊、分诊、助疗、健康指导以及整个诊疗过程中的交叉感染控制。在工作中不但要求医护配合协调、护理技能娴熟,调制材料保证质量,同时也要求护士具备丰富的人文知识,从而将传统的"医护配合"模式转变到"以病人为中心"的护理模式上来,为病人提供全程的优质护理服务,满足病人生理、心理、社会、精神等多方面的需要。

一、门诊护理管理

(一) 门诊的特点

1. 门诊病人的特点　口腔疾患的病人多,且复诊病人也比较多。因此,病人的流动性大,病人对治疗和护理要求高,不但要求解除痛苦,恢复功能,还要满足美容的需要,同时在整个治疗中要求得到舒适、愉快的情感体验。

2. 操作区域的特点　由于口腔诊疗工作的特殊性,大量的治疗工作都是医生、护士在病人充满唾液、血液和多种微生物的口腔内用手完成操作,若处置不当,极易造成交叉感染,影响病人与医护人员的安全,因此,院内感染预防与控制工作贯穿于门诊护理工作的全过程。

3. 医护合作的特点　门诊护士与医生配合十分紧密,护士不但要熟悉、配合治疗的全过程,而且材料调拌技术要求高,因材料调拌的质量直接关系到治疗的成败。

4. 医疗器械和材料的特点　口腔治疗工作中所需的卫生耗材品种多、性质、形状各异,材料、器械、精细、贵重,需要特殊的保养与维护,因此口腔科门诊护士在医院物流管理中承担着重要的作用。

(二) 门诊的管理

1. 保持诊室环境的整齐、清洁、舒适、安静、空气清新、采光良好、设备运转良好,处于备用状态。洗手池旁备好洗手液、擦手纸巾等。

2. 所需操作器械、材料、药品准备齐全,摆放位置固定。

3. 护士对病人初步问诊后,合理分诊,优先安排急、重症、年老体弱及残疾人就诊。维护好诊室秩序,保持诊室安静。

4. 热情安排病人就诊,病人上椅位后,调整好治疗椅位,调整头靠,使病人取舒适体位,协助病人漱口。

5. 护士应掌握病人病情和治疗过程,按需传递药品和调拌好的材料。

6. 在治疗过程中随时观察病人的反应,重视病人的意见和问题,并适时解答。

7. 及时按规范收捡和处置诊疗器械,避免二次污染。

8. 针对不同的病种做好门诊病人的口腔卫生健康指导工作,必要时可通过向病人发放健康教育小册子、电视、录像或现场示范等方法做好病人就诊前后的健康教育。

9. 做好牙用手机的灭菌、养护与保管工作以及小器械的消毒灭菌工作。

10. 做好诊室常用治疗器械、设备的维护与保养。

11. 下班前应将牙椅归位,断开电闸,关闭水、电、门窗等,并做好诊室环境消毒工作。

二、颌面外科病房管理

(一) 颌面外科病人疾病的特点

1. 口腔颌面部血流丰富,上接颅脑,下连颈部,为呼吸道和消化道的起端;同时,颌面骨及腔窦较多,牙附着于颌骨体,口内含有舌、牙齿等器官,它们行使着表情、语言、咀嚼、吞咽及呼吸等功能。

2. 口腔颌面部位于人体上部且暴露在外,易遭受损伤,近年来,颌面部创伤的发生率呈逐年上升趋势。颌面部损伤病人的病情复杂,损伤部位广泛,常以出血、肿胀等为特点,若伴有颌骨骨折则可出现张口受限,通常合并有颅脑损伤、休克、呼吸道梗阻等症状。

3. 颌面部血管吻合支多、缺乏静脉瓣,所以损伤后易引起大出血;同时由于颌面部皮下组织疏松,筋膜间隙多,易形成组织内血肿或间隙感染,导致面部肿胀。但另一方面,由于面部血管丰富,使组织的抗感染能力与愈合能力增强,有利于创伤治疗。

4. 口腔颌面部解剖关系复杂,其窦腔内有多种微生物存在,创口一旦与窦腔相通,异物的污染和细菌的存在均可导致与加重感染;同时颌面部组织器官种类繁多,又有神经、唾液腺及导管、颞下颌关节等,一旦损伤或骨折,易引起咀嚼、语言、呼吸、吞咽及表情等功能障碍和颌面部畸形,给病人的生活和精神造成极大的痛苦。

5. 口腔颌面外科全麻手术结束时,虽然全麻已结束,但病人仍处于麻醉药物继续作用之下,或刚从麻醉状态下逐渐复苏,可能遇到一些危急情况,如误吸、舌后坠、喉痉挛、喉声门下水肿、支气管痉挛、呼吸道梗阻,以及低氧血症等。因此术后的严密观察和呼吸管理至关重要。

 知识拓展

全麻术后呼吸道常见的并发症发生的原因

1. 术后术区过度肿胀。

2. 分泌物滞留　苏醒期,病人术区出现渗血、渗液,呼吸道分泌物增加,但此时病人咳嗽、吞咽反射未完全恢复,自我清理呼吸道的能力下降,可造成气道阻塞。

3. 术后特殊包扎固定　有的病人需要特殊的头颈部固定位如颌间固定、颅颌固定等,或有些病人因做颌骨切除术造成其周围肌肉失去正常附着,均可致呼吸不畅,发生呼吸困难或窒息。

4. 麻醉后体位和头位摆放不当致呼吸道不通畅。

5. 麻醉尚未完全清醒,过早拔出病人的气管导管,导致病人呼吸道内的分泌物不易吸出,发生呼吸道梗阻等。

6. 颌面外科手术伤口,大多数在口内,而口腔内由于其特殊的解剖生理特点,使得口腔内的微生态环境相当复杂,因此,术后的口腔清洁十分重要,其口腔护理具有特殊的专科要求。

(二) 病房管理

1. 护士应保持病室清洁、安静、安全、合适、美观,为病人营造一个有利于诊治与休息的人性化环境。

2. 护士应与病人及家属建立良好的人际关系,适时向其进行健康宣教,提高病人自护能力,维护病人良好的治疗、护理依从性。

3. 保证病室空气流通,采光良好与光线柔和,避免强光刺激影响病人休息。

4. 重视病人的心理反应与心理问题,应有针对性地及时解决病人存在的心理问题。

5. 监护室设备、多功能监护仪及抢救车等急救物资应专人管理,保证功能良好,处于备用状态。

6. 加强病人口腔护理,保持口腔清洁,预防口臭、口腔感染等并发症。

7. 病人入院时,护士应认真对病人进行护理评估,初步了解病人的病情以及心理状态等,并做好护理记录。

8. 病人手术前后、出院时,护士应对病人进行全面护理评估,并针对性地对病人或家属进行健康指导,直到病人或家属明白。

9. 出院后,病人床单位应行终末处置,床以及床褥采用床单位消毒器进行深层次消毒,并做好新收病人的准备。

第三节 口腔科医院感染管理

口腔科是医院感染管理的重点部门,口腔疾病的诊治绝大部分在口腔内进行。口腔内寄居了大约300多种微生物,是体内多种疾病的感染入口,也是许多传染性疾病的传播途径,如乙型肝炎、艾滋病等就是通过血液和(或)体液(如唾液)传播的,因此必须建立严格的有关医护人员双手和器械物品的消毒隔离制度,防止病人与病人、病人与医护人员之间交叉感染的发生。

一、口腔专科的医院感染管理特点

(一)口腔专科的医院感染特点

1. 门诊病人易感因素多 口腔门诊医院感染的重要危险因素来自病人口腔中的分泌物、血液及大量的共生微生物。由于口腔诊室特殊的结构环境(每 $3m^2$ 放置一台诊椅),致通风受到一定的影响,又由于口腔治疗中一次性器具的大量使用和特殊器械(牙钻、机头、洁治器、拔髓针等)的反复使用。因此,当上述危险因素通过不同方式污染诊室空气和环境,污染口腔器具时,极易由消毒或预防工作中的疏忽而增加门诊病人的感染发病率。

2. 住院病人易感人群多 有文献报道,口腔医院由于专业限定,收治的住院病人多以颌面肿瘤、唇腭裂整形、正颌及关节外科、创伤外科病种为主。根据全国医院感染监控组织医院感染发病率情况报告,外科高居第二位,儿科居第三位,重要感染部位外科切口位居第二位;重点人群中肿瘤病人最高,高龄及婴幼儿病人发病率处于较高水平。而口腔医院住院病人中手术、高龄者、儿童居多,因此,住院病人都具有医院内的易感人群特征。

3. 医务人员感染机会多 以口腔每一门诊病人平均就诊时间为30分钟,每一病种平均治疗疗程3~4次,每位医师日均接诊病人14~16人次计算,如此大量的治疗工作都是由医师、护士在病人充满唾液、血液和多种微生物的口腔环境下用手完成操作,且往往医务人员、病人都无法判定和回答口腔疾患病人是否是感染疾病的带菌者,因此稍有不慎,医务人员即会获得感染性疾病。有文献报道,在英国牙科治疗中每日有400例乙肝带菌者接受了常规的口腔治疗。在美国,牙医师每日治疗15位病人,则每7个工作日就有一位乙肝病毒携带者接受治疗。

(二)口腔医院感染护理管理

口腔护理工作在口腔医院感染预防及控制中有着十分重要的作用。世界卫生组织(WHO)提出的有效控制医院感染的关键措施有消毒、灭菌、无菌技术、隔离、合理使用抗生素、监测和通过监测进行效果评价。这些都是护理工作的主要内容,可以说护理队伍是医院感染控制的主力军。运用现代护理手段,科学地做好这些护理工作,可有效地预防和控制医院感染的发生。因此,护理管理在预防和控制医院感染管理中有着十分重要的作用。

1. 保持诊疗室内空气流通净化

(1)自然通风:各诊疗室对流通风,每日早、中、晚各一次,每次30分钟以上,尤其是使用空调的房间更应注意通风,以保持室内空气新鲜,明显减少空气中微生物含量。这是最为简便有效的空气净化手段。

(2)空气消毒:每日治疗结束后,应用循环风紫外线消毒器或静电吸附空气消毒器消毒1小时。每周应用化学消毒剂熏蒸消毒。以减少细菌存留污染。

(3)通风设备:实验室、技工室、消毒室的工作环境必须备有有效的通风设备以控制有毒的蒸气。同时,必须考虑到一些微生物可能通过换气而从一个地方吹到另一个地方,因此通风设备应有防止污染空气再循环的装置。为防止微生物的扩散,在通风设备及冷热空调上应备有滤膜,并注意维护。

(4) 常规清洁:每日治疗结束后,应立即湿式清洁地面,冲洗消毒洗手池,用消毒液刷洗痰盂,凡与病人有表面接触的治疗用品及工作面均应采用相应的消毒剂擦拭消毒,有外套覆盖的物体应及时更换覆盖外套。

2. 加强手卫生的管理　医护人员的手是传播口腔感染的重要载体,为尽量减少手上表面微生物数量,减少交叉感染,最简单的方法就是规范运用六步洗手法,用肥皂认真搓揉双手及腕部 15~30 秒,用流动水冲净,一次性纸巾擦干。

3. 加强医护人员隔离防护措施　口腔医护人员在进行操作前应衣着整齐、整洁、戴好眼罩和口罩、必要时使用橡皮障隔离和吸引器装置,并保持诊室通风良好等。

4. 合理布局和规划诊室　口腔诊室的设计布局已经成为医患双方健康与安全的重要环节。合理的布局可避免洁污区域交叉,病人就诊流程安全可靠,医护人员操作治疗受到安全保护。每台诊疗椅至少应保持 5~6m² 的空间距离,边台距诊疗椅扶手 66cm,目的是医师能较容易接触边台,免于接触无关区域。并且诊室的无菌区、清洁区、污染区划分明确。

二、口腔设备器械材料的消毒灭菌管理

1. 特殊器械、材料的消毒灭菌原则

一般情况下不穿透人体或不与黏膜组织接触的器械,材料可做消毒处理;任何能穿透人体并伸入到口腔组织和黏膜以及灭菌区域的器械、材料应做到绝对灭菌处理;高危人群病人所使用过的器械,都应采用灭菌处理。

2. 口腔特殊器械、材料的消毒灭菌

(1) 口腔印模的消毒:口腔印模表面有病人唾液、血液的污染,如果不很好地进行消毒处理,极有可能导致医院感染。印模的消毒方法有多种,如喷雾及短时间浸泡、紫外线照射和气体熏蒸消毒。有学者对喷雾是否能使消毒剂到达各个面持怀疑态度,浸泡消毒的方法可解决这一问题。建议选择的消毒液有戊二醛、碘附、次氯化物、合成酚类等。

(2) 口腔修复体及矫正器的消毒:修复体在技工室完成后需要试戴而往返于临床与技工室之间,如果不能对其进行消毒处理,有可能成为感染的来源。美国 ADA 推荐用环氧乙烷或碘附、氯化物浸泡活动(可摘)修复体以达到灭菌的目的。碘附、氯化物对金属有一定的腐蚀作用,但如果浓度(1:10 次氯化物)及时间(10 分钟)合适,其对钴铬合金的影响甚微。

(3) 咬合蜡、堤、模型以及咬合记录的消毒:美国 ADA 建议使用碘附采用"喷 - 擦 - 喷"的方法进行堤及咬合蜡的消毒,并保持一定的湿度及达到杀灭结核菌的时间,咬合记录若使用 ZOE 或复合印模时,也可使用上述方法消毒印模。石膏模型可采用消毒剂消毒喷雾到足够湿度,以及用 1:10 次氯酸钠或碘附浸泡的方法。

(4) 手机的消毒:手机在清洗之后,采用全自动注油养护。养护后的手机可用器械纸塑封包装,再选用 3 次预真空(德国 B 级标准)压力蒸汽灭菌器(台式)进行灭菌处理(灭菌温度:134℃,时间 3.5min)真正做到"一人一机"。

(5) 其他器械的消毒:其他一些耐高温的器械,如面弓、正畸钳、镊子、金属印模托盘、金属用刀、不锈钢碗、根管治疗器械以及磨光用的轮、杯、刷、钻等也应高温高压灭菌。对光固化机头等不耐高温的器械,可采用保护薄膜覆盖加碘附擦拭消毒处理。

第四节　口腔科手术病人常规护理

手术是治疗颌面外科疾病的重要手段,与其他外科手术一样,颌面部手术的创伤,麻醉以及疾病本身的刺激可引起人体发生一系列的神经内分泌反应,如生理功能的紊乱和心理

压力,从而削弱机体的防御功能和对手术的耐受力,直接影响手术预后,故围手术期护理极为重要。本节着重讨论术前准备和术后护理常规。

一、口腔科手术前常规护理

1. 做好病人入院评估　了解病人既往健康史,即病人有无高血压、心脏疾病以及糖尿病等疾病,尤其与现患疾病相关的病史和用药情况,初步评估病人手术耐受性。了解病人现病史,饮食习惯、嗜好、过敏史、手术麻醉史、家族史、遗传病史和女性病人的生育史等情况。

2. 评估病人身体状况　通过病人生命体征和主要体征,了解病人全身情况,有无心、肝、肺及肾等器官功能不全;有无营养不良或肥胖;有无张口困难和进食情况;了解各项辅助检查情况,评估病人对手术的耐受性。

3. 心理和社会支持状况评估　评估病人有无恐惧、焦虑、自卑、悲伤、孤独、无望感、身体意象紊乱等表现。评估病人亲属、朋友、社会的支持程度以及经济状况等,有利于及时进行有效的心理护理。

4. 疼痛护理　协助病人使用恰当的、无创的解除疼痛措施。如松弛法、皮肤冷热刺激法,必要时根据医嘱使用镇痛剂。对疼痛的预期发展情况加以说明(如颌面部骨折、手术伤口疼痛持续期限)。

5. 术前常规护理措施

(1) 皮肤准备:是预防手术切口感染的重要环节,重点做好术区皮肤的准备,时间一般在手术前2小时为宜,皮肤准备的时间若超过24小时,应重新准备。面部手术应进行面部剃须,剃净患侧耳后3~5cm毛发,并剪去鼻毛。腭裂病人术前3天用呋喃西林、麻黄碱或其他抗生素滴鼻液滴鼻。涉及头皮或额瓣转移的手术需剃光头发。备皮范围应大于手术区5~10cm。

(2) 口腔清洁:术前3天开始用1:5000氯己定或1%艾力克漱口。牙结石过多者应行牙周洁治,保持口腔清洁。

(3) 术前一天做抗生素的过敏试验并记录结果。

(4) 全麻病人按全麻术前护理常规:如呼吸道、消化道的准备以及术前适应性训练等。

(5) 手术当日详细检查病历资料及术前准备工作是否完善,再次检查和除去病人身上的饰物、发夹、义齿、甲油、口红等,排空膀胱、更换手术衣,术前30分钟给予术前药物并观察。护送病人到手术室与手术室护士交接病情及物品,并对病人家属进行心理支持。

二、口腔科手术后常规护理

1. 全麻术后护理常规。

2. 麻醉清醒后,保持病人半坐卧位,有利排痰;指导病人用合适的方法咳嗽:即在吸气末屏住呼吸3~5秒然后用力从胸部咳出,进行两次短促有力的咳嗽。

3. 观察伤口肿胀及敷料渗出情况。保持引流管的通畅和单向闭式引流,并注意观察引流物的量、色、性状,做好记录(一般术后12小时引流量不超过250ml),密切监测病人生命体征的变化。

4. 加强术后营养对颌面外科术后病人的恢复非常重要。

5. 对语言沟通障碍的病人鼓励其用文字或手势进行表达和交流。

6. 对术后疼痛的病人应认真评估疼痛的部位、性质、程度。伤口引起的疼痛可采取松弛法、注意力转移法等护理措施,或遵医嘱给予止痛剂。

7. 加强口腔护理,防止切口感染。按医嘱使用抗生素。

8. 加强心理护理,缓解病人焦虑和恐惧。加强护士巡视以及与病人的沟通交流,鼓励病人说出自身感受和焦虑原因并分析,尽量帮助其解决问题。根据病人病情,提供相应的健康知识,帮助病人尽快康复。

第五节 口腔科常用护理技术操作

一、口腔四手操作技术

口腔四手操作是指在口腔治疗的全过程中,医师、护士采取舒适的坐位,病人平卧于牙科综合治疗台上,医护双手(四只手)同时为病人进行各项操作,平稳而迅速地传递治疗所用器械、材料,从而提高工作效率及质量的一项操作技术。该项操作技术目前已得到了 WHO 的认可,并通过世界 pd 学会(World Society for pd Health Care)向全球推广。

(一)保证正常操作姿势的基本条件

1. 操作体位的调整 操作时,医师选择平衡舒适的体位,保证用力点与作业面的相互垂直;护士采用坐位,保持自然、松弛的操作体位和姿势配合医师工作;病人平卧于综合治疗台上,治疗时头部左右转动幅度不超过 45°。

2. 主要设备配备 综合治疗台、医护座椅。注意护士座椅应高于医师座椅 10~15cm。

(二)医、护、患的体位

1. 医师体位 采用平衡舒适的坐位,大腿与地面成 15°,身体长轴平直,上臂垂直,肘部维持与肋接触,双手保持心脏水平。医师的眼与病人口腔距离为 36~46cm。

2. 护士体位 护士面对医师,座位比医师高 10~15cm,护士双脚放在座椅脚踏上,髋部与病人肩部平齐,大腿与地面平行。

3. 病人体位 病人采用平卧位,诊疗椅靠背呈水平或抬高 7°~15°,脊柱完全放松,头部位置舒适。

(三)医、护、患的位置关系

在实际四手操作中,医师、护士和病人要有各自互不干扰的工作区域和空间,以保障畅通的工作线路和密切配合。一般将医师、护士、病人的位置关系假想成一个钟面,病人额部中点是 12 点,可将仰卧位病人分成 4 个时钟区(图 21-4)。

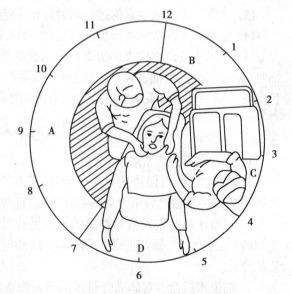

图 21-4 医、护、患位置关系

(四)四手操作流程

1. 用物准备 护士进行诊间消毒流程,根据具体治疗方法备齐用物。

2. 接待病人 护士评估病人病情,迎接病人上椅位,给病人系上胸巾,给病人漱口,并戴上眼罩,调节椅位至治疗体位,调节头靠,调节光源,打开用物。

3. 医护患处于正确位置。

4. 器械传递法 临床上最常用的器械传递方法为握笔式直接传递法,即护士以拇指和示指握住治疗器械部位,中指置于器械下面作为支持。器械在传递区的位置平行传递于医生手中。医生从病人口中拿出器械时,护士左手保持传递区,正确的接过器械部位是在非工作端。传递过程中应注意:①禁止在病人头面部传递器械,以确保病人安全。②传递器械要准确无误,防止器械污染。

5. 器械交换 临床上最常用的器械交换方法为平行器械交换法,即护士以左手拇指、示指及中指递送给医生消毒好的器械,以无名指和小指接过医生使用后的器械。在器械交换过程中应注意:①护士应提前了解病情及治疗程序,准时、正确交换医生所需器械。②器械交换过程中,护士应注意握持器械的部位及方法,以保证器械交换顺利,无污染,无碰撞。

6. 小器械传递法 将扩锉针从小号到大号依次插在扩锉架上,先插扩后插锉,将扩锉架的指环带在左手的示指或中指上,置传递位,医生按需要依次取用。没有扩锉架的科室,可将扩锉针从小号到大号依次插在棉球块上,先插扩后插锉,左手拇指与示指夹持,置传递位,医生按需要依次取用。

7. 纸尖的传递 方法一:从粗端撕开,用镊子夹持粗端头,医生接上端,一根一根传递。另一种方法可直接将撕开的纸尖用左手握住放传递位,用镊子将纸尖抽出2/3,用一根抽一根,医生夹持纸尖的粗端取用。

8. 吸引器的使用 吸引器是现代口腔治疗中必备的工具之一。为保持手术视野的清晰,应及时吸净口腔内的水雾、粉末及唾液。因而,护士在进行操作时,以不影响医师的视线,保持治疗区域清楚、明晰为原则。

操作时应注意:①使用吸引器时,应尽可能帮助医生充分暴露治疗区域,不应遮挡。②吸引器应放在治疗部位附近区域,以确保口腔内操作的空间。③吸引器勿紧贴口内黏膜,以避免损伤黏膜和使管口封闭。④操作时动作宜轻柔,牵拉软组织时病人无不适感。⑤吸引器切勿放于病人口内敏感区,如舌根、软腭、咽部等,以免引起病人恶心等不适反应。

9. 收整用物 规范处理各种用物,器械灭菌备用。

二、常用材料调拌技术

(一)磷酸锌黏固剂的调拌

【目的】 口腔临床治疗中的垫底、充填、黏结时材料的准备。

【用物】 磷酸锌黏固粉和液、玻璃板、金属调拌刀、治疗巾、水杯。

【粉液体积比例】 垫底:4:1。充填:3:1。黏结:2:1。

【操作过程】

1. 打开无菌治疗巾,将玻璃板和调拌刀平放于治疗巾上。玻璃板放置在治疗巾中间,将镊子放置在玻璃板的左侧、金属调拌刀放置在玻璃板的右侧。

2. 按需要取适量的粉和液放在玻璃板的上端和下端处,两者相距3~4cm。盖好粉、液瓶盖。

3. 左手固定玻璃板,手指不能超过玻璃板边缘1cm。右手持调拌刀,将粉末分成四至五等份。

4. 将粉末逐次加入液体中,用旋转推开法将粉液充分混合。每次将粉末加入液体时一定要混合均匀后再加入另一份粉末,直至调成所需性状后,用折叠法将材料收拢递给医生使用。调拌时间为1min左右。调拌时间过长或过短都将影响材料的质量。

5. 用于垫底时调拌成面团状,充填时调拌成稀糊状,黏结时调拌成丝状。

6. 质量要求 表面光滑细腻、断面结构致密、不黏器械。

7. 使用后用清水清洗玻璃板和调拌刀,消毒后备用。

【注意事项】 材料调拌时只能将粉末逐次加入液体中,而不能加液体于粉末中。黏结时调拌成丝状,即用调拌刀能把材料从玻璃板上提起成丝状即可。

(二)玻璃离子黏固剂的调拌

【目的】 口腔临床治疗中充填、黏结固定修复体材料的准备。

【用物】 玻璃离子黏固粉和液、塑料调拌刀、调拌纸、酒精棉球、瓶镊罐。

【粉液体积比例】 重量比为粉2.5g,液1g;体积比为1匙粉,1滴液。

【操作过程】

1. 将调拌纸、调拌刀平放于治疗巾上,调拌刀平放于调拌纸的右侧。

2. 用配套的塑料小匙取适量的粉剂置于调拌纸的一端,按比例滴适量的液体于调拌纸的另一端。盖好粉、液瓶盖。

3. 左手固定调拌纸,右手持调拌刀将粉剂分成两份。

4. 将粉剂逐次加入液体中,用旋转推开法将粉液充分调拌成面团状。每次将粉末加入液体时一定要混合均匀后再加入另一份粉末,调拌过程约为1分钟,调拌后3~5分钟即可固化。

5. 质量要求　表面光滑细腻、质地均匀、断面结构致密。

【注意事项】　操作完毕,用酒精棉球擦拭消毒玻璃板和调拌刀,并用密封袋保存。

(三)根管充填糊剂(以碘仿氧化锌糊剂为例)的调拌

【目的】　口腔临床治疗中的根管充填材料准备。

【用物】　碘仿、氧化锌、丁香油、玻璃板、金属调拌刀、治疗巾、酒精棉球、瓶镊罐。

【粉液体积比例】　氧化锌、碘仿与丁香油的体积比为3:1:3,或遵医嘱视病情而调整碘仿与氧化锌的比例。

【操作过程】

1. 打开无菌治疗巾,将玻璃板和调拌刀平放于治疗巾上。玻璃板放置在治疗巾中间,将镊子放置在玻璃板的左侧、金属调拌刀放置在玻璃板的右侧。

2. 左手固定玻璃板,右手持调拌刀,将粉末混合均匀并收拢放置在玻璃板的上端。

3. 取丁香油放置在玻璃板下端,粉液相距3~4cm。

4. 左手固定玻璃板,右手持调拌刀,将混合均匀的粉末分为3等份。

5. 将粉末逐次加入丁香油中,以同一方向旋转调拌,使粉液充分调匀成稀糊状。每次将粉末加入液体时一定要混合均匀后再加入另一份粉末,调拌时间为1分钟。

6. 质量要求　表面光滑细腻,质地均匀。

7. 用酒精棉球擦拭消毒玻璃板和调拌刀。

【注意事项】　按粉液比例调拌,如调制太稠,糊剂不易进入根管内,若太稀则糊剂流动性太大,不利于有效凝固,均会影响根管充填的效果。操作过程应遵守无菌原则。

(四)牙周塞治剂的调拌

【目的】　牙周手术后塞治剂的准备。

【用物】　塞治牙周塞治剂的调拌剂、丁香油、玻璃板、金属调拌刀、治疗巾、酒精棉球、瓶镊罐。

【粉液体积比例】　塞治剂与丁香油的体积比为3:1。

【操作过程】

1. 打开无菌治疗巾,将玻璃板和调拌刀平放于治疗巾上。玻璃板放置在治疗巾中间,将镊子放置在玻璃板的左侧、金属调拌刀放置在玻璃板的右侧。

2. 根据手术区面积的大小,取适量的塞治剂和丁香油放在玻璃板的上端和下端处,两者相距3~4cm。

3. 左手固定玻璃板,右手持调拌刀将粉末分为3等份。

4. 将粉末逐次加入丁香油中,以同一方向旋转调拌。每次将粉末加入液体时一定要混合均匀后再加入另一份粉末,调拌过程为1~2分钟,使粉液充分调匀成面团状,形成与手术创口相似的条状,表面蘸附少许粉剂。

5. 协助医生将牙周塞治剂分段或整条送入口内创面,并递上湿棉球或棉签加压成形,使之形成厚薄均匀、宽窄适当、表面光滑的敷料。

6. 质量要求　表面光滑细腻,质地均匀。

7.用酒精棉球擦拭消毒玻璃板和调拌刀。

【注意事项】

1.牙周塞治剂调拌的硬度取决于手术的种类,牙龈切除术、塞治剂应较硬,起到压迫止血的功能;翻瓣术或骨成形术,塞治剂应较软,避免过度压迫软组织或使龈片移位,不利于创口愈合。

2.影响牙周塞治剂凝固的因素为空气的温度和湿度。夏天空气温度高、湿度大,塞治剂凝固较快;冬天空气干燥、湿度小,塞治剂凝固较慢。

3.塞治剂调拌速度应适中,匀速进行,充分调拌。调拌均匀充分,其凝固速度慢且黏性大,临床效果好;相反,调拌粗糙,黏性差易脱落,影响治疗效果。

4.牙周塞治剂用于保护口腔感染或手术创面,在调制过程中应注意无菌操作,防止继发感染。

(五)印模材料的调拌方法

以藻酸钾印模材料调拌为例。

【目的】 口腔临床修复治疗中印模制取材料准备。

【用物】 橡皮碗、调拌刀、藻酸钾印模材料、清水、量杯。

【粉液体积比例】 水和粉比例按照商品要求计量。

【操作过程】

1.调拌方法

(1)了解治疗方案及病人口腔情况,协助医生选择合适的托盘。

(2)按商品要求取适量的水和粉于橡皮碗内,然后开始调拌。

(3)调拌时,调拌刀与橡皮碗内壁平面接触,开始10~20秒时轻轻调和,待水粉均匀混合后加快调拌速度。调和时间一般在30~45秒之间,凝固时间为2~3分钟。冬季室温较低时可用温水调和,以缩短凝固时间。

2.上托盘方法　将调和完成的材料装入托盘前,应将材料用调拌刀收刮于橡皮碗一侧,并反复在碗内折叠、挤压排气。置于上颌托盘时将材料形成团状,用调拌刀取出,从托盘远中方向向近中方向推入,防止产生气泡;置材料于下颌托盘时,将材料形成条状于调拌刀上,从托盘的一端向另一端旋转盛入。堆放在托盘上的材料应表面光滑,均匀适量,无气泡。

3.整理用物,消毒备用。

4.质量要求　①橡皮碗、调拌刀应清洁,无残留物。②调拌完成的印模材料均匀、细腻、稀稠适宜呈糊状。③堆放在托盘上的材料表面光滑、无气泡。④材料取量适度、浪费少。

【注意事项】

1.印模材料调拌时,要保持调拌用具的清洁、干燥。若调拌用具残留陈旧印模材料或石膏碎屑等物质,将影响材料的质量。

2.印模材料调拌时,要严格按水粉比例及调和时间的要求调拌。调拌应在30~45秒内完成。调和时间不足,会使印模强度下降,调和时间过长,会破坏凝胶而同样使印模强度下降。不能通过改变调和比例的方式来改变凝固时间。

3.为了使所调材料取量适宜,在材料调拌前应了解病人失牙的部位、数量及修复方法,以决定所需材料的用量及材料放置在托盘上的主要位置。

4.材料用后应加盖密闭存放。橡皮碗、调拌刀使用后应清洗干净,消毒处理干燥后备用。

三、口腔科常用护理配合操作技术

(一)局部麻醉术的护理操作技术

1.检查抢救设备、用物、药品是否齐全并处于备用状态。

2. 评估病人情况,有无过敏史、高血压、心脏病等病史,是否空腹。

3. 遵医嘱做药物过敏试验。

4. 遵医嘱备局麻药物。传递 1% 碘酊消毒黏膜后,递麻醉药,调整光源,协助暴露术野。

5. 密切观察病人。如发现病人出现不良反应,及时报告医师,并协助抢救病人。

(二) 橡皮障隔离术的护理操作技术

1. 橡皮障隔离法的优点

(1) 防止病人误吞细小的口腔器械、牙齿残碎片、药物或冲洗液等。

(2) 提高视野清晰度:减少口镜的雾气,提供一个干燥、清晰的术野。

(3) 降低感染机会:隔离唾液及其他组织液。

(4) 保护口腔软组织:橡皮障只暴露患牙,覆盖口腔所有软组织,防止锐利器械刺伤。

(5) 节省时间:橡皮障最大限度地减少了病人在治疗期间的说话和多次漱口,节省操作时间。

2. 橡皮障放置方法(图 21-5)

(1) 术前物品准备:①口腔检查基本器械。②橡皮障一片,橡皮障架一个,橡皮障夹一个,打孔器一把,橡皮障钳一把,牙线,剪刀。

(2) 术中护理

1) 孔的定位:将一张橡皮障平均分为六个区域,标记孔位于病人左上区,孔的位置根据治疗的牙齿来确定。前牙孔距离橡皮障边缘 2.5~3cm,越远中的牙齿,孔的位置要越靠近橡皮障的中心,孔与孔间隔 2mm。一类洞只需打一个孔,隔离一只牙;如果患牙是邻𬌗面洞或邻颊/舌洞,或有两颗以上的治疗牙,则应打两个或两个以上的孔,将两颗牙或两颗以上的牙隔离(图 21-6)。

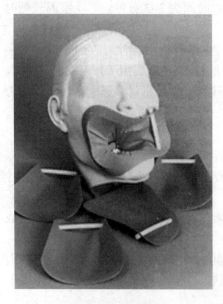

图 21-5　橡皮障隔离

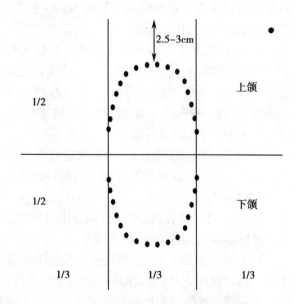

图 21-6　橡皮障打孔示意图

2) 打孔:打孔时用力果断,孔的边缘整齐,不能有毛边或裂口,如果橡皮障撕裂,应立即更换。

3) 置入固定:后牙常用方法是先将橡皮障夹穿过已打好孔的橡皮障中,如为𬌗面洞,直接将橡皮障夹置于患牙牙颈部,如为邻颊/舌洞,则将橡皮障夹置于患牙远中磨牙的牙颈部,然后将橡皮障压在橡皮障夹喙下将患牙完全暴露。前牙常用方法是将橡皮障的孔对准治疗牙,套在牙上,牙邻面不易套入时,可用牙线自𬌗面向牙龈方向推入。

笔记

4）橡皮障的定位：橡皮障必须附在橡皮障架上并且有足够的张力，同时不能撕裂橡皮障。橡皮障必须完全盖住病人的口腔但不能遮住病人的鼻子和眼睛，为防止橡皮障因张力不够而在牙面上皱成一团，可用牙线将牙齿四周橡皮压入牙缝，并用特制的弹性塑料器械将牙线固位好，这样就可以达到将治疗牙完全暴露并将其四周密封的良好效果。

（3）术后护理

1）递镊子，取出置于牙邻间隙的牙线。

2）递橡皮障钳取下夹子，将橡皮障和橡皮障架一并取下。

3）递眼科剪刀：用于多个牙隔离，以剪断邻面间隙的橡皮障面，取下整张橡皮障及架。

4）橡皮障及牙线为一次性使用，其他物品回收，通过初步消毒、压力蒸汽灭菌后再次使用。

第六节　口腔卫生保健

一、口　腔　卫　生

口腔健康是人体健康的重要组成部分。1981年WHO制定的口腔健康标准是"牙齿清洁，无龋洞，无疼痛感，牙龈颜色正常，无出血现象"。良好的口腔卫生是保证口腔健康的基础。口腔卫生是指保持口腔清洁，其目的在于控制菌斑，消除软垢及食物残渣，使口腔有一个健康的环境，从而使牙齿发挥正常的生理功能。

（一）影响口腔卫生的因素

1. 口腔保健知识缺乏　目前多数人对于口腔卫生的认识还仅仅停留在每天刷牙的层面，缺乏定期进行口腔检查的意识，往往在发生严重牙疼等口腔问题的时候才求医。

2. 口腔疾病　龋齿、牙石、牙龈炎、牙渍牙斑、牙齿磨损、口腔白斑、口腔顽固性溃疡等。

（二）保持口腔卫生的方法

1. 定期进行口腔检查，早期发现问题及时治疗。

2. 学会使用牙龈按摩器　牙龈按摩常可用龈乳头按摩器、手指和牙刷等。它是口腔保健方法之一，龈乳头按摩器除了可以按摩牙龈来增加局部血液循环和上皮组织的角化程度，提高牙周组织的抗病能力外，还可在橡胶的机械作用下去除邻面牙颈部的牙菌斑及食物残渣，对牙龈乳头萎缩和牙周手术遗留的根分叉暴露的牙龈尤为适宜。

3. 可适当使用牙签　牙签是用来清除嵌塞在牙间或根分叉内食物琐屑的辅助用品。使用牙签时，应将牙签尖端指向牙的冠方，以45°角滑行到牙间隙内，侧面紧贴邻面牙颈部，不能垂直进入牙间隙，以免造成龈乳头或龈沟底的损伤和上皮附着的破坏，引起牙周萎缩，牙间隙增大而加重食物嵌塞。使用过程中动作应轻巧，切忌用力过猛。

4. 学会使用牙线　牙线是牙间清洁器之一，它主要作用是用来辅助清除牙刷不能达到的牙邻接间隙或牙龈乳头处的菌斑、软垢和污物，其作用是其他洁牙工具所无法取代的。牙线使用方法，一般取长20~25cm的牙线一段，将线的两端合拢并打结形成一个线圈，两端缠绕在左右手的中指上，间距约15cm，将牙线放置在牙间隙中，但用力不能过大，缓慢地使牙线到达接触点以下的牙面，进入龈沟底清洁龈沟区。

5. 正确的刷牙习惯和刷牙方法　刷牙不仅可以有效地去除菌斑、软垢、食物残渣，而且由于牙刷毛的适当按摩刺激还能促进牙龈组织的血液循环和牙周组织的新陈代谢，提高上皮组织的角化程度，有利于牙周组织抗病能力的提高，增强牙周组织的防御能力，维护牙龈健康。但是，如果使用的刷牙方法不正确或没有选择合适的牙刷、牙膏，不但达不到以上所述的效果，反而引起各种不良后果。

(1) 牙刷的选择。一般认为,选择的牙刷刷头要合适口腔的大小,刷毛软硬应适宜,如儿童、老人或牙周病病人应选择刷毛稍软、刷头宜小;吸烟者或牙石较多的人刷毛应选择中等硬度的牙刷。牙刷种类较多,如普通牙刷、电动牙刷、牙间隙刷、指套牙刷等,应根据成人和儿童的年龄、口腔大小、牙周组织的健康程度的差异来挑选牙刷。牙刷必须每人一把,不能几个人合用,以免疾病的交叉感染,牙刷使用后应用清水反复冲洗,放置在通风干燥之处,注意不要将牙刷刷头倒置漱口杯中或密闭的容器中,以免滋生细菌。牙刷连续使用超过三个月应及时更换以保持其较好的性能和清洁,否则牙刷不但没有达到清洁口腔作用,还可能擦伤牙龈。

(2) 牙膏是洁牙剂的一种,可消除或减轻口腔异味,保持口气清爽;帮助去除食物残渣、软垢和牙菌斑,保持清洁、美观和健康。牙膏主要组成部分包括摩擦剂、胶黏剂、防腐剂、甜味剂、芳香剂、洁净剂、润湿剂和水等。还可以根据不同需要加入不同药物的药物牙膏具有特殊功效。药物牙膏有氟化物牙膏、防龋非氟化物牙膏、牙周药物牙膏、脱敏牙膏等。目前,我国牙膏分为普通牙膏、含氟牙膏和药物牙膏三大类。牙膏选择主要应根据其效果和安全性为主要参考依据。

(3) 正确刷牙方法。各种刷牙方法不尽相同,各有优缺点,这里介绍常用的4种方法。

1) 旋转法:其方法为手握刷柄,刷毛方向约与牙面呈45°角,刷毛指向牙龈,上颌牙向上,下颌牙向下。轻压使刷毛屈曲,对准牙龈轻压刷毛一侧,可见牙龈发白。手腕稍作转动,在牙面上缓慢旋转牙刷,刷毛仍保持屈曲,部分刷毛可到达牙间隙。重新放置牙刷在不同位置,反复转动3次以上。

2) 竖刷法:将刷毛与牙长轴平行,紧贴牙面,毛刷尖端对牙龈缘,转动牙刷,使刷毛进入牙间隙;上牙从上向下刷动,下牙从下向上刷动;动作宜慢,每个部位重复刷7~10次,以清除前牙唇腭(舌)面和后牙颊腭(舌)面的菌斑;咬合面来回刷。本方法适用于大多数人使用。

3) 巴斯法:主要选用软毛刷,使用时将刷毛与牙长轴呈45°角,刷毛尖伸入龈沟,水平位颤动(幅度2~3mm)不少于10次,然后再顺牙间隙刷。刷洗牙合面时,刷毛紧压牙合面,使毛端伸入沟裂点隙做短距离前后向颤动。本方法因刷洗力较强,可以清除牙颈部和龈沟内菌斑,适合于牙周疾病病人的刷牙,使用时注意用力的大小合适。

4) 圆弧法:这是一种青少年容易学习和掌握的刷牙方法。具体操作是在牙闭合状态下,牙刷进入颊间隙,用很小的压力将刷毛接触上腭最后一颗磨牙的牙龈区,用较快较宽的圆弧动作从上颌牙龈拖拉至下颌牙龈,前牙的上下牙切端对齐接触做圆弧形颤动。

总之,正确的刷牙习惯为早晚刷牙,饭后漱口,每次刷牙的时间不少于3分钟。刷牙时,牙刷顺着牙缝上下移动,先外后内,再刷净咬合面,最后轻刷舌面两三次,帮助去除软垢及食物残渣。

二、口 腔 保 健

口腔保健是口腔日常护理的一个重要内容,是维护口腔卫生的重要途径。

(一) 一般人群口腔保健

1. 减少蔗糖摄入,使用含氟牙膏正确刷牙。

2. 叩齿 叩齿即上下牙齿相互轻轻撞击,对牙齿牙周有保健刺激作用,有利于牙周健康。

3. 按摩牙龈 按摩牙龈指通过各种手段对牙齿唇颊侧和舌腭侧牙龈进行按摩。这样不仅可以使牙龈保持良好的血液循环,还可以通过挤压使龈沟液向外排出,起到清洁牙颈部的作用。

(二) 特殊人群口腔保健

1. 婴幼儿及学龄前儿童口腔保健

（1）家庭口腔卫生保健：婴幼儿牙齿萌出前,哺乳后应用手指缠绕消毒纱布擦洗牙龈和腭部,清洁口腔;牙齿萌出后,同法清洁牙齿,逐步过渡到指导儿童使用牙刷正确刷牙。

（2）氟化物的应用：补充氟化物对于儿童时期的防龋效果已得到广泛认可。可采用氟滴或氟片的给药方式,达到全身或局部双重效果。

2. 学生口腔保健

（1）对学生进行健康教育,培养良好的口腔卫生习惯。

（2）监测学生健康状况,预防常见口腔疾病。每年至少1次的定期口腔检查,建立学生口腔保健卡和口腔健康现状信息管理体系,做到对龋病和牙周病的预防起到早发现、早治疗、防止病损扩大。

（3）培养学生良好的个人卫生习惯和饮食卫生习惯。

（4）口腔常见疾病的预防与治疗。

（5）身体意外事故如前牙外伤与颌骨骨折的预防。

3. 妊娠期妇女口腔保健

（1）做好口腔健康教育工作,提高妊娠期妇女口腔卫生保健意识,使她们养成良好口腔卫生习惯,掌握正确的口腔保健方法,合理选择牙刷、牙膏和有效刷牙方法,彻底清除牙菌斑。

（2）怀孕后应尽早、定期进行口腔健康检查,及时发现口腔疾病并注意适时处理,一般妊娠前3个月较易发生流产,4~6个月是治疗口腔疾病的适宜时期,妊娠后3个月应避免全身麻醉,急诊处理时只做局部麻醉,注意不做拔牙处理。

（3）教育孕妇建立良好的生活习惯,避免各种有害因素的侵袭,如病毒感染、外伤、酗酒或抽烟等,以免影响胎儿的发育,导致面部畸形的发生。

4. 老年人口腔保健

（1）通过各种形式的健康教育,提高老年人自我保健能力和意识。帮助老年人掌握正确的刷牙方法,正规剔牙;帮助有义齿的老年人,掌握基牙的清洁和义齿维护的方法。

（2）定期进行口腔健康咨询和检查。

（3）加强营养,合理膳食。老年人应减少食糖量,增加蛋白质、矿物质、维生素的摄入量,合理使用氟化物。这样可以提高口腔各组织的适应能力,减缓老化速度,增进口腔健康。

（赵佛容　邓立梅）

 思考题

1. 老杜,男,60岁。半年前开始出现上、下后牙冷热敏感,食用冷热食物、水果时几乎不敢咀嚼。

请思考：

（1）给老杜做专科检查时,应采取什么操作？ 医、护、患的正确体位是怎样的？

（2）请对老杜做正确的刷牙指导。

2. 某口腔医院牙周科感染监测报告显示：诊断室内诊断桌和治疗台表面菌落数超标,要求尽快整改。

请思考：

（1）物体表面菌落监测超标与哪些因素有关？

（2）应该采取什么措施保证物表菌落监测结果符合要求？

3. 杜先生,因A6龋坏就诊。医生对患牙去龋、备洞、隔湿、消毒后,需用磷酸锌黏固剂用以充填治疗。

请思考：

(1) 怎样标准化调拌磷酸锌黏固剂？

(2) 用于充填治疗的磷酸锌黏固剂的性状有何要求？

笔记

第二十二章 牙体、牙髓病和根尖周围组织病人的护理

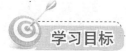

学习目标

1. 掌握牙体、牙髓病和根尖周围组织病的病因和发病机制、护理评估、主要护理诊断和护理措施。

2. 熟悉牙体、牙髓病和根尖周围组织病病人身体状况的评估、治疗要点。

3. 了解牙体、牙髓病和根尖周围组织病的临床分类。

4. 会运用牙体、牙髓病和根尖周围组织病相关知识,达到做出相应的护理诊断并采取正确的护理措施的目的。

5. 具有关心理解病人,并根据病人相关情况做出相应护理的能力。

牙髓位于牙髓腔内,是富含神经和血管的疏松结缔组织,仅通过狭窄的根尖孔与牙周组织相连。根尖周组织病包括牙骨质、牙周膜、牙槽骨的牙体根尖部周围组织的疾病,其病变表现和预后具有一定的特殊性。

第一节 龋齿病人的护理

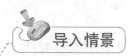

情景描述:

李小姐,1个月前吃山楂糖时突然觉得右下大牙疼。此后该牙对酸甜敏感,吃冰淇淋或喝热水时疼痛更明显,但是冷热刺激去除后疼痛立即消失。李小姐发现该牙咬合面有个小洞,用牙签可在小洞中剔除出食物残渣等。

请思考:

1. 李小姐得了什么病?

2. 护士提供的护理措施是什么?

龋病(dental caries or tooth decay)是以细菌为主的多种因素影响下,牙齿硬组织逐渐发生慢性进行性破坏的一种疾病。是口腔科的常见病及多发病。龋病可引起牙髓炎、根尖周炎、牙槽脓肿等,影响身体健康。因此,早期检查、早期发现、早期治疗在预防和保健方面具有重要意义。

【病因与发病机制】

1. **病因** 目前被普遍接受的龋病病因学说是四联因素论,它把龋病发生归结为细菌、食物、宿主和时间共同作用的结果。①细菌的存在是龋病发生的主要条件,致龋菌主要是乳酸杆菌及变形链球菌。②食物中与龋齿发生关系最密切的是糖类,尤以蔗糖及其他低分子

251

量糖的作用最明显。因糖类食物易被致龋细菌分解成酸,易形成黏性多糖类,黏附于牙面,所以糖类食物是致龋的基质。③宿主:齿的形态、结构、成分、位置与龋病发生均有关。窝、沟、邻面、牙颈部是龋的好发部位,唾液的性质、成分及量与龋病发生也有关。④时间:龋病的发生和发展是一个慢性过程,从早期损害发展为一个临床洞,平均需要 18 个月左右,2~14 岁这段时间是乳恒牙患龋的易感期,因此从时间因素上对预防有重要意义。

2. 发病机制 龋的主要变化是硬组织脱矿。脱矿后的有机物受各种酶的作用而分解,使牙齿原有结构破坏。随着咀嚼食物时的撞击,唾液的冲洗,最终组织崩解而形成龋洞,这种破坏的过程是由表及里缓慢进行的。

【护理评估】

（一）健康史

询问病人患牙的病史、有无心血管疾病、内分泌系统疾病;有无过敏史;询问疼痛的性质、发作和持续时间。

（二）身体状况

龋病最好发于牙齿的窝洞,其次是牙齿的邻接面。主要临床症状及特点为牙体硬组织在色、形、质各方面均发生变化。根据龋损程度将龋病分为浅龋、中龋及深龋(图 22-1)。

浅龋:龋蚀只限于牙釉质或牙骨质。初期在牙表面可有脱钙而失去固有色泽,呈白垩状。继之成黄褐色或黑色,一般无自觉症状。探诊有粗糙感或有浅层龋洞形成。

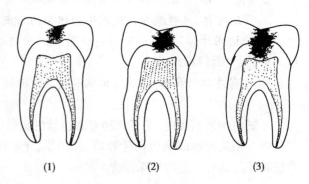

(1)　　　　　(2)　　　　　(3)

图 22-1 龋病的三个阶段
(1) 牙釉质龋;(2) 牙本质浅层龋;(3) 牙本质深层龋

中龋:龋蚀已进展到牙本质浅层,形成龋洞,洞内除了有病变的牙本质外还有食物残渣、细菌等。病人对冷、热、酸、甜等刺激较为敏感,尤其对冷的刺激更为敏感,去除刺激后症状立即消失。

深龋:龋病进展到牙本质深层时,形成很深的龋洞。病人有主观症状,对冷、热刺激敏感,疼痛较中龋剧烈,但无自发痛。

（三）辅助检查

温度刺激试验、X 线检查等可协助诊断。

（四）心理 - 社会状况

评估病人对牙病治疗的意义、方法、预后的了解程度,评估病人对治疗的期望值是否符合医学规律。

【治疗要点】

1. 尽早治疗龋病,恢复牙的形态、美观及功能。

2. 早期釉质龋可采用非手术治疗,有组织缺损时采用修复性方法治疗。

3. 深龋近髓时,先采取保护牙髓措施再进行修复。

【常见护理诊断 / 问题】

1. 牙体组织完整性受损 与龋坏造成牙体硬组织缺损有关。

2. 潜在并发症:牙髓炎、根尖周炎。

3. 知识缺乏:缺乏龋病的预防及早期治疗的知识。

【护理目标】

1. 病人的牙体组织完整性得到恢复。

2. 病人得到及时治疗，无牙髓炎、根尖周炎等发生。

3. 病人了解龋病的预防及早期治疗的知识。

【护理措施】

(一) 做好修复性治疗的护理

充填术是龋病最常见的修复方法，通过祛除龋坏组织，制备一定洞穴，然后选用适合的材料修复缺损，恢复牙齿的形态和功能。

(二) 预防并发症

1. 定期对社区组织检查，对龋病尽量做到早发现、早诊断、早治疗。

2. 门诊发现龋病病人要及时治疗，避免发展成牙髓炎、根尖周炎等。

(三) 健康教育

1. 指导病人保持口腔卫生，养成早晚刷牙饭后漱口的习惯，减少菌斑及食物残渣的滞留时间，良好的口腔卫生是防止龋坏的一项重要措施。

2. 定期进行口腔检查　一般半年做一次口腔检查，以便早期发现龋病早期治疗。

3. 限制蔗糖的过度摄入　建议儿童养成少吃零食的习惯；不要过多摄入蔗糖，防止和降低龋病的发生。

4. 采取特殊的保护措施　儿童进行点隙窝沟封闭、使用含氟牙膏等，提高牙齿的防龋能力。

【护理评价】　病人是否达到：①恢复牙齿的形态和功能。②没有发生牙髓炎、根尖周炎等并发症。③病人了解龋病的预防及早期治疗的知识。

第二节　牙髓病病人的护理

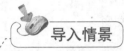 **导入情景**

情景描述：

王先生，3个月前发现左下颌后牙遇冷热或因食物嵌塞而疼痛，疼痛逐渐加重，持续时间逐渐延长。2天前，突然出现左下后牙阵发性、自发性疼痛，呈针刺样，不能确定具体是哪颗牙疼，自觉夜间疼痛加重，口含冷水可以缓解。

请思考：

1. 王先生患牙是急性牙髓炎吗？

2. 急性牙髓炎的首要护理措施是什么？

牙髓病（dental pulp disease）是指发生在牙髓组织的疾病。根据其临床表现和治疗预后可分为可复性牙髓炎、不可复性牙髓炎、牙髓坏死、牙髓钙化、牙内吸收。

【病因与发病机制】

1. 细菌感染　是引起牙髓病的最主要因素，常见致病菌为厌氧菌；物理和化学因素刺激以及免疫反应等也可导致发病。

2. 主要感染途径　牙本质小管或牙髓暴露、牙周途径和血源性感染。由于牙髓组织处于四壁坚硬的髓腔中，当有炎症病变时，血管扩张、充血、渗出物积聚，使髓腔压力增大，压迫牙髓神经引起剧烈疼痛，又因根尖孔狭小，不利引流，容易导致牙髓坏死。

知识拓展

牙痛的病理学原因

牙髓组织为疏松的结缔组织,狭窄的根尖孔与牙周组织相通,四周被坚硬的牙体组织所包裹,无侧支循环系统。一旦发生炎症,使髓腔压力急剧增加,压迫神经引起剧烈疼痛。同时牙髓循环发生障碍,导致牙髓坏死。

【护理评估】

(一) 健康史

询问病人有无心血管疾病、内分泌系统疾病,有无过敏史;询问牙痛的性质、发作和持续时间;了解病人口内是否有经诊治过的患牙。

(二) 身体状况

1. 可复性牙髓炎(reversible pulpits)　主要表现为患牙无自觉疼痛,当受到冷、热、酸、甜刺激时立即出现短暂的疼痛,祛除刺激后疼痛随即缓解或消失。患牙常有楔状缺损、深龋。

2. 不可复性牙髓炎(irreversible pulpits)

(1) 急性牙髓炎(acute pulpits):表现为发病急,疼痛剧烈。疼痛的特点为:自发性、阵发性疼痛;夜间加剧;疼痛不能定位;温度刺激加剧。当牙髓化脓时对热刺激极为敏感。患牙常有深龋或其他硬组织疾患。

(2) 慢性牙髓炎(chronic pulpits):表现为咬合不适或轻微叩痛,一般无剧烈自发痛,且患牙多能定位;温度检测反应迟缓。探针检查时,可探至穿髓孔,且有少量红色血液渗出;若为增生型牙髓炎,可见牙髓息肉。

(3) 牙髓坏死:病人一般无自觉症状,表现为牙冠变成灰色或黄色,且无光泽;患牙对牙髓活力试验无反应。

(4) 牙内吸收:病人一般无自觉症状,X线检查可见牙髓组织肉芽性变。

(5) 牙髓钙化:一般不引起临床症状。

(三) 辅助检查

1. X检查了解髓腔形态。

2. 牙髓活力测试、温度试验协助患牙定位。

(四) 心理 - 社会状况

牙髓炎发作时,病人出现难以忍受的疼痛,特别是夜间疼痛加剧,难以入睡,病人会烦躁不安,求治心切。护士应考虑病人的感受,使其优先就医,迅速缓解疼痛。当病人疼痛缓解后应告知病人要重视对龋齿的早期治疗。

【治疗要点】

1. 止痛开髓减压或用药物缓解病人的疼痛。

2. 保存具有正常生理功能的牙髓　保存牙髓的方法有盖髓术、活髓切断术。

3. 保留患牙　保留患牙的方法有根管治疗、牙髓塑化治疗等。

【常见护理诊断 / 问题】

1. 疼痛:牙痛　与炎症引起牙髓腔压力增大有关。

2. 恐惧　与病人惧怕疼痛、牙科器械有关。

3. 知识缺乏:缺乏牙髓病治疗和自我护理的相关知识。

【护理目标】

1. 病人的疼痛缓解或消除。

2. 病人的恐惧心理缓解。

笔记

3. 病人了解牙齿保健常识。

【护理措施】

（一）疼痛护理

1. 开髓减压术　开髓术是止痛最有效的方法。在治疗前,告知病人治疗目的,消除病人恐惧焦虑心理,取得病人合作。开髓减压术需在局麻下进行,护士应了解病人身体状况、药物过敏史,麻醉后观察病人的情况,保证病人的安全。

2. 开髓减压术后,护士抽吸温热生理盐水冲洗髓腔,备丁香油棉球供医师置于龋洞内消毒、止痛、开放引流。嘱病人按时复诊。

3. 药物止痛　根据医嘱,指导病人口服止痛药。

（二）心理护理

1. 告知病人牙髓病治疗的方法、步骤,缓解病人紧张情绪。

2. 治疗前让病人了解口腔治疗的常用器械,治疗时护士可轻轻握住病人的手,解除其恐惧心理。

3. 治疗后向病人提供及时有效的健康指导,使病人掌握治疗后牙齿保健常识。

 知识拓展

解除急性牙髓炎疼痛的方法

由于牙髓组织的特殊结构,一旦发生炎症引起的剧烈疼痛,开髓减压治疗是最有效的治疗方法。开髓减压时,冲洗髓腔的速度应缓慢、轻柔;减压后,禁止使用过氧化氢溶液冲洗髓腔;放置于龋洞内的丁香油棉球应疏松不能挤压过紧,防止再次增加患牙髓腔的压力而引起疼痛。

（三）健康教育

1. 告知病人及时复诊,按时完成治疗。

2. 治疗后告知病人,如患牙出现肿胀、疼痛时需及时就诊。

3. 告知病人患牙行根管治疗后,要及时行冠修复,以免患牙崩裂。

【护理评价】 病人是否达到:①疼痛缓解。②恐惧焦虑情绪得到缓解。③病人掌握治疗后牙齿保健常识。

第三节　根尖周围组织病病人的护理

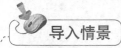 **导入情景**

情景描述:

赵先生,3个月前发现左下大牙有一深龋,因工作忙没有及时治疗。3天前该牙出现肿痛,昨天发现左侧面颊部水肿,患牙牙龈红肿,用手指压有痛感和波动感。

请思考:

1. 该病人患牙得了什么牙病?

2. 护士应提供哪些护理措施?

根尖周围组织病(disease of periapical tissue)是指牙齿根尖部及其周围组织,包括牙骨质、牙周膜和牙槽骨发生病变的总称。根尖周组织的炎症性病变统称根尖周炎。临床上把

 笔记

其分为急性根尖周炎和慢性根尖周炎,以慢性根尖周炎多见。

【病因与发病机制】

1. 感染　是导致根尖周炎的最常见原因。髓室及根管中的炎性牙髓、坏疽牙髓、细菌或毒素通过根尖孔和副根尖孔刺激根尖周组织,引起发炎。根尖周脓肿的致病菌主要有消化球菌、卟啉菌、蔡氏菌和梭形杆菌等。

2. 创伤　急剧外力、根管治疗时器械超过根尖孔等造成根尖组织创伤,均可能引起根尖周炎。

3. 化学刺激　牙髓治疗时失活剂用量过大、封药时间过长、药物渗出根尖孔等都可引起化学性根尖周炎。

4. 免疫因素　有研究表明引起机体免疫反应的抗原物质主要来自根管治疗药物,如甲醛甲酚、樟脑酚等半抗原物质。

【护理评估】

(一) 健康史

询问病人有无心血管疾病、内分泌系统疾病,有无过敏史;询问疼痛的性质、发作和持续时间;了解牙病患病史。

(二) 身体状况

1. 急性根尖周炎(acute periapical periodontitis)　多由慢性根尖周炎急性发作所致。炎症初期,病人能指出患牙,自觉患牙根部不适,患牙有浮起感,咀嚼时疼痛。若炎症进一步发展,化脓性根尖周炎形成,患牙感觉明显伸长,有跳痛,颌下区域性淋巴结肿大。若病情再加剧,颌面部相应区域肿胀、疼痛剧烈,体温升高。

2. 慢性根尖周炎(chronic periapical periodontitis)　症状较轻或无明显自觉症状,患牙常有反复肿胀疼痛的病史。

(三) 辅助检查

X 线可辅助诊断。

(四) 心理 - 社会状况

评估病人对根尖周疾病的治疗意义、方法、预后、费用等的了解程度。

【治疗要点】

1. 急性期　开髓减压引流,缓解疼痛。

2. 根管预备时　要防止感染物出根尖孔,严格控制细菌感染。

3. 慢性期　根尖周炎常需行牙槽外科手术。

【常见护理诊断 / 问题】

1. 疼痛:牙痛　与炎症刺激有关。

2. 知识缺乏:缺乏疾病相关知识。

【护理目标】

1. 病人的疼痛减轻或消除。

2. 病人了解牙病相关知识。

【护理措施】

(一) 缓解疼痛

1. 开髓减压　是控制急性根尖周炎的首要措施。开放髓腔拔除根髓后,可以减轻或去除髓腔压力,缓解疼痛。

2. 脓肿切开引流　为了有效控制炎症,急性根尖周炎骨膜下及黏膜下脓肿者,除根管引流外,应同时切开排脓,切口处放置橡皮引流条,每日更换一次,直至切口无脓时拔除引流条。

3. 全身治疗　嘱病人注意口腔卫生,注意休息,并按医嘱服用抗生素、镇痛剂、维生素等药物。

(二) 根尖手术病人的护理

1. 术前护理

(1) 病人的准备:协助医生准备好病人患牙的影像资料,了解既往史、过敏史,如是女性病人还应了解生理期,避免生理期内进行手术。

(2) 环境的准备:手术区域应相对独立、安静。做好手术区域的空气消毒。

(3) 物品的准备:遵医嘱准备:①局麻药物和牙周塞治剂。②无菌手术布类包。③根尖手术包。④雕刻刀、银汞充填器、黏固粉充填器。⑤快速、慢速手机及车针。

(4) 待病人用 0.2% 氯己定含漱 1 分钟后,协助病人取舒适仰卧位,铺无菌治疗孔巾,注意充分暴露手术视野。

(5) 协助医生进行术区消毒、局部麻醉。

2. 术中护理配合

(1) 牵拉病人唇颊黏膜,使术野充分暴露。递手术刀与医生,切开患牙根尖部。协助医生止血。

(2) 传递骨膜分离器,协助翻瓣,暴露受损的根尖区牙槽骨板。

(3) 递骨凿或上球钻的慢速手机,医生用于去骨开窗,暴露患牙根尖病灶。

(4) 传递挖器、刮匙用于肉芽肿和囊肿。

(5) 待医生用裂钻或凿切除根尖 2~3mm 后,递打磨砂针修整牙根断面。

(6) 递快速手机,协助医生在根尖部预备倒充填洞,遵医嘱传递倒充填材料用于根尖倒充填以完全封闭根尖。

(7) 刮治及充填完成后,递无菌生理盐水冲洗术区,护士及时吸水、吸唾液。

(8) 传递缝针缝线进行创口缝合。递牙周塞治剂敷创面,以保护创面促进愈合。

3. 手术过程中要严格遵循无菌技术操作原则,避免创口感染。

4. 手术中和手术完成后均应密切观察病人的反应,防止并发症的产生。

5. 嘱病人如有剧烈疼痛、出血不止应及时就诊。

6. 整理用物,消毒备用。

(三) 健康教育

1. 让病人了解根尖周炎的发病原因及危害。

2. 进行各项治疗前,告知病人治疗步骤、治疗目的以及在治疗中可能出现的问题,取得病人的合作。

3. 告知病人开髓减压、脓肿切开仅仅是缓解疼痛的应急措施。疼痛缓解后,一定要按医嘱准时复诊,才能保证治疗的连续性,达到治疗的最佳效果。

(鲁　喆)

? 思考题

1. 王女士,65 岁,主诉左下大牙冷热不适已月余,无自发痛。检查 D5D7 完整,D6 近中颈部有浅龋。无其他病史,否认过敏史。

请思考:

(1) 龋病的发病因素有哪些?

(2) 应如何对王女士进行护理和健康教育?

　　2. 小巩,25岁,主诉右上大牙疼痛剧烈,呈自发性、阵发性疼痛,尤其夜间加剧。检查发现,病人对患牙不能定位,A6有深龋,对冷热刺激尤为敏感,温度刺激后疼痛加剧。

　　请思考:

　　(1) 小巩目前存在的护理诊断主要有哪些?

　　(2) 对于小巩目前最有效的治疗方法是什么? 主要护理措施是什么?

第二十三章 牙周组织病病人的护理

学习目标

1. 掌握牙周组织病的病因和发病机制、护理评估、主要护理诊断和护理措施。
2. 熟悉牙周组织病病人身体状况的评估、治疗要点。
3. 会运用牙周组织病相关知识，达到做出相应的护理诊断并采取正确的护理措施的目的。
4. 具有关心理解病人，并根据病人相关情况做出相应护理的能力。

牙周病（periodontal diseases）是指发生于牙周支持组织（牙龈、牙周膜、牙槽骨和牙骨质）的各种疾病。这些疾病包括牙龈病和牙周炎两大类。牙龈炎的病变是可逆的，牙周病病变不可逆。

第一节 牙龈炎病人的护理

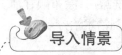

情景描述：

王女士半年前发现牙龈龈缘逐渐红肿。近来发现龈缘红肿加剧，咬苹果和馒头时牙龈容易出血，因而非常紧张。

请思考：

1. 王女士可能得了什么牙病？
2. 对牙龈炎病人，护士应实施什么护理措施？

牙龈炎（gingival diseases）是指炎症只限于龈乳头和龈缘。牙龈炎如果得到及时治疗，牙龈便可恢复正常，反之会发展成牙周病，造成牙周组织永久性损害。

【**病因与发病机制**】

1. 局部因素 牙菌斑是最主要病因，其他如牙垢、牙结石、食物嵌塞、不良修复体及牙颈部龋等局部刺激均能导致牙龈炎。

2. 全身因素 主要是因激素水平的改变，如妊娠期性激素水平的改变可引起或加剧牙龈炎。

【**护理评估**】

（一）健康史

评估病人有无牙龈病、长期服用激素、长期服用避孕药等病史。

（二）身体状况

1. 牙龈炎牙龈改变,龈沟深度增加,牙龈轻触即出血,龈沟液渗出增多或溢脓。

2. 青春期牙龈炎病人年龄处于青春期,前牙唇侧牙龈肿胀、光亮、易出血,伴口臭。

3. 妊娠期牙龈炎一般妊娠 2~3 个月出现明显症状,病人全口牙龈呈鲜红色或发绀,极易出血。

（三）辅助检查

X 线检查显示无牙槽骨吸收。

（四）心理 - 社会状况

了解病人是否因牙龈红肿、出血而产生恐惧、压抑的心理状态;是否了解疾病治疗的预后、费用及保持口腔卫生的方法。

【治疗要点】

1. 去除病因,控制菌斑,消除炎症。

2. 教会病人正确的刷牙方法和牙线使用方法。

【常见护理诊断 / 问题】

1. 牙龈组织受损　与牙龈炎症有关。

2. 知识缺乏:缺乏自我护理的相关知识。

【护理目标】

1. 病人牙龈炎症减轻或消失。

2. 病人了解自我护理的相关知识。

【护理措施】

（一）牙龈炎症护理

1. 去除致病因素,如协助医师取下病人口内不良修复体,解除病人食物嵌塞。

2. 对于炎症轻微的病人,协助医师用 3% 过氧化氢和生理盐水冲洗龈沟,涂布碘甘油。

3. 对于炎症较重的病人,护士要配合医生进行龈上洁治术和龈下刮治术治疗。

（二）健康教育

1. 指导病人了解牙龈炎的特点、治疗方法和预后等相关知识。

2. 宣传保持口腔卫生的措施,让病人了解早晚刷牙的重要性。教会病人正确刷牙和使用牙线的方法。正确刷牙方法如下:

(1) 选择牙刷:刷头小,顶端呈圆形,刷毛为优质尼龙丝,细而有弹性。至少 3 个月一换。

(2) 刷牙时间:通常一天刷三次,一次三个面,持续 3 分钟。正确的刷牙是保持健康牙齿及牙龈的第一步。

(3) 刷牙齿表面:刷牙表面时将刷毛与牙齿表面呈 45°斜放,轻压在牙齿与牙龈交界处,刷上牙时牙刷由上往下刷,刷下牙时由下往上刷。

(4) 刷牙齿𬌗面:牙刷放在牙齿𬌗面平行来回刷。

(5) 刷牙齿内侧:上牙内侧牙刷由上往下刷,刷上前牙时将牙刷竖立由上往下刷。下牙内侧由下往上刷,刷下前牙时将牙刷竖立由下往上刷。

(6) 最后将舌头也刷一刷,这可以让呼吸保持清新。

【护理评价】　病人是否达到:①炎症缓解或消除。②病人了解自我护理的相关知识。

第二节　牙周炎病人的护理

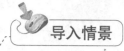 **导入情景**

情景描述:

近1年来吴先生刷牙时常出现牙龈出血,并有口臭。1个月前,他发现下前牙处有脓溢出。

请思考:

1. 吴先生可能得了什么牙病?

2. 对牙龈炎病人,护士应实施什么护理措施?

牙周炎(Periodontitis)是牙龈、牙周膜、牙槽骨和牙骨质组成的牙周支持组织的炎症性破坏性疾病。

【**病因与发病机制**】　牙周病是多因素疾病,其病因分为局部因素和全身因素。微生物牙菌斑是引发牙周炎的始动因子。牙龈炎如果没有得到及时治疗,致病因素没有得到有效去除,均会加重和加速牙龈炎症发展为牙周炎。

1. 牙菌斑　是一种细菌性生物膜,黏附于牙面、牙间或修复体表面,是软而未矿化的细菌性群体。牙菌斑不能被水冲掉或漱掉。根据牙菌斑所在位置,可以分为龈上菌斑和龈下菌斑两种。

2. 局部促进因素

(1) 牙石:是一种沉积于牙面或修复体表面的钙化或正在钙化的菌斑及软垢,形成后不易除去。根据其沉积部位,将牙石分为龈上结石和龈下结石。

(2) 食物嵌塞:这是导致牙周组织炎症和破坏的最常见原因。

(3) 牙面着色:与烟草、化学物质、食物及色源细菌有关。

(4) 其他:创伤、解剖因素、不良习惯等。

3. 全身易感因素　常见的全身易感因素有遗传因素、内分泌功能异常、吸烟、精神压力和糖尿病等某些全身性疾病。

【**护理评估**】

(一)健康史

评估病人有无牙龈病、长期服用激素、长期服用避孕药等病史。

(二)身体状况

1. 慢性牙周炎有牙龈炎症、牙周袋形成、牙槽骨吸收和牙齿松动四大典型症状。

2. 侵袭性牙周炎好发于第一恒磨牙和上下切牙,左右对称。早期出现牙齿松动和移位,病程进展很快。病人在20岁左右就会出现牙齿松动严重,自动脱落或必须拔除的现象。

3. 牙周脓肿牙龈发红,近龈缘处局部呈卵圆形突起,肿胀、有搏动性疼痛,轻压牙龈可有脓液从牙周袋中溢出。

(三)辅助检查

X线检查有牙槽骨破坏呈水平式吸收。

(四)心理-社会状况

评估病人是否因牙龈出血、红肿、口臭或牙齿松动、移位、脱落等产生自卑心理,评估病人是否了解牙周病治疗的步骤、预后、费用、效果。

【治疗要点】

1. 通过龈上洁治术、龈下刮治术彻底去除牙石,控制菌斑。

2. 牙周手术,脓肿切开引流控制感染。

【常见护理诊断／问题】

1. 牙周组织受损　与牙周组织炎症有关。

2. 知识缺乏:缺乏牙周病防治知识。

【护理目标】

1. 病人牙周炎症减轻。

2. 病人了解牙周炎防治的相关知识。

【护理措施】

(一)牙周组织炎症的护理

1. 去除局部刺激因素　常用龈上洁治术和龈下刮治术去除牙结石,缓解牙周袋的形成。

(1) 术前护理:①嘱病人含漱 0.2% 氯己定 1 分钟,以清洁口腔软组织,减少洁牙时喷雾的细菌数量从而减少诊室空气污染。②用物准备:口腔常规器械、超声波洁牙机、刮治器械、慢速手机弯机头、抛光用物。根据需要遵医嘱准备局麻药物。

(2) 术中护理:①协助牵拉口角及遮挡舌头,及时吸干净口内液体,保持术野清晰。②密切观察病人情况,如病人出现疲劳、紧张状况,可以告知医生,待病人休息片刻后再继续治疗。③洁治完成后,递抛光用物供医生抛光牙面。④医生反复冲洗病人口腔,护士及时吸干液体。⑤遵医嘱准备适合的牙周冲洗消毒液进行牙周袋或龈袋冲洗。冲洗完成后,干燥牙龈黏膜表面,涂布局部消炎药。嘱病人 30 分钟内不要漱口、进食,保证药物疗效。

2. 消除牙周袋　行牙周手术清除牙周袋。常用的手术方法有牙龈切除术和龈翻片术。

(1) 术前护理:①病人准备:做好各项血液常规检查。术前 1 周完成洁治、刮治等牙周基础治疗。病人无口腔溃疡,女病人处于非生理期。②环境准备:相对独立治疗间,术前做好空气消毒。③用物准备:手术常规布类、器械、局麻药物、生理盐水、0.2% 氯己定、牙周塞治剂。遵医嘱被人工骨、组织再生膜。④待病人用 0.2% 氯己定含漱 1 分钟后,协助病人舒适仰卧位,铺无菌治疗孔巾,注意充分暴露手术视野。⑤协助医生进行术区消毒、局部麻醉。

(2) 术中护理:①及时吸出术区血液和唾液,防止病人呛咳并保持术野清晰。②递 0.2% 氯己定和生理盐水供医生对手术部位进行交替冲洗,及时清除术中刮出的炎性物质或结石。③用湿纱布压迫龈瓣,协助医生进行龈瓣复位。④递缝针缝线,协助医生进行术区缝合。⑤待医生擦拭干伤口表面后,递牙周塞治剂敷于伤口上。⑥清理用物,消毒备用。

(3) 术后护理:①观察病人面色、脉搏情况,确认无不适后方能让病人离开。②告知病人术后 24 小时内勿进食过烫食物,避免用术区咀嚼,必要时可以服用止痛药。③保持口腔卫生。但是术区不能刷牙,应遵医嘱含漱消毒液防止伤口感染。④术后 1 周复诊。如果出现血流不止、牙周塞治剂脱落等情况时应及时就诊。

3. 全身及局部用药　急性炎症期告知病人遵医嘱服用甲硝唑、螺旋霉素控制炎症。局部治疗可先用 3% 过氧化氢液冲洗牙周袋,再涂擦碘甘油。

(二)健康教育

1. 教会病人养成良好的卫生习惯,采用正确的刷牙方法,每天早晚两次,每次 3 分钟,以彻底刷牙。

2. 教会病人正确使用牙线去除食物残渣的方法。

3. 让病人了解牙周病是一种反复发作的疾病,需定期检查预防复发。牙周治疗完成后应按医嘱定期复诊,维护牙周组织健康。

4. 建议病人戒烟,均衡饮食,以增强牙周组织对致病因子的抵抗力和免疫力。

【护理评价】　病人是否达到：①牙周炎症缓解。②病人了解牙周炎防治的相关知识。

（鲁　喆）

 思考题

1. 赵先生，40岁，最近发现牙龈出血频繁，夜间醒来时发现口腔有血腥味。检查发现：病人口腔卫生不佳，龈乳头水肿，轻探即大量出血，龈下可探及较多结石。

请思考：

(1) 赵先生目前应做什么治疗和护理？

(2) 对赵先生应进行哪些健康指导？

2. 小李，26岁，最近发现刷牙时有出血现象。检查发现：下前牙有少量牙石沉积，牙龈轻微充血发红。龈沟2.5mm，轻探有出血。

请思考：

(1) 引起该病人发病的原因是什么？

(2) 对病人应做什么治疗和护理？

第二十四章 口腔黏膜病病人的护理

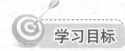

学习目标

1. 掌握口腔黏膜病病因和发病机制、护理评估、主要护理诊断和护理措施。
2. 熟悉口腔黏膜病病人身体状况的评估、治疗要点。
3. 会运用口腔黏膜病相关知识,达到做出相应的护理诊断并采取正确的护理措施的目的。
4. 具有关心理解病人,并根据病人相关情况做出相应护理的能力。

口腔黏膜病(oral mucosal diseases)是指发生在口腔黏膜及软组织上的类型各异、种类繁多的疾病总称。在口腔黏膜病中大多数疾病均与全身因素有关,甚至是全身或系统疾病在口腔的表征,其基本治疗方法是药物治疗,因此要注重病人的心理护理和药物护理。

第一节 复发性阿弗他溃疡病人的护理

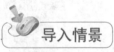

情景描述:

王先生每当工作繁忙连续加夜班后,口腔内颊黏膜处会长 1~2 个溃疡。溃疡刚长出来时灼痛感很明显,4~5 天后疼痛感减轻,如果局部用西瓜霜喷涂,溃疡可在 1 周左右好转。每次溃疡好转后又会不定期复发,这让王先生很痛苦和担忧。

请思考:

1. 该病人的临床诊断是什么?
2. 对该病人应实施什么护理措施?

复发性阿弗他溃疡(recurrent aphthous ulcer,RAU)是最常见的口腔黏膜病,发病率高达 20%,具有周期性、复发性、自限性特征,一般 7~10 天可自愈,溃疡灼痛明显。

【病因与发病机制】 病因及发病机制仍不清楚,存在明显的个体差异。近年来有学者认为是一种自身免疫性疾病,疾病发生是多种因素综合作用的结果,可能与免疫、遗传、感染、环境等因素有关。

【护理评估】

(一)健康史

评估病人有无糖尿病、消化道疾病或功能紊乱,有无吸烟史、戒烟史、家族史等。评估病程长短,溃疡发作的频率,是否与睡眠、饮食、劳累、消化等因素有关。

（二）身体状况

1. 全身状况 轻型 RAU 一般无明显的全身症状和体征。重型 RAU 和疱疹样 RAU 常伴有低热、乏力、头痛等全身不适症状。

2. 口腔局部症状

轻型 RAU：最常见，占 RAU80%。发病初期为局灶性黏膜充血水肿，灼痛明显，继而形成浅表溃疡，溃疡有"红、黄、凹、痛"特征。遇刺激疼痛加剧，常影响病人的进食与说话。一般 7~10 天可愈合，不留瘢痕，易复发。

重型 RAU：又称复发性坏死性黏膜腺周围炎或腺周口炎。溃疡大而深，似"弹坑"，直径可大于 1cm。病程长，可持续数月之久，疼痛较重，愈合可留瘢痕。

疱疹样 RAU：又称口炎性口疮，多发于成年女性。溃疡小而多，散在分布，似"满天星"。相邻的溃疡可以融合成片，黏膜充血发红，剧痛，唾液分泌增加。可伴有头痛、低热、全身不适。溃疡有自限性，不留瘢痕。

（三）辅助检查

免疫学检查、免疫组织化学检查可协助疾病诊断。

（四）心理 - 社会状况

评估病人对疾病极易复发的特性的了解程度，评估病人对于该病的易复发是否产生焦虑心理，评估病人是否了解该病的治疗方法、预后、效果等。

【治疗要点】

1. 局部治疗 促进溃疡愈合，常用口腔溃疡药膜贴敷。

2. 全身治疗 对因治疗，争取缓解、减少复发。可用免疫抑制剂、免疫增强剂或中药调理等。

【常见护理诊断 / 问题】

1. 疼痛 与口腔黏膜受损有关。

2. 口腔黏膜改变 与黏膜充血、水肿、破溃有关。

3. 知识缺乏：缺乏本病的防治知识。

【护理目标】

1. 病人疼痛缓解或消失。

2. 合理用药，病人口腔溃疡愈合、黏膜恢复。

3. 病人了解本病的防治知识。

【护理措施】

（一）疼痛护理

1. 缓解疼痛 食物清淡，溃疡局部喷涂溃疡糊剂或霜剂。

2. 饮食清淡，避免刺激性和过热食物。

3. 做好疼痛评估和心理指导。

（二）口腔黏膜护理

1. 保持口腔清洁，指导病人正确使用漱液，局部喷涂糊剂、霜剂等；如果用药后出现不良反应，应及时就医，调整药物和使用剂量。

2. 指导全身药物的使用如免疫抑制剂、免疫增强剂或中药等，注意药物不良反应。

（三）健康教育

提倡健康的生活方式，不要过度疲劳，不要过度焦虑，保证良好的睡眠以提高机体免疫力，减少溃疡复发概率。

【护理评价】 病人是否达到：①病人疼痛缓解。②合理用药，口腔黏膜溃疡愈合。③病人了解本病的防治知识。

第二节　口腔单纯性疱疹病人的护理

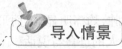

情景描述：

王女士两岁的女儿3天前发热，发热时孩子哭闹拒绝进食。现在体温下降后，孩子还是不肯进食。王女士发现孩子的口腔黏膜上出现了很多成簇的针头大小、透明的小水疱。

请思考：

1. 王女士女儿的口腔黏膜病变是口腔溃疡吗？

2. 对于该患儿应实施什么护理措施？

单纯疱疹(herpes simplex)是由**单纯疱疹病毒**(herpes simplex virus, HSV)所致的皮肤黏膜病。病变发生在口腔黏膜处称为疱疹性口炎，单独发生在口周皮肤处称唇疱疹。

【**病因与发病机制**】　本病由单纯疱疹病毒感染引起。口腔单纯性疱疹病毒感染的病人及无症状的病毒携带者为传染源，通过飞沫、唾液和疱疹液传染。病毒常潜伏在正常人体细胞内，当人体抵抗力下降或局部受损时，病毒可活跃繁殖，导致疱疹复发。

【**护理评估**】

(一)健康史

评估病人有无发热、咽痛等前期症状，了解有无诱使复发的刺激因素，如感冒、过度疲劳、消化功能失调或局部组织受刺激等，了解病人有无高血压、冠心病等全身性疾病。

(二)身体状况

1. 疱疹性口炎　多发于6个月至2岁儿童，且全身反应较重。患儿起初常有发热，发热时有躁动、啼哭、流涎、拒食等表现。过了1~2天后，患儿口腔黏膜充血、水肿，唇、颊、舌、腭等处黏膜上出现散在或成簇的针尖大小的透明水疱。水疱可破溃形成浅表溃疡，也可融合形成较大溃疡，表面覆盖黄白色假膜。发病时患儿因唾液明显增加出现流涎现象，因剧烈自发痛出现啼哭不止。该病呈自限性，一般3~5天病情缓解，7~10天溃疡可自行愈合，并且不留瘢痕。

2. 唇疱疹　多发于成年人，好发于唇红黏膜与皮肤交界处。发病初期患处发痒，有灼热感，中期发生多个成簇直径1~3mm的小水疱。后期水疱内液体由澄清变成浑浊并破溃结痂。痂皮脱落处留下色素沉着。本病病程持续1~2周，易复发。

(三)心理-社会状况

评估病人是否因口腔黏膜充血水肿，影响进食而出现烦躁不安，是否因反复发作而使病人出现焦虑、悲观等心理反应。

【**治疗要点**】

1. 全身抗病毒治疗　目前认为核苷类药物是抗HSV最有效的药物。

2. 口腔局部治疗　可选抗菌含漱剂漱口，抗病毒药物制剂涂抹患处。

【**常见护理诊断/问题**】

1. 疼痛　与水疱破裂形成溃疡有关。

2. 口腔黏膜异常　与黏膜的病理改变有关。

3. 体温过高　与病毒感染有关。

4. 知识缺乏:缺乏疱疹相关疾病知识。

【护理目标】

1. 病人疼痛缓解或消失。

2. 病人口腔溃疡愈合、黏膜恢复常态。

3. 病人体温恢复正常。

4. 病人了解本病的防治知识。

【护理措施】

(一) 疼痛护理

1. 嘱病人饭前用1%~2%普鲁卡因含漱或1%丁卡因涂敷创面,可暂时止痛,利于进食。

2. 氦氖激光照射,可止痒止痛。

(二) 口腔黏膜护理

1. 嘱病人保持口腔卫生,可用0.2%氯己定溶液含漱,含漱液有消炎防腐作用,可促进溃疡愈合。

2. 嘱病人饭后用2.5%金霉素甘油糊剂局部涂布,该糊剂起到消炎防腐作用,可促进溃疡愈合。

(三) 高温护理

1. 监测病人体温变化,遵医嘱给予物理或药物降温。

2. 遵医嘱给予病人大量维生素C和复合维生素B,遵医嘱对病人应用抗病毒药物,必要时给予静脉输液,维持病人体液平衡。

3. 嘱病人充分休息,饮食注意采用高热量易消化的流质或软食。

(四) 健康教育

1. 因单纯疱疹病毒可经口—呼吸道传播,也可通过皮肤、黏膜、眼角膜等疱疹病灶处传染,因此,告知病人家属注意避免患儿与其他儿童接触。

2. 告知病人要保持口腔卫生,防止继发感染发生。

3. 告知患儿及家长,该病为病毒感染所致,易复发,要按医嘱正确用药,以减轻疼痛,促使口腔黏膜早日恢复正常。

【护理评价】 病人是否达到:①病人疼痛缓解。②溃疡愈合,黏膜恢复常态。③体温恢复正常。④患儿及家长了解本病的防治知识。

(鲁　喆)

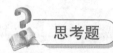

思考题

1. 沈女士,47岁,口腔反复溃疡3年,复发1周。3年来,病人平均1~2月复发一次,每次1~2个,7~10天可见好转。近1周,溃疡再次复发,疼痛明显。检查发现,病人下唇内侧黏膜有两处溃疡,溃疡面发红有凹陷,直径分别是3mm和2mm。

请思考:

(1) 沈女士可能的诊断是什么?

(2) 对沈女士应进行哪些健康指导?

2. 患儿,男性,6个月。患儿起初发烧,发烧时有躁动、啼哭、流涎等表现。过1~2天后,家长发现患儿啼哭、拒食。检查发现,患儿口腔黏膜充血、水肿,唇、颊、舌、腭等处黏膜上出现散在或成簇的针尖大小的透明水泡。有些水泡已破溃形成溃疡,患儿流涎现象明显。

请思考:

(1) 该患儿目前的主要护理诊断是什么?

(2) 应如何对该患儿家属进行健康教育?

第二十五章 口腔颌面部感染病人的护理

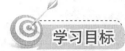 学习目标

1. 掌握颌面部蜂窝织炎病人身体状况的评估、治疗要点、护理措施。

2. 熟悉颌骨骨髓炎的临床分类、中央性颌骨骨髓炎病人身体状况的评估、治疗要点、护理措施。

3. 了解冠周炎的病因和发病机制、护理评估、主要护理诊断和护理措施。

4. 能正确运用护理程序评价颌面部蜂窝织炎病人,并正确书写护理计划、做出相应的护理诊断、采取正确的护理措施。

5. 能正确评估病人心理 - 社会状况,并根据病人相关情况,做出相应的心理护理。

第一节 冠周炎病人的护理

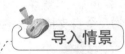 导入情景

情景描述:

赵女士 5 天前出现左侧后牙肿痛,口服消炎药效果不明显,近两日逐渐加重伴张口受限,左面部放射性疼痛,吞咽疼痛,心情紧张、着急。

请思考:

1. 该病人可能的临床诊断及护理诊断是什么?

2. 应给予该病人哪些护理措施?

冠周炎(pericoronitis)又称智齿冠周炎,是指智齿(第三磨牙)萌出不全或阻生时,牙冠周围软组织发生的炎症。由于临床上多发生于下颌,这里主要介绍下颌智齿冠周炎。智齿冠周炎主要发生在 18~30 岁智齿萌出期的年轻人和萌出不全或阻生的病人。

【病因与发病机制】 在人类种系和演化过程中,下颌骨的牙槽骨长度与下颌牙列的位置不相适应,致使第三磨牙萌出受阻,而远中牙龈瓣未能及时退缩,与覆盖下的牙冠间形成较深的盲袋,有利于食物残渣的潜藏和细菌的滋生,加上来自咀嚼的机械性损伤,使龈瓣及附近组织易受感染。当机体抵抗力下降,局部细菌毒力增强时,可引起冠周炎急性发作。

【护理评估】

（一）健康史

询问病人起病时间、起病的缓急;疾病发作次数、有无规律性;发病时伴随症状。

（二）身体状况

冠周炎常为急性炎症的过程。

 笔记

初期表现:自觉患侧磨牙后区肿胀不适,冠周红肿、疼痛,尤以咀嚼吞咽时明显。炎症进一步发展,局部出现自发性跳痛,或可反射至耳颞区产生放射性疼痛。炎症肿胀波及咀嚼肌时则伴有不同程度的开口受限,颌下淋巴结肿大、压痛。严重者可出现全身反应,如发热、畏寒、头痛等症状。

口腔检查:可见智齿呈不同方向阻生,冠周软组织红肿、糜烂、触痛明显。冠周龈瓣下有较深的盲袋,轻压龈瓣有时会有脓液溢出。病情严重者,炎性肿胀可波及舌腭弓和咽后壁,伴有明显的开口困难。患侧颌下淋巴结肿大,触痛,反复发作者智齿周围的龈瓣可见苍白色瘢痕组织。

（三）辅助检查

1. 探针检查可触及未萌出或阻生的智齿牙冠。

2. X 线片检查 可帮助了解未萌出或阻生牙的生长方向、位置、牙根的形态及牙周情况;在慢性冠周炎的 X 线片上,有时可发现牙周骨质阴影(病理性骨袋)的存在。

（四）心理 - 社会状况

发病初期,症状轻微,未引起病人足够重视。当症状严重时才就诊,此时,病人常因疼痛、张口受限、进食困难而倍感痛苦和焦虑。当需要拔除阻生牙时常因惧怕手术而产生恐惧心理。

【治疗要点】 急性期应以消炎、镇痛、切开引流、增强全身抵抗力的治疗为主;当炎症转入慢性期后,若为不可能萌出的阻生牙则应尽早拔除,以防感染再发。

1. 局部冲洗 智齿冠周炎的治疗以局部处理为重点,局部又以清除龈袋内食物碎屑、坏死组织、脓液为主。常用生理盐水、1%~3% 过氧化氢溶液、1∶5000 高锰酸钾溶液、0.1%氯己定液等反复冲洗龈袋,至溢出液清亮为止。擦干局部,用探针蘸 2% 碘酒、碘甘油或少量碘酚液导入龈袋内,每日 1~3 次,并用温热水等含漱剂漱口。

2. 根据局部炎症及全身反应程度和有无其他并发症,选择抗菌药物及全身支持疗法。

3. 切开引流术 如龈瓣附近形成脓肿,应及时切开并置引流条。

4. 冠周龈瓣切除术 当急性炎症消退,对有足够萌出位置且牙位正常的智齿,可在局麻下切除智齿冠周龈瓣,以消除盲袋。

5. 下颌智齿拔除术 下颌智齿牙位不正、无足够萌出位置、相对的上颌第三磨牙位置不正或已拔除者,为避免冠周炎的复发,均应尽早予以拔除。伴有颊瘘者,在拔牙的同时应切除瘘管,刮尽肉芽,缝合面部皮肤瘘口。

【常见护理诊断 / 问题】

1. 疼痛 与牙冠周围炎症导致组织充血、水肿、糜烂有关。

2. 有颌面部感染的危险 与炎症未及时控制,向周围组织扩散有关。

3. 知识缺乏:缺乏疾病的早期预防和及时治疗的相关知识。

【护理目标】

1. 病人的局部疼痛症状减轻或消失。

2. 病人顺利康复,未发生感染。

3. 病人了解预防和治疗冠周炎的有关知识。

【护理措施】

（一）疼痛护理

1. 药物护理 在使用药物治疗时,护士应注意观察药物的副作用。

2. 布置舒适的环境 提供安静、整洁、舒适、安全的休息环境,并帮助病人学习放松疗法,分散病痛的注意力。

(二)预防感染护理

1. 保持口腔清洁　用温盐水或漱口液漱口,以清除口腔内堆积的食物残渣及细菌,可每日数次。

2. 抗菌治疗　局部炎症及全身反应较重者,遵医嘱应用抗生素。

3. 局部冲洗　用带有弯钝针头的注射器分别抽吸 3% 过氧化氢和生理盐水,协助医师对冠周炎龈袋进行反复冲洗,直至无脓性分泌物为止。局部蘸干,用探针蘸取碘甘油或碘酚送入龈袋内,达到消炎、消肿、止痛的目的,每日 1~3 次。

(三)围手术期护理

向病人解释手术目的:①使脓液、坏死感染物迅速排出,减少毒素吸收。②减轻局部肿胀、疼痛及张力。

1. 术前护理　按手术护理常规做好术前准备。

2. 术后护理　①密切观察病情变化和手术切口愈合的情况。②指导病人进高热量、高蛋白的流质或半流质饮食,避免辛辣等刺激性食物。③注意休息,治疗期戒烟戒酒。④介绍术后治疗、用药、护理过程中的注意事项,取得配合。

(四)健康教育

1. 指导病人遵医嘱按时用药,注意观察药物不良反应。

2. 指导病人及家属识别可能发生急性发作的征象,如牙龈肿痛,应及时就诊。

3. 增强身体抵抗力。

4. 保持口腔清洁,不宜烟酒、浓茶、咖啡和辛辣等刺激性食物。

5. 讲解本病的相关知识,告知病人冠周炎的发病原因和早期治疗的重要性。指导病人待急性炎症消退后应及时拔除病灶牙,避免复发,定期健康检查,发现智齿冠周炎及时治疗。

【护理评价】　病人是否达到:①疼痛、肿胀等症状减轻。②炎症控制,无颌面部感染发生。③病人了解疾病相关知识。

第二节　颌面部蜂窝织炎病人的护理

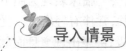

导入情景

情景描述:

刘先生 7 天前颌下肿胀,口服消炎药效果不明显。近 3 日双侧颌下、舌下口底及颏部弥漫性重度肿胀,颌下皮肤红,质硬,伴压痛,吞咽困难,平卧时憋气。测 T 39℃,P 100 次 / 分,R 28 次 / 分,BP 128/84mmHg。

请思考:

1. 该病人的诊断是什么?

2. 试述该病人的治疗及护理措施有哪些?

颌面部蜂窝织炎(cellulitis of maxillofacial regions)是颜面、颌周及口咽区软组织化脓性炎症的总称。

正常的口腔、颜面、颈部深面解剖结构均有致密的筋膜包绕,筋膜之间有数量不等而又彼此连续的疏松结缔组织或脂肪组织填充,形成易发生感染并扩散的潜在间隙。临床上根据解剖结构和临床感染常表现的部位,将其分为不同名称的间隙,如咬肌间隙、翼下颌间隙、颞下间隙、颞间隙、颌下间隙、咽旁间隙、颊间隙、口底间隙等。

【病因与发病机制】

感染累及潜在筋膜间隙内结构,初期表现为蜂窝织炎;当脂肪结缔组织变性坏死后,则可形成脓肿。化脓性炎症可局限于一个间隙内,也可波及几个相邻的间隙,甚至可沿神经、血管扩散,引起海绵窦血栓性静脉炎、脑脓肿、败血症等严重并发症。

口腔颌面部间隙感染均为继发性,常见于牙源性或腺源性感染扩散所致,如下颌第三磨牙冠周炎、根尖周炎、腺源性感染多见于幼儿,而损伤性、医源性、血源性感染较少见。感染以需氧菌和厌氧菌引起的混合感染为主,也可为葡萄球菌、链球菌等引起的化脓性感染,或厌氧菌等引起的腐败坏死性感染。

【护理评估】

(一)健康史

询问病人起病时间、起病的缓急;疾病发作次数、有无规律性;发病时伴随症状;有无发病的因素存在。

(二)身体状况

常有急性感染性炎症表现:即红、肿、热、痛,局部病灶边界不清、功能障碍。随着病情发展迅速,体温可高达 39~40℃,并伴有食欲缺乏、便秘、全身不适等症状。

口腔颌面部间隙感染因感染部位不同、感染涉及间隙多寡不一、感染来源和病原菌的不同,临床上各具特点,在此仅叙述主要五种。

1. 眶下间隙感染　感染多来自上颌尖牙,第一前磨牙和上颌切牙的根尖化脓性炎症和牙槽脓肿。表现为眶下区红肿、剧痛、睑裂变窄、鼻唇沟消失。

2. 咬肌间隙感染　感染为下颌智齿冠周炎、下颌磨牙的根尖周炎等所致。典型症状为以下颌支及下颌角为中心的咬肌区肿胀、变硬、压痛,并伴有明显张口受限。脓肿形成难以自行破溃,也不易扪到波动感。

3. 翼颌间隙感染　感染主要为下颌智齿冠周炎及下颌磨牙根尖周炎症扩散所致。病人先有牙痛史,继而出现牙关紧闭、张口受限,咀嚼或吞咽食物时疼痛加剧,翼下颌皱襞触诊时有明显压痛点。

4. 下颌下间隙感染　感染来源主要为下颌智齿冠周炎,下颌后牙根尖周炎、牙槽脓肿等牙源性感染或下颌下淋巴结炎的扩散,小儿多继发于下颌下淋巴结炎。临床表现为颌下三角区肿胀,下颌骨下缘轮廓消失,皮肤紧张、压痛,按压有凹陷性水肿,常伴有轻度张口受限和吞咽时疼痛。小儿由于组织疏松,肿胀易迅速波及舌根而影响呼吸,甚至出现窒息而危及生命。

5. 口底蜂窝织炎　曾被认为是颌面部最严重而治疗最困难的感染之一,近年来此病已极为少见。感染可来源于下颌牙的根尖周炎、牙周脓肿、骨膜下脓肿、冠周炎等感染的扩散。化脓性病原菌引起的口底蜂窝织炎肿胀多在一侧下颌下间隙或舌下间隙,继续扩散可至整个口底间隙,则双侧下颌下、舌下口底及颏部均有弥漫性肿胀;腐败坏死性病原菌引起的口底蜂窝织炎,表现为软组织的广泛性水肿,如肿胀向舌根发展,则出现呼吸困难,严重者出现"三凹征"。

(三)辅助检查

1. 穿刺可见脓液。

2. X 线片、CT 检查可明确感染的部位及范围。

(四)心理 - 社会状况

由于蜂窝织炎引起局部和全身症状较严重,病人对预后存有顾虑,十分担心、焦虑,常表现为烦躁不安、失眠、沉默或多语,因此特别需要亲人和医务人员的关心和照顾。

【治疗要点】 全身应用抗菌药物加局部治疗,脓肿形成后手术切开引流。

1. 局部治疗　局部保持清洁,避免不良刺激。尤其注意面部疖、痈应严禁挤压,以防感染扩散。急性期局部可外敷中药,如六合丹、抑阳散、金黄散等,还可采用针灸、封闭和理疗等方法,以促进炎症消散。

2. 手术治疗

(1) 脓肿切开引流。当炎性病灶形成脓肿,为使脓液和腐败坏死物迅速排出体外,解除局部疼痛、肿胀和张力,阻止炎症扩散,应给予切开引流。

(2) 清除病灶。当牙源性感染引起的炎症治疗好转后,应去除病灶牙,防止炎症控制不彻底导致反复发作。颌骨骨髓炎应在急性期好转后,及早进行死骨和瘘道刮除术。

3. 全身治疗　口腔颌面部感染并发全身中毒症状,口服或静脉途径应用抗菌药物。

【常见护理诊断/问题】

1. 疼痛:颌面部疼痛　与颌面部间隙感染引起的肿胀、组织受压、炎症渗出物刺激有关。

2. 体温升高　与感染有关。

3. 吞咽障碍　与炎症局部肿胀有关。

4. 有窒息的危险　与肿胀波及舌根或压迫气管,影响呼吸有关。

5. 潜在并发症:败血症。

【护理目标】

1. 病人的疼痛减轻或消除。

2. 病人的体温恢复正常。

3. 病人的局部症状减轻,恢复正常吞咽功能。

4. 病人未发生窒息或窒息及时发现、及时处理。

5. 病人无并发症发生。

【护理措施】

(一) 疼痛护理

1. 药物护理　应用止痛剂和镇痛剂,给予抗生素治疗原发病灶,并注意观察用药反应,详细记录。

2. 布置舒适的环境　提供安静、整洁、舒适、安全的休息环境,并帮助病人学习放松疗法,分散其注意力。

(二) 高热护理

严密观察病人生命体征的变化,高热病人给予乙醇擦浴、冰袋冷敷、应用降温药物。鼓励病人多饮水以加快毒素排泄和维持机体水分。

(三) 饮食护理

给予营养丰富易消化的流食或半流食,补充必要的营养、水分、电解质和各种维生素,保证电解质平衡。张口受限者可采用吸管吸吮方式进食,吞咽困难者可放置胃管鼻饲流食。

(四) 加强病情观察,预防窒息

严密观察炎症是否向邻近组织扩散,有无呼吸困难和并发症发生。如肿胀严重引起呼吸困难,必要时行气管切开术。

(五) 围术期护理

向病人解释手术目的:①使脓液、坏死感染物迅速排出,减少毒素吸收。②减轻局部肿胀、疼痛及张力。缓解对呼吸道和咽腔的压迫,避免发生窒息。③可防止感染向邻近间隙蔓延,防止向颅内、纵隔和血液扩散,避免严重并发症。④可防止发生边缘性骨髓炎。

1. 术前护理　按手术护理常规做好术前准备。

2. 术后护理　①密切观察病人病情变化和手术切口愈合情况。②指导病人进高热量、高蛋白的流质或半流质饮食,避免辛辣等刺激性食物。③注意休息,治疗期戒烟戒酒。

④介绍术后治疗、用药、护理过程中的注意事项,取得病人配合。⑤口腔护理:病情轻者嘱病人用温盐水或漱口液漱口;病情重者用 3% 过氧化氢行口腔冲洗,每日 3 次,保持口腔清洁。

(六) 健康教育

1. 指导病人遵医嘱按时用药,注意观察药物不良反应。

2. 指导病人及家属识别可能发生急性发作的征象,如面部肿痛,应及时就诊。

3. 根据病人及家属提出的问题,给予解答:①增强身体抵抗力。②保持口腔清洁。③不宜烟酒、浓茶、咖啡和辛辣等刺激性食物。

4. 保证充足的睡眠,保持良好心态,避免情绪激动。

5. 讲解疾病相关知识,感染控制后,嘱病人及时治疗病灶牙,对不能保留的患牙及早拔除。避免复发,定期健康检查。

【护理评价】　病人是否达到:①疼痛减轻。②病人体温正常。③局部症状减轻,恢复正常吞咽功能。④未发生窒息。⑤无并发症发生。

第三节　颌骨骨髓炎病人的护理

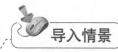
导入情景

情景描述:

王女士,右下颌反复肿胀 1 个月,起初口服消炎药好转,近半月肿胀明显伴疼痛、开口受限,口服消炎药效果不明显。

请思考:

1. 该病人的诊断是什么?

2. 应给予该病人提供哪些护理措施?

颌骨骨髓炎(osteomyelitis of the jaws)由细菌感染以及物理或化学因素,使颌骨产生的炎性病变。此含义并不是单纯局限于骨髓腔内的炎症,而系包括骨膜、骨密质和骨髓以及骨髓腔内的血管、神经等整个骨组织成分发生的炎症过程。

【病因与发病机制】

由于颌骨骨髓炎的临床病理特点和致病因素的不同,可分为化脓性颌骨骨髓炎和特异性颌骨骨髓炎。此外,还有物理性(放射线)及化学因素引起的颌骨骨坏死而继发感染的骨髓炎。临床上以牙源性感染引起的化脓性颌骨骨髓炎最为多见。近年来,由于颌面部恶性肿瘤放射治疗的广泛应用,致使放射性颌骨坏死伴发的骨髓炎有增多的趋势,而特异性细菌感染(结核、梅毒)、外伤性继发感染或急性血源性感染则较少见。本节重点介绍常见的化脓性颌骨骨髓炎。

化脓性颌骨骨髓炎多发生于下颌骨。病原菌主要为金黄色葡萄球菌,其次为溶血性链球菌及其他化脓菌,临床上以混合性细菌感染多见。

感染途径主要有牙源性感染、损伤性感染、血源性感染。其中牙源性感染占化脓性颌骨骨髓炎的 90% 左右,常发生于机体抵抗力下降、细菌毒力强时,由急性根尖周炎、牙周炎等感染扩散引起;损伤性感染是因外伤导致细菌直接侵入颌骨内而引起的骨髓炎;血源性感染多见于儿童,是经血行扩散至颌骨引起的骨髓炎。

【护理评估】

(一)健康史

询问病人起病时间、起病的缓急;疾病发作次数、有无规律性;发病时伴随症状;有无发病的因素存在。

(二)身体状况

1. 颌骨骨髓炎的临床发展过程可分为急性期和慢性期。

(1)急性期特点:早期有明显的全身症状,全身发热、寒战、食欲缺乏、疲倦无力。病源牙剧烈疼痛,呈持续跳痛,口腔黏膜及颊部软组织充血;病源牙可有明显叩痛及伸长感。

(2)慢性期特点:病程进展缓慢,全身症状较轻,体温正常或仅有低热;长期消耗导致病人出现消瘦、贫血、营养不良及胃肠消化功能障碍,面部或口内瘘管长期溢脓,可有死骨排出,有时发生张口受限。

2. 根据感染的病因及病变特点,临床上将化脓性骨髓炎分为中央性颌骨骨髓炎和边缘性颌骨骨髓炎。

(1)中央性颌骨骨髓炎:常发生于急性化脓性根尖周炎和根尖周脓肿的基础上,多发生于下颌骨。按临床发展过程又分为急性期和慢性期。

1)急性期:由于细菌的毒性、全身状态、炎症发展的严重程度与病变的范围不同,其临床表现也有明显差异。

感染初期炎症局限于牙槽突或颌骨体部的骨髓腔内,由于炎症被致密骨板包围,不易向外扩散,病人自觉病变区牙齿疼痛剧烈,并向半侧颌骨或三叉神经分支区放射。体温可达 $39\sim40℃$,白细胞计数有时可达 $20\times10^9/L$。如炎症未能得到及时控制,受累区牙龈充血,脓液从松动牙的龈袋溢出。炎症继续发展,破坏骨板,溶解骨膜,若骨髓腔内的感染不断扩散,可在颌骨内形成弥散型骨髓炎。

炎症可沿下牙槽神经管扩散,当下牙槽神经受到损害可出现下唇麻木;当病变波及下颌骨、髁突及喙突时,翼内肌、咬肌受累可出现不同程度的张口受限。

2)慢性期:常为急性炎症期治疗不及时、方法不正确、治疗不彻底所致。此期病人体温正常或仍有低热,局部肿胀及疼痛减轻,饮食和睡眠逐渐恢复正常。但口腔内及颌面部皮肤形成多数瘘孔,长期排脓,有时从瘘孔排出死骨。如有大块死骨或多数死骨形成可导致病理性骨折,出现咬合错乱与面部畸形。如不及时治疗,病情可迁延不愈,造成机体慢性消耗、消瘦、贫血及中毒等。

(2)边缘性颌骨骨髓炎:继发于骨膜炎或骨膜下脓肿的骨密质外板的炎性病变。下颌骨为好发部位,其中以下颌支及下颌角部居多。按病程发展过程有急性和慢性之分;病变可呈局限性或弥散性。

感染来源以下颌智齿冠周炎为最多,感染的途径是炎症首先累及咬肌间隙或翼下颌间隙,如治疗不及时病变继续向颌骨深层髓腔内发展。

急性期的临床表现与颌周间隙感染的表现相似,应采取积极和正确的治疗措施,避免进入慢性期;慢性期主要表现为腮腺咬肌区呈弥漫性肿胀,局部组织坚硬,轻微压痛,不同程度张口受限,进食困难。

根据骨质损伤的病理特点,边缘性骨髓炎又可分为骨质增生型和骨质溶解破坏型。

1)增生型:多见于青年人。临床上一般全身症状不明显,局部病变发展缓慢。患侧下颌支及腮腺咬肌区肿硬,皮肤无急性炎症,局部轻微疼痛或压迫有不适感。下颌骨 X 线后前位摄片见有明显的骨密质增生,骨质呈致密影像。

2)溶解破坏型:多发生于急性化脓性颌周间隙蜂窝织炎之后。骨膜、骨密质已被溶解破坏,常在骨膜或黏膜下形成脓肿,如果自行破溃,则遗留瘘孔,常常久治不愈,长期从瘘孔溢脓。X线片可见病变区骨密质破坏,骨质疏松脱钙,形成不均匀的骨粗糙面。如果治疗不彻底,炎症可反复发作,并向颌骨内扩展而波及骨髓腔,形成广泛骨坏死。

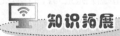

知识拓展

放射性颌骨坏死

头颈部恶性肿瘤应用放射治疗已日趋普及,但在治疗过程中,由放射线引起的放射性颌骨坏死及放射性颌骨骨髓炎也随之增多。

放射性颌骨坏死常继发于颌骨骨髓炎,病程缓慢,发病初期呈持续性针刺样剧痛,继发感染后在露出骨面的部位长期溢脓,久治不愈。口腔颌面部软组织同样可受放射线损害,局部血液循环出现不同程度的障碍,极易因感染而造成组织坏死,从而形成口腔和面颊部的溃疡和洞穿性缺损。

放射性颌骨坏死常需全身和局部治疗相结合,双管齐下同时治疗。

(三) 辅助检查

X线片检查在骨髓炎的急性期常看不到有骨质破坏,进入慢性期颌骨已有明显破坏后,X线片检查才具有诊断价值。颌骨骨髓炎的X线片检查可表现为骨质破坏与骨质增生,前者的典型变化是骨小梁排列紊乱与死骨形成;后者主要表现为骨膜反应性增生。

(四) 心理 - 社会状况

急性颌骨骨髓炎发病迅猛,病情严重。病人及家属无心理准备,紧张、焦虑,对疾病的预后十分担忧。慢性颌骨骨髓炎由于病程迁延,病人对治疗缺乏信心,忧虑、烦躁、悲哀。如果发生病理性骨折,出现咬合错乱,面部畸形,病人产生自卑感,严重影响其正常生活、工作和社会交往。

【治疗要点】

1. 急性颌骨骨髓炎

(1) 药物治疗:控制感染的发展,给予足量、有效的抗生素,同时注意全身的支持疗法。

(2) 手术治疗,目的是引流排脓及除去病灶。

2. 慢性颌骨骨髓炎

(1) 手术治疗:手术去除死骨及刮除方式清除病灶。

(2) 急性期:以控制感染,增强机体抵抗力为主,根据致病菌的抗菌谱给以敏感性抗菌药物。由于颌骨骨髓炎多为混合细菌感染,故以选用广谱抗生素为宜。如已明确为牙源性感染,应尽早拔除病灶牙以利引流,避免发生更广泛的骨质破坏。如有骨膜下脓肿或颌周间隙感染,应及时切开排脓。

(3) 慢性期:病变已局限或已有死骨形成,则以手术治疗为主,并辅以药物治疗。术后用抗生素控制感染 7~14 日,以免复发。

【常见护理诊断 / 问题】

1. 疼痛　与炎症被致密骨板包围,不易向外扩散有关。

2. 体温过高　与炎症引起的全身反应有关。

3. 营养失调:低于机体需要量　与感染造成机体消耗增加及摄入不足有关。

4. 张口受限　与炎症发生使翼内肌、咬肌等受累有关。

【护理目标】

1. 病人的疼痛症状减轻或消除,感觉舒适。

2. 病人的体温维持在正常范围内。

3. 病人摄入量能够保证机体基本需要,未发生营养失调。

4. 病人原有症状缓解或消失,张口正常。

【护理措施】

(一) 疼痛护理

1. 药物护理　应用止痛剂和镇痛剂,给予抗生素治疗原发病灶,并注意观察用药反应,详细记录。

2. 急性炎症初期,用超短波治疗能缓解局部疼痛,消除肿胀。为促进创口愈合,改善局部血运及张口度,术后病人可配合理疗和热敷。

3. 布置舒适的环境　提供安静、整洁、舒适、安全的休息环境,并帮助病人学习放松疗法,分散病痛的注意力。

(二) 做好高热护理

病人体温在 38.5℃ 以上时,应予物理降温或化学降温。物理降温主要有冰袋、冰帽、冷湿敷、温水擦浴等,应根据病情加以选择。化学降温主要指应用退热药,30 分钟后必须再次测量体温,将结果记录于体温单上。病人在退热过程中往往大量出汗,应及时擦干汗液,更换衣被,但要防止着凉,避免对流风。

(三) 饮食护理

给予营养丰富易消化的流食或半流食,补充必要的营养、水分、电解质和各种维生素,保证电解质平衡。张口受限者可采用吸管吸吮方式进食,吞咽困难者可放置胃管鼻饲流食。

(四) 围手术期护理

向病人解释手术目的:①去除坏死感染物,减少毒素吸收。②减轻局部肿胀、疼痛及张力。③防止感染向邻近间隙蔓延,防止向颅内、纵隔和血液扩散,避免严重并发症。

1. 术前护理　按手术护理常规做好术前准备。

2. 术后护理　①密切观察病人病情变化和手术切口愈合情况。②指导病人进高热量、高蛋白的流质或半流质饮食,避免辛辣等刺激性食物。③注意休息,治疗期戒烟戒酒。④介绍术后治疗、用药、护理过程中的注意事项,取得配合。⑤口腔护理,病情轻者嘱病人用温盐水或漱口液漱口;病情重者用 3% 过氧化氢行口腔冲洗,每日 3 次,保持口腔清洁。

(五) 健康教育

1. 指导病人遵医嘱按时用药,注意观察药物不良反应。

2. 指导病人及家属识别可能发生急性发作的征象,如面部肿痛,如有发生应及时就诊。

3. 保持口腔清洁,不宜烟酒、浓茶、咖啡和辛辣等刺激性食物。

【护理评价】　病人是否达到:①疼痛消除,感觉舒适。②体温维持在正常范围内。③摄入量能够保证机体基本需要,未发生营养失调。④炎症控制,肿胀症状缓解,张口正常。

(李秀娥)

 思考题

周先生,38 岁,某公司经理。其右下颌反复肿胀 1 个月,起初口服消炎药好转,近半月肿胀明显伴疼痛、开口受限,口服消炎药效果不明显。

请思考:

1. 该病人的主要护理诊断是什么?

2. 应给予周先生提供哪些护理措施?

第二十六章 口腔颌面部损伤病人的护理

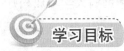 **学习目标**

1. 掌握口腔颌面部损伤的伤情判断、急救、护理措施。
2. 熟悉口腔颌面部损伤的特点及护理评估。
3. 了解颌面部损伤病人的临床分类及特点。
4. 能正确运用护理程序评价口腔颌面部损伤病人,并正确书写护理计划、做出相应的护理诊断、采取正确的护理措施。
5. 能正确评估病人心理 - 社会状况,并根据病人的心理特点,做出相应的心理护理。

第一节　损伤的特点与急救

口腔颌面部创伤(oral and maxillofacial trauma)是口腔颌面外科的常见病和多发病,近年来创伤发生率呈明显上升趋势,口腔颌面部创伤男女比例约为 3∶1,20~40 岁高发。

一、损伤特点

人体遭受损伤后,受伤部位出现肿胀、疼痛、出血、功能障碍和相应的全身反应,这是损伤的共同特点。口腔颌面部创伤由于其解剖和生理功能的特殊性,损伤后的表现也有其特点。

(一) 损伤的特点

口腔颌面部创伤后的表现特点:

1. 易并发颅脑损伤　颌面部上接颅脑,上颌骨或面中 1/3 部位损伤容易并发颅脑损伤,包括脑震荡、脑挫伤、颅内血肿和颅底骨折。其主要临床特征是伤后有昏迷史。颅底骨折时可伴有脑脊液从鼻孔或外耳道流出。

2. 易发生窒息　口腔颌面部在呼吸道上端,损伤时可因组织移位、肿胀、舌后坠、血凝块和分泌物的堵塞而影响呼吸或发生窒息。

3. 血液循环丰富　一方面伤后出血较多,易形成血肿而影响呼吸道通畅,甚至窒息。另一方面,由于血运丰富,组织的抗感染与再生修复能力较强,易于创口愈合。

4. 易发生感染　口腔颌面部腔窦多,如口腔、鼻腔、鼻窦及眼眶等。这些腔窦内存在着大量细菌,如与伤口相通,则易发生感染。

5. 易致功能障碍和颜面部畸形　由于损伤后的组织移位、缺损或面神经损伤,引起呼吸、咀嚼、吞咽、语言、表情等方面的重要生理功能受影响,给病人生活和精神上带来极大痛苦。

(二) 损伤的临床表现

窒息和出血性休克是口腔颌面部创伤致死的两个最直接原因。

笔记

1. 窒息（asphyxia）

（1）前驱症状表现为烦躁不安、出汗、口唇发绀、鼻翼扇动和呼吸困难。

（2）窒息不能及时解除，病人在吸气时出现"三凹"（锁骨上窝、胸骨上窝及肋间隙明显凹陷）体征。

（3）如抢救不及时，随之发生脉搏减弱或加快、血压下降及瞳孔散大等危象甚至死亡。

2. 出血　根据损伤的部位、出血的来源（动脉、静脉或毛细血管），病人可有面色苍白、无力、眩晕、出汗、口渴、呼吸浅速、脉搏快弱，以及血压下降等表现。

3. 休克　主要为创伤性休克和失血性休克两种。病人表现为面色苍白、无力、眩晕、出汗、口渴、呼吸浅速、脉搏快弱，以及血压下降等。

4. 合并颅脑损伤　由于口腔颌面部邻近颅脑，因此，颌面部损伤尤其是上颌骨骨折易并发颅脑损伤。颅脑损伤包括脑震荡、脑挫伤、硬脑膜外出血、颅骨骨折和脑脊液漏等。表现为神智、脉搏、呼吸、血压、瞳孔及视力的变化等。意识是颅脑损伤的主要症状之一，目前常用格拉斯哥昏迷评分法（Glasgow coma scale，GCS）对病人的意识障碍程度进行分级。

 知识拓展

脑脊液漏

眶壁骨折撕裂硬脑膜，产生微小裂隙，脑脊液漏入副鼻窦而致脑脊液鼻漏，表现为鼻腔内有清亮或带血丝液体流出，干燥后不结痂。

脑脊液漏的判断方法：将鼻腔或外耳道流出的液体滴在吸水纸或纱布上，如果很快看到血迹周围有一圈被水浸润的环形红晕，即可确定混有脑脊液。

出现脑脊液漏时，应予病人卧床休息，同时取半卧位（摇高床头20°~30°），有利于降低颅内压。禁止咳嗽、擤鼻等动作以避免突发颅压升高，加重脑脊液鼻漏，增加逆行性感染机会。嘱病人在饮食方面应以清淡、易消化、富含维生素的食物为主，防止便秘。严格消毒隔离，防止交叉感染。

二、损伤的急救

口腔颌面部血运丰富，上接颅脑，下连颈部，骨骼及腔窦较多，伤后易发生窒息、出血、颅脑损伤、休克等危及生命的并发症。现场处理时，应从威胁生命最主要的问题开始，预防窒息、有效止血和抗休克是创伤急救的首要任务。对急性呼吸道梗阻的抢救，要迅速明确原因、解除梗阻，快速建立通气道。对颌面部急性出血的急救，应采取相应的止血措施，同时及时补充血容量，积极防治出血性休克。

1. 窒息的急救　防治窒息的关键在于及早发现和及时处理。根据原因窒息，大致分为阻塞性窒息和吸入性窒息两种。①阻塞性窒息，可因异物、血凝块、移位的组织瓣以及下颌骨颏部双侧骨折及粉碎性骨折，造成舌后坠或上颌骨骨折、软腭下后坠阻塞咽腔，而发生窒息；也可因鼻腔及口咽组织肿胀导致呼吸道阻塞而引起窒息。②吸入性窒息，多因病人昏迷，分泌物、血液、呕吐物等吸入气管而引起窒息。

急救措施如下：

（1）解除阻塞：迅速用手指或器械取出异物或用吸引器吸出堵塞物，保持呼吸道通畅。如有舌后坠时，可在舌尖后约2cm处用大圆针和7号线或大别针穿过舌的全层组织，将舌拉出口外。上颌骨水平骨折，软腭向下后坠落压于舌背时，在清除异物后，用压舌板或筷子、铅笔横放于上颌双侧前磨牙位置，将上颌骨骨折块向上悬吊，并将两端固定于头部绷带上。

（2）改变病人体位：先解开颈部衣扣，并使伤员的头部偏向一侧或采取俯卧位，便于唾液或呕吐物的引流。

（3）插入通气导管保持呼吸道通畅：对因肿胀压迫呼吸道的伤员，可经口或鼻插入通气导管，以解除窒息。如情况紧急，又无适当导管时，可用 1~2 根粗针头在环状软骨和甲状软骨之间作环甲膜穿刺，随后行气管切开术。如呼吸已停止，可紧急作环甲膜切开术进行抢救，随后行常规气管切开术。对吸入性窒息的伤员术后要特别注意肺部感染。

2. 出血的急救　口腔颌面部损伤后出血较多。如伤及较大血管，处理不及时，可导致死亡。应根据损伤的部位、出血的来源（动脉、静脉或毛细血管）和程度，以及现场条件采取相应的止血方法。

（1）压迫止血：这是临时的止血方法，对于较大血管的出血，还需要作进一步的处理。①指压止血法：用手指压迫出血部位供应动脉的近心端，可达到暂时止血的目的。如颞部、头顶、前额部出血，可压迫耳屏前的颞浅动脉；颜面出血，可压迫下颌角前切迹处之颌外动脉；头颈部大出血，在紧急时，可在胸锁乳突肌前缘，以手指触到搏动后，向后压迫于第六颈椎横突上。②包扎止血法：用于毛细血管、小静脉及小动脉的出血。可先将软组织复位，包扎稍加用力，即可止血。③填塞止血法：可用于开放性或洞穿性伤口。一般将纱布块填塞于伤口内，再用绷带行加压包扎。在颈部或口底伤口填塞纱布时，应注意保持呼吸道通畅，防止发生窒息。

（2）结扎止血：是常用而可靠的止血方法。对较大的出血点，可用血管钳夹住作结扎止血或连同止血钳包扎后转送。

（3）药物止血：适用于组织渗血、小静脉和小动脉出血。常用的止血药物有各种中药止血粉、止血纱布、止血海绵等。全身可辅助使用卡巴克洛、酚磺乙胺等药物。

3. 休克的急救　口腔颌面部严重复合伤，可引起出血性休克或创伤性休克，要注意休克早期和休克期的全身变化。休克的处理原则为安静、镇痛、止血和输液，可用药物协助恢复和维持血压。对失血性休克，则以补充血容量为根本措施。

4. 伴发颅脑损伤的急救　凡有颅脑损伤的病人，应卧床休息，减少搬动，暂停不急需的检查或手术。如鼻或外耳道有脑脊液外流时，禁止作耳、鼻内填塞与冲洗，以免引起颅内感染。对烦躁不安的病人，可给予适量的镇静剂，但禁用吗啡，以免抑制呼吸，影响瞳孔变化及引起呕吐，增加颅内压。如有颅内压增高现象，应控制入水量，并静脉滴注 20% 甘露醇 250ml 或静脉注射 50% 葡萄糖液 40~60ml，每日 3~4 次，以减轻脑水肿，降低颅内压；地塞米松对控制脑水肿亦有良效。如病情恶化，颅内有血肿形成，应及时请有关专科会诊处理。

5. 包扎　是急救过程中不可缺少的治疗措施，起到压迫止血、暂时固定骨折、保护并缩小创面、防止污染的作用。常用的包扎方法有：

（1）四尾带包扎法。将绷带撕（剪）成四尾形，颏部衬以棉垫，将左右后两尾结在头顶前，左右前两尾结在枕骨结下，然后再将两尾末端结扎于头顶部，起包扎和制动作用。

（2）"十字"绷带包扎法。用绷带先围绕额枕部缠绕 2~3 圈后，自一侧反折，由耳前区向下绕过颏部至对侧，再由耳前区向上越过顶部呈环形包绕，如此反复数次，末端用胶布固定，或在围绕额枕部 2~3 圈后将绷带穿越绕头绷带而不用反折方法亦可达到同样效果。

6. 运送　运送伤员时应保持呼吸道通畅。昏迷伤员可采用仰卧位，颈部垫高，使鼻腔悬空，有利于唾液外流和防止舌后坠。一般伤员可采取侧卧位或头侧向卧位，避免血凝块及分泌物堆积在口咽部。运送途中，应随时观察伤情变化，防止窒息或休克发生。搬运疑有颈椎损伤的病员，应 2~4 人同时搬运，一人稳定头部并加以牵引，其他人则以协调的力量将伤员平直滚抬到担架上，颈下应放置小枕，头部两侧用小枕固定，防止头的摆动。

7. 预防与控制感染　对开放性创口，应尽早进行清创缝合，如没有条件，应早期包扎创口，以避免继续污染。伤后及时注射破伤风抗毒素，及早使用广谱抗生素。

第二节　损伤的分类与护理

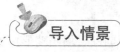**导入情景**

情景描述：

马先生3小时前被重物砸伤致面部外伤,伤后意识清楚,面部有开放性伤口,双侧面部不对称,主诉疼痛、张口受限、咬合困难等,家人非常担心。

请思考：

1. 该病人可能的临床诊断和护理诊断是什么？

2. 护士应给病人提供哪些主要的护理措施？

口腔颌面部创伤根据伤型可分为闭合性和开放性。口腔颌面部软组织伤可以单独发生,也可以与颌面部骨折同时发生。据统计,单纯颌面部软组织损伤的发生率占颌面部损伤的65%左右。根据损伤原因和伤情的不同可分为擦伤、挫伤、切割伤、刺伤、挫裂伤及火器伤等。

【病因与发病机制】　颌面部骨折多因交通事故、工伤事故、跌打损伤及运动损伤所致,其中交通事故引起的骨折比例逐年增高,成为颌面部骨折的主要原因。战争时期颌面部骨折多由弹片伤所致。

【护理评估】

(一)健康史

病史调查需了解病人的受伤情况,询问家族史、过敏史及既往史。评估病人全身情况:体重、营养、心肺功能、肝肾功能、血细胞分析、血型、血凝、X线胸片等。

(二)身体状况

颌面部骨折主要表现为面部畸形、咬合紊乱和张口受限,根据骨折部位的不同具体表现为:

1. 下颌骨骨折

(1) 骨折段移位。

(2) 咬合错乱:这是颌骨骨折最常见的体征。即使骨折段仅有轻度移位,也可出现咬合错乱而影响功能。可能有早接触,开𬌗,反𬌗等多种情况。

(3) 骨折段异常动度。

(4) 下唇麻木:下颌骨骨折时,突然的撕裂或牵拉常会损伤下牙槽神经和颏神经,出现下唇麻木。

(5) 张口受限:生理张口度范围为37~45mm,小于37mm即为张口受限。

2. 上颌骨骨折

(1) 面形改变:上颌骨骨折后使面中1/3变长,如向后移位,则出现面中部凹陷、后缩,形成"碟形面"。在伤后的最初几天内,病人面部尤其是面中部会发生明显肿胀,可使原有面容大为改变。

(2) 咬合关系错乱:上颌骨骨折段的移位必然引起咬合关系错乱,典型表现:前牙开𬌗,后牙早接触。

(3) 眶及眶周变化:上颌骨高位骨折时眶内及眶周常伴有组织内出血,水肿,形成特有的"眼镜征",表现为眶周瘀斑,眼睑及球结膜下出血,或有眼球移位而出现复视。

笔记

（4）口、鼻腔出血：上颌骨骨折常合并口、鼻腔黏膜撕裂或鼻窦黏膜损伤。

（5）颅脑损伤：上颌骨骨折时常伴发颅脑损伤或颅底骨折，出现脑脊液漏等。

（6）眼的变化：上颌骨骨折波及眶底时，可出现眼球结膜下出血、眼球移位和复视等，如损伤眼外肌、神经和眼球，可出现眼球运动障碍、视觉障碍或失明。

3. 颧骨及颧弓骨折

（1）畸形：在伤后早期可见颧面部塌陷，两侧不对称，随后由于局部肿胀，塌陷畸形可被掩饰，易被误认为单纯软组织损伤。而肿胀消失后又出现局部的塌陷畸形。

（2）张口疼痛和开口受限。

（3）复视。

（4）神经症状：眶下神经的损伤使该神经支配区域有麻木感，如同时损伤面神经颧支，可发生眼睑闭合不全。

（5）瘀斑：颧骨眶壁骨折时，眶周皮下、眼睑和结膜下出现出血性瘀斑。

4. 鼻眶筛骨折　出现鞍鼻畸形、创伤性内眦距增宽、内眦角圆钝、鼻出血、鼻通气障碍、嗅觉障碍、眼睑部瘀斑以及脑脊液鼻漏。

5. 眼眶骨折　常出现眼球内 / 下陷、复视、眼球运动障碍、眶周淤血肿胀、眶下区麻木等眼部症状。

（三）辅助检查

通过 X 线摄片和 CT 等影像学检查，明确骨折部位、类型、骨折线数目、方向，以及骨折段三维方向移位的情况和骨折线上牙的情况。

（四）心理 - 社会状况

颌面部骨折常因交通事故、工伤或暴力所致，往往造成颜面不同程度损害。大多数病人对容貌和功能的恢复存有焦虑和担忧心理，既担心手术造成的痛苦及手术危险性，又担心因颌骨骨折造成的塌陷畸形和张口受限、进食和语言功能受影响，从而产生紧张、恐惧、忧郁的心理，拒绝或不配合治疗，尤其是年轻的病人。

【治疗要点】

1. 治疗原则

（1）开放性损伤首先处理窒息、休克等严重合并症，待病情平稳后进行清创缝合。

（2）闭合性损伤主要进行镇痛、止血，以促进血肿吸收，防止感染和恢复功能。

（3）牙齿轻度损伤大多不需特殊治疗，移位和脱位的牙齿及牙槽骨骨折，以手法复位后进行固定。

（4）颌骨骨折应先进行全身检查与急救，再将骨折片复位并固定，恢复正常的咬合关系与咀嚼功能。

2. 局部伤口的治疗方法

（1）清创缝合术：病情平稳者，应及早进行清创缝合术。伤后 6~8 小时内经彻底清创，应行初期缝合；若超过 12 或 24 小时，伤口清洁，早期已给抗生素者，清创彻底者也可作初期缝合；但如伤口范围大，组织破坏多，污染严重，即使早期清创彻底也不应行初期缝合。

（2）手术复位：最常用的方法是切开复位内固定术，目的是恢复正常的咬合关系和面部外形，促进骨折愈合，辅以颌间牵引和颌间固定。

【常见护理诊断 / 问题】

1. 疼痛　与外伤后伤口疼痛有关。

2. 营养失调：低于机体需要量　与张口受限、咀嚼及吞咽困难有关。

3. 潜在并发症：出血、感染、窒息。

4. 知识缺乏：缺乏对疾病相关知识的了解。

5. 恐惧　与突发的外伤及手术有关。

【护理目标】

1. 病人的疼痛减轻或消失。

2. 保证足够的营养,病人体重下降不明显,或体重有所增加。

3. 无并发症发生。

4. 病人了解口腔颌面部骨折相关的诊治、预后及护理的相关知识。

5. 病人恐惧减轻或消失,积极主动配合治疗和护理。

【护理措施】

（一）疼痛护理

1. 体位　头偏向健侧,以免骨折处受压。伴有脑脊液漏的病人取平卧位,脑震荡病人绝对卧床,鼻眶筛骨折病人取半卧位。

2. 应用止痛剂和镇痛剂,给予抗生素治疗原发病灶,并注意观察用药反应,并详细记录。

3. 布置舒适的环境　提供安静、整洁、舒适、安全的休息环境,并帮助病人学习放松疗法,分散病痛的注意力。

（二）饮食护理

由于颌面部损伤常伴有颌骨连续性中断,咬合关系紊乱及术后的牵引固定等,病人常发生张口受限,进食困难。为防止水电解质紊乱,提高手术的成功率,减少并发症的发生,术前、术后应加强营养支持。

1. 饮食种类　食物应能提供足够的热量,含有高蛋白质、高维生素,易消化。为了便于进食,减少咀嚼,可选用流质或稀软食品,如牛奶、豆浆、鱼汤、肉汤、蔬菜汤、匀浆、混合奶、果汁等。

2. 饮食护理　根据病人损伤的部位和伤情不同,采用不同的进食方法:

（1）颌骨骨折的病人除有咀嚼功能障碍外,食欲及消化功能均属正常,应给予高能量和营养丰富的流质饮食或软食,每日应增加进餐次数,以维持机体需要,促进伤口愈合。不能张口或颌间结扎的病人可将吸管置于磨牙后区经口进流食;颌间牵引一般保留 2~4 周,拆除后可进半流食;半年内禁咬硬物。

（2）无颌骨骨折和口内无伤口的病人,手术当日进流食,术后 1 日起进半流质饮食,第 4 日后可进普通饮食。

（3）鼻眶筛骨折的病人进半流质或流质饮食 3 天,第 4 日后可进普通饮食,术后 1 个月禁食酸、辣等刺激性食物。

（4）伤情较重的病人由鼻胃管进行肠内营养。

（5）糖尿病病人严格控制含糖及淀粉类食物的摄入。

（三）预防并发症

1. 观察生命体征、神志、瞳孔的变化。

2. 颌面部伤口缝合后可予以暴露或加压包扎,保持伤口清洁干燥;观察伤口缝合处有无渗血或异常分泌物渗出。

3. 保持病人呼吸道通畅　及时清除口、鼻腔分泌物、呕吐物、异物及血凝块,以预防窒息,必要时行气管插管或气管切开术;并准备急救用品。

4. 局部观察　颌骨骨折用夹板或颌间栓丝固定的病人,应定期检查,发现栓结丝松动或刺伤黏膜时及时报告医师根据病情调整。

5. 病人体位　病人一般取仰卧头偏向一侧体位,以利口内液体自行流出。出血不多及合并颅脑损伤的病人,可采取半卧位,以利血液回流减轻局部组织水肿。

(四) 围术期护理

1. 术前护理

(1) 按口腔颌面外科全麻术前护理。

(2) 协助病人完成术前各项检查,局部摄片可明确骨折部位。

(3) 有软组织损伤时先进行清创处理,按清创缝合术护理。

(4) 有鼻眶筛骨折的病人常用手法复位或手术切开复位,有鼻腔出血而无脑脊液鼻漏者,可吸净鼻腔内分泌物及血凝块,以免误吸。

(5) 术前清洁外耳道,眶周骨折者需用生理盐水进行眼睛清洗。

2. 术后护理

(1) 按全麻术后护理。

(2) 体位:全麻清醒后,取半卧位,可减少局部肿胀。重症病人注意变换体位,鼓励病人排痰防止肺部感染。

(3) 保持呼吸道通畅,及时吸出口鼻腔分泌物。①舌后坠者,将舌牵出口外固定。②带舌牵引线的病人,护理时要注意观察牵引线是否固定,避免松脱。③颌间结扎病人应注意呼吸,特别是在术后 3~5 天伤口肿胀明显。床旁备负压吸引装置,及时清理病人口内异物;床旁备钢丝剪,必要时剪断结扎丝,以防止呕吐物的误吸,避免窒息。

(4) 保持口腔清洁:术后病人口内有结扎固定的金属夹板者固定时间一般为 2~4 周,污物更易积存和滞留,不易清除,有利于细菌的生长繁殖,容易引起感染。可给予漱口水含漱、口腔擦洗或口腔冲洗。

(5) 遵医嘱用药,密切观察药物反应。合并颅脑或胸部损伤者禁用吗啡。

(6) 术后局部伤口肿胀明显的病人,24 小时内可冷敷控制肿胀与血肿;24 小时后可热敷,促进肿胀和淤血的消退。

(7) 鼻眶筛骨折病人术后需吸净鼻腔分泌物;必要时遵医嘱使用 1% 麻黄碱滴鼻,每日三次,以减轻鼻黏膜水肿。

(8) 检查咬合关系是否正常,发现异常及时通知医生进行调整。

(五) 做好心理护理

多与病人沟通交流,了解他们心里焦虑的是病情预后、家属关心还是费用问题,针对问题进行心理疏导,缓解病人焦虑、紧张心理。

(六) 健康教育

1. 术后 3 日内病人的体温稍高或伤口轻度肿胀属正常现象,应提前告诉病人和家属,避免因知识缺乏给病人造成心理负担。

2. 全身状况良好者,鼓励病人早期下床活动。

3. 保持口腔清洁,进食后清洁口腔。颌间固定病人可用儿童牙刷清洁口腔。如使用颌间弹性牵引的病人,在 2~3 周后,即骨折处已发生纤维性愈合时,可在饭前取下颌间牵引的橡皮圈,饭后用漱口液漱口后,挂上橡皮圈,以维持牵引状态。须注意重新悬挂橡皮圈的位置和方向与摘除前保持一致。

4. 颧骨颧弓骨折的病人为避免骨折块移位,术后 10 天内限制大张口活动,如咧嘴大笑。

5. 鼻骨手术者,指导病人抑制打喷嚏的方法:采用张口呼吸或压迫人中,如控制不住可张口打出,以减轻对伤口的冲击力。

6. 术后 7~10 天拆线,出院后 1 个月复查,如发现结扎丝脱落、松解、断裂,咀嚼时颌骨、牙齿疼痛及时就诊。

7. 在颌骨骨折固定期(术后 2~4 周),骨折部位制动,禁忌用力咀嚼,出院后复诊时调整牵引及固定。在此期间不能吃坚硬食物,以免复折。

8. 拆除固定装置后,按照循序渐进的原则指导病人练习张口。

9. 根据病情需要,医生决定是否拆除术中固定用钛板。若需要则于术后半年手术去除。

10. 3个月内避免剧烈活动、挤压碰撞患处。

【护理评价】　病人是否达到:①疼痛消失。②营养充足,体重无明显下降。③无并发症发生。④了解口腔颌面部骨折相关的诊治、预后及护理的相关知识。⑤恐惧减轻,积极主动配合治疗和护理。

（李秀娥　杨 悦）

思考题

马女士,某大学老师,3小时前因车祸致面部外伤,伤后意识清楚,面部开放性伤口,双侧面部不对称,主诉疼痛、张口受限、咬合紊乱、下颌骨异常动度,来院就诊。

请思考:

1. 若该病人需行手术治疗,术前护理要点是什么?

2. 试述该病人术后的主要护理问题及护理措施。

第二十七章 先天性唇裂与腭裂病人的护理

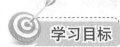

学习目标

1. 掌握先天性唇裂与腭裂的临床分类、护理评估、主要护理诊断和护理措施。
2. 熟悉唇裂及腭裂病人身体状况的评估。
3. 了解先天性唇裂及腭裂的治疗原则及唇腭裂序列治疗。
4. 能正确运用护理程序评价唇裂及腭裂病人,并正确书写护理计划、做出相应的护理诊断、采取正确的护理措施。
5. 能正确评估病人心理-社会状况,并根据病人相关情况,做出相应的心理护理。

第一节　唇裂病人的护理

情景描述:

王女士足月产下一男婴,出生时即被发现双上唇全部裂开,并伴有牙槽嵴裂,患儿吸吮困难。

请思考:

1. 该患儿的诊断是什么?
2. 该患儿的饮食护理是什么?

唇裂(cleft lip)是口腔颌面部最常见的先天性畸形,常与腭裂伴发,其中少数病人还有其他部位的畸形,是胚胎发育过程中出现障碍的结果。发病原因与多种因素有关,遗传是最主要的因素。

【病因与发病机制】

根据唇腭裂不同的遗传学特征,唇腭裂被分为综合征性唇腭裂和非综合征性唇腭裂。目前认为综合征性唇腭裂多为遗传性,非综合征性唇腭裂的发病机制相对复杂,尚未充分阐明。

1. 遗传因素　在临床工作中经常能看到唇腭裂呈家族性出现。
2. 环境因素　引起唇腭裂发生的环境因素,主要指胚胎的生长发育环境。如怀孕母亲怀孕前3个月是否服用某些药物、是否缺乏叶酸和相关维生素以及微量元素、是否有病毒感染、是否接触过放射性物质,以及是否患有某些疾病。怀孕母亲是否吸烟、饮酒或过度饮用咖啡等。

【护理评估】

(一)健康史

评估患儿的全身情况及家族史,询问有无药物过敏史及手术史。患儿因唇部裂隙,吸吮及进食均有一定困难,患儿的生长发育受到影响,可出现营养和发育不良。入院后评估患儿全身情况:体重、营养、心肺功能、肝肾功能、血细胞分析、血型、血凝、X线胸片以及患儿有无上呼吸道感染。

(二) 身体状况

患儿因唇部裂隙,吸吮及进食均有一定困难,加之唇部裂开,冷空气直接进入口咽部,极易患呼吸道感染,常会影响患儿的生长发育,从而出现营养和发育不良的体征。

唇裂分为单侧唇裂和双侧唇裂:

1. 单侧唇裂(左侧或右侧)

Ⅰ度唇裂:唇红缘及上唇下 2/3 裂开。

Ⅱ度唇裂:上唇全部裂开,但鼻底未完全裂开。

Ⅲ度唇裂:上唇全部裂开,鼻底完全裂开,可伴有牙槽嵴裂。

2. 双侧唇裂　按单侧唇裂分类的方法对两侧分别进行分类,如双侧Ⅲ度唇裂、双侧Ⅱ度唇裂,混合唇裂左侧Ⅲ度、右侧Ⅱ度等。

另外,临床上还可见到隐性唇裂,即皮肤和黏膜无裂开,但其下方的肌层发育不良,致患侧出现浅沟状凹陷及唇峰分离等畸形。

(三) 心理 - 社会状况

病人及其家属的心理状况是唇裂治疗过程应予特别关注的重要环节。患儿一出生就面临着喂养及手术治疗等问题的困扰。患儿父母常将患儿封闭起来,不与他人接触,怕受到歧视,患儿父母也受到极大的心理创伤。入院后评估患儿家属的心理需求,应帮助家长正确认识疾病,如治疗程序及可能达到的效果,避免过分担忧,并鼓励他们积极参与社会活动和人际交往。

【治疗要点】

1. 手术治疗　以恢复唇的正常解剖形态和生理功能,为治疗唇裂的重要手段。单侧唇裂修复术后最合适的年龄是在出生后 3~6 个月,双侧唇裂选择出生后 6~12 个月实施手术。

2. 序列治疗　国际上公认的唇腭裂治疗方法。指唇腭裂的治疗应有多学科医师参与,在适当的年龄,按照约定的程序对病人进行系统治疗的过程。包括唇裂修复术、腭裂修复术、齿槽嵴植骨术、鼻唇畸形修复术、正颌外科手术以及相关的术前术后正畸治疗、语音治疗、心理治疗等。

唇腭裂序列治疗:包括团队序列和时间序列。

(1) 团队序列:因为唇腭裂所造成的多方面的解剖畸形和生理功能障碍,对唇腭裂的治疗需要不同专家从不同方面来进行。如口腔颌面外科专家、整形外科专家、语音治疗师、心理学专家等。

(2) 时间序列:随着儿童生长发育,在不同时间进行评价和治疗。如:3~6 个月行唇裂修复术;8~12 个月行腭裂修复术;4~5 岁行语音、腭咽闭合功能评价以及语音训练或咽成形术;7.5~8 岁行生长发育评价及植骨前的必要正畸准备;9~11 岁行牙槽突裂植骨修复术以及必要的鼻唇畸形修复术和鼻继发畸形矫正;12~13 岁行必要的正畸治疗和鼻唇继发畸形矫正;15~16 岁根据需要行正颌外科治疗。

【常见护理诊断 / 问题】

1. 有窒息的危险　与全麻术后体位、呕吐、误吸或喂养方式不当有关。

2. 有感染的危险　与唇部伤口不清洁,未及时清除鼻涕、血痂或食物残渣等有关。

3. 知识缺乏(父母):父母对疾病相关知识不了解及缺乏正确的喂养知识。

【护理目标】

1. 通过有效的护理干预,预防患儿发生窒息。

2. 患儿术后伤口清洁、愈合良好。

3. 患儿父母对疾病相关知识有所了解,能够学会正确喂养患儿的方法。

【护理措施】

（一）预防窒息的护理

1. 指导正确喂养,指导家长用汤匙或滴管喂养。

2. 手术病人特别注意预防窒息。

3. 如有鼻塞,应密切观察固位情况,防止鼻塞吸入鼻腔,误入气管。

4. 观察患儿呕吐情况,较严重者遵医嘱予以止吐药。

（二）伤口护理

1. 口唇部位的局部清洁　应在术后24~48小时开始,每日用生理盐水清洁擦拭伤口,擦拭时掌握从上向下擦的原则,避免反复擦拭,保持伤口清洁。也可外涂减轻局部反应及瘢痕增生的软膏。

2. 术后遵医嘱合理使用抗菌药物,以防感染。

（三）饮食护理

1. 指导患儿父母改变喂养方式,停止使用奶瓶和吸吮母乳(因患儿术后短期内需要减少唇部的运动,频繁的吸吮,易引起口腔内产生负压而导致伤口裂开),改用汤匙或唇腭裂专用奶瓶喂养,以便术后患儿适应这种进食方式。

2. 术前要与家长充分沟通,介绍先天性唇裂的相关知识。

（四）围手术期护理

1. 术前护理　①入院后完善各项检查,患儿一般情况多应达到"三个十"的标准,即:体重达5kg、血红蛋白10g/L以上、手术时间至少为患儿出生后10周。②喂养训练。③术前如有感冒或面部皮炎、疖肿等,应推迟手术。④术前1日清洁上下唇、口周及鼻部,可用棉签蘸清水清洁鼻腔。⑤全麻患儿按要求禁食禁水。

2. 术后护理　①按口腔颌面外科术后和全身麻醉后护理常规护理,患儿未清醒时应头偏向一侧去枕平卧位,以利于患儿口内分泌物的排出。②密切观察患儿病情变化,尤其是注意保持患儿的呼吸道通畅情况。③患儿清醒后,为避免患儿搔抓唇部伤口,可适当限制双上肢活动,必要时需准备限制手运动的束缚带或夹板。④唇部伤口的减张:对于裂隙较宽的患儿或双侧完全性唇裂的患儿可应用减张胶条,但要观察有无皮肤过敏现象,并保持减张胶条清洁,污染后要及时更换。注意术区肿胀情况,如严重肿胀,呈青紫色,提示有明显渗血,观察患儿有无明显吞咽动作(若患儿频繁吞咽,可能口内伤口有出血)。⑤伤口愈合良好,可在术后5~7天拆线。婴幼儿由于不配合,多在全麻下拆线。⑥遵医嘱使用解热镇痛药物,注意观察患儿用药后反应。⑦与患儿家属介绍术后治疗、用药、护理过程中的注意事项,取得配合。

（五）健康教育

1. 术前要与家长充分沟通,介绍先天性唇裂的相关知识。

2. 术后指导患儿父母学习清洁唇部伤口方法。

3. 防止患儿跌倒及碰撞伤口,以免伤口裂开。

4. 如唇部及鼻部修复仍有缺陷,适当时候可行二期修复。

5. 术后2周内需进流食,仍用汤匙或唇腭裂专用奶瓶喂饲。术后1个月即可用普通奶瓶。

【护理评价】　病人是否达到:①患儿术后未发生急性呼吸道梗阻。②患儿术后伤口愈合好,未发生感染。③患儿父母掌握正确喂养患儿的方式。

第二节　腭裂病人的护理

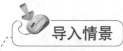

情景描述：

患儿，女，3个月。患儿出生后进食母乳，容易出现呛咳，后发现腭部裂开，患儿喂养困难，体格消瘦，来院就诊。

请思考：

1. 该患儿的诊断是什么？

2. 简述该患儿的护理问题？

腭裂（cleft palate）可单独发生也可与唇裂同时伴发。腭裂不仅有软组织畸形，而且大部分腭裂病人可伴有不同程度的骨组织缺陷和畸形。他们在吸吮、进食及语言等生理功能障碍方面远比唇裂病人严重。特别是语言功能障碍和牙殆错乱对病人的日常生活、学习、工作均带来不利影响，也容易造成病人的心理障碍。

知识拓展

腭部解剖特点

正常腭部的解剖生理特点：腭部在解剖学上分为硬腭和软腭两部分。腭裂病人的硬腭在形态上主要表现为腭穹隆部裂开，裂开部位与鼻中隔不相连，造成口鼻腔相通；软腭是发音和语言、吞咽等功能的重要解剖结构，主要由腭咽肌、腭舌肌、腭帆张肌、腭帆提肌和腭垂(悬雍垂)肌五对肌组成，形成一完整的肌环。腭裂病人由于软腭有不同程度的裂开，改变了五对肌的肌纤维结构。因此腭裂病人无法形成"腭咽闭合"，口鼻腔相通，同时也影响咽鼓管功能，导致吸吮、语言、听力等多种功能障碍。

【**病因与发病机制**】　目前腭裂病因还不完全清楚，但认为与妊娠期食物营养缺乏、内分泌异常、病毒感染及遗传因素等有关。

【**护理评估**】

（一）健康史

1. 了解有无药物过敏史及上呼吸道感染和急慢性中耳炎等症状。

2. 评估患儿的吸吮、进食和发音、讲话情况。

3. 社会及心理因素　腭裂病人除具有唇裂病人相同的社会心理问题外，由于腭裂使语言障碍更为突出，病人交往困难，性格更为孤僻。病人及家属对手术效果表示担忧或期望过高。

（二）身体状况

1. 吸吮、进食、发音等功能出现障碍。因腭裂造成鼻腔与口腔相通，影响吸吮，进食时食物易从鼻腔溢出，发音时呈含橄榄语音。

2. 可伴有上呼吸道感染和急慢性中耳炎。因鼻腔和鼻黏膜暴露，容易受冷空气刺激而发生上呼吸道感染。又因鼻咽部慢性炎症，耳咽管通气不畅，也可致急慢性中耳炎。

3. 部分病人可有上颌骨发育不全，导致反殆或开殆面中 1/3 塌陷，呈刀削脸状。

4. 腭裂的临床分类

笔记

Ⅰ度腭裂:软腭裂,未累及硬腭。

Ⅱ度浅腭裂:软腭及硬腭后部裂开。

Ⅱ度深腭裂:软腭及切牙孔后的全部硬腭裂开。

Ⅲ度腭裂:硬软腭全部裂开及牙槽嵴裂。

(三)辅助检查

1. 头颅侧位 X 线平片(lateral skull X- ray film) 对软腭的运动功能进行评价,在拍静止平片的基础上还要加拍发元音的动态 X 线片。

2. 鼻咽纤维镜检查(nasoendoscopy) 是对腭咽闭合功能进行观察的一种方法。它不仅可以对腭咽部的形态和功能进行检查和评价,以利于手术方法的选择和治疗方案的确定,而且是反馈治疗的手段。

3. 鼻音计(nasometer) 是应用于评价腭裂语音的较新方法,通过分析声音共振能量——声能的输出,反映出发音者发音时的音鼻音化程度,间接反映腭咽闭合情况。

(四)心理 - 社会状况

腭裂病人除具有唇裂病人相同的社会心理问题外,由于腭裂语音使病人语言障碍更为突出,部分病人可能产生终生的心理残疾,使其本人及家属的生活质量受到严重影响。病人及其家属对手术效果表示担忧或期望值过高。

【治疗要点】

1. 手术治疗 腭裂修复术,其目的是封闭口鼻腔的裂隙,恢复软腭的长度和功能,恢复正常的腭咽闭合功能。腭裂手术时间选择,尽可能做到在 2 岁前完成腭裂修复术。

2. 语音训练 主要适用于具有腭咽闭合的功能,但不能很好运用的病人,以及边缘性腭咽闭合的病人,反馈治疗是首选的语音训练方法。

【常见护理诊断 / 问题】

1. 有窒息的危险 与全麻术后体位、呕吐、麻醉插管导致口咽部组织水肿、口内有伤口及喂养不当有关。

2. 有体温升高的危险 与手术创伤有关。

3. 潜在并发症:创口出血、感染、伤口裂开。

4. 婴儿喂养困难 与腭裂造成鼻腔与口腔相通有关。

5. 焦虑 与担心手术效果有关。

6. 语言沟通障碍 与腭裂及手术有关。

【护理目标】

1. 通过正确处理术后呕吐、口咽部组织水肿等护理干预,避免患儿术后发生误吸、窒息。

2. 患儿体温正常。

3. 患儿手术后伤口愈合良好。

4. 患儿父母对疾病相关知识有所了解,学会正确喂养患儿。

5. 通过有效的心理护理,患儿家属紧张感缓解。

6. 患儿语言功能有所改善。

【护理措施】

(一)预防窒息的护理

1. 全麻未醒者,应有专人护理,严密观察生命体征,直到麻醉完全清醒。

2. 置患侧卧位或头偏向一侧去枕平卧位,以利于口腔内分泌物、渗血或胃内容物流出,保持呼吸道通畅。

3. 由于气管插管的创伤和压迫,以及手术对咽部的损伤,都可能导致咽喉部水肿,造成

笔记

呼吸和吞咽困难,严重可发生窒息。术后应严密观察呼吸,必要时备气管切开包。患儿术后6小时,改为头高侧卧位,以减轻局部水肿。

4. 指导家属正确喂养方法。

(二) 体温升高的护理

1. 评估体温变化,做好记录。

2. 嘱病人及家属术后要特别预防感冒,注意保暖。术后 3 天内体温偏高与手术吸收热有关。如体温超过 38.5℃,应注意是否有感染征象,并遵医嘱给予抗感染治疗。注意药物不良反应。

3. 物理降温如头部置冰袋、乙醇擦浴等,或遵医嘱给予解热镇痛药物。

(三) 预防创口出血的护理

1. 腭裂术后大出血较少见,术后 24 小时内应严密观察伤口出血情况,注意口鼻腔有无渗血。患儿在全麻苏醒期有少量渗血或唾液中带血,可不必特殊处理。若病人出现频繁的吞咽动作,应立即检查伤口有无活动性出血。如出血较多应立即用无菌纱布压迫止血,同时通知医生做进一步检查和处理。

2. 保持患儿安静,防止哭闹、感冒、咳嗽,以免引起腭部伤口出血。

(四) 预防创口感染的护理

1. 口腔护理　术前注意口腔卫生,清除牙源性病灶,治疗耳、鼻、扁桃体和咽喉炎症。4 岁以上可以配合的病人术前一日晚和术晨刷牙后用漱口液漱口,保持口腔清洁。

2. 术后遵医嘱应用抗生素。

3. 鼻腔分泌物较多时,可用 0.25% 氯麻合剂或呋麻合剂滴鼻,每日 3 次。

4. 术后如患儿合作,可给予漱口液含漱。每次进餐后应喝少量温开水,以冲洗食物残渣。

(五) 预防创口裂开的护理

创口裂开或穿孔(腭瘘),一般在术后 7 天左右。

1. 术后应保持患儿安静,防止哭闹、咳嗽等,以免增加腭部伤口张力。

2. 术后应注意患儿的饮食护理,只能进温凉流质饮食,不可进食较热和带渣或较硬食物,并使用汤匙或唇腭裂专用奶瓶喂食。

(六) 患儿的喂养护理

1. 对吮吸、进食有困难的患儿,指导并示范其父母采用汤匙或唇腭裂专用奶瓶喂饲。

2. 饮食护理　腭裂术后患儿的腭咽腔明显缩小,加上局部肿胀,使患儿的吞咽功能下降。患儿麻醉清醒后 4 小时,可试着饮少量清水,观察半小时,若无异常,可给予温凉流质饮食。每次进食量不宜过多,速度不宜过快。术后 2 周内进食全流质,以后逐渐改半流质,1 个月后可进普食。

(七) 心理护理

腭裂病人由于语音障碍,不愿和人沟通,护士不仅要向病人家长介绍先天性腭裂的相关知识,以缓解焦虑情绪。还要掌握唇腭裂病人的精神心理问题,有针对性的做好心理指导,鼓励他们积极参与社会活动和人际交往。

(八) 语言康复训练

1. 语音训练　腭裂整复术为正确发音创造了解剖条件,但仍须进行一段时间的发音训练,尤其是年龄较大方行手术的病人,因其已经形成一定的腭裂语音习惯。

2. 腭裂整复术后 1~2 个月开始进行语音训练。其训练分为两个阶段进行。

第一阶段:主要是练习软腭及咽部的肌肉活动,使其有效地完成"腭咽闭合"动作。常用方法:①腭咽闭合功能的训练:应用吹气法训练。可用玻璃管吹水泡或肥皂泡,或练习吹气球,吹笛子、喇叭、口琴等。练习吹气初期,可用手捏住鼻子,使气流只能从口腔中呼出,要求鼻子不用力,气流越来越强、越来越长,逐渐松开鼻子(这样既练习腭咽闭合功能又练习了肺活量)。练习吹水泡要求深吸气后,慢慢吐气,使水泡持续时间越来越长。②唇运动功能训练:唇运动功能训练的目的是增强唇的感觉、唇运动灵活性,以增加唇的力量。如:双唇内卷练习(双唇向内卷曲于上下牙之间,尽量向内收,再复原,并反复练习);双唇紧闭鼓气;咂唇练习等。③舌运动功能训练:舌运动功能训练作为与舌运动有关发音错误的基础练习,通过舌运动功能的训练,以增加舌尖运动力度、速度以及舌与腭之间正确接触关系,如:伸舌、缩舌练习;挤舌尖;舌尖顶上前牙背面等。

第二阶段:在"腭咽闭合"已基本恢复正常后,可以开始第二阶段的发音练习。①练习单音。②练习单字的拼音。能够准确发出元音及辅音字母后,即可以开始练习单字的拼音。③练习语句,开始讲话。从简单句开始,逐渐过渡到朗读较长的文章,加快速度。可先由练习唱歌、朗诵、读报等做起,然后再练习谈话。要求语句中的每个单字发音清楚,互不混淆。

(九) 围手术期护理

1. 术前护理　①同唇裂术前准备,全麻患儿按要求禁食禁水。②喂养训练:指导患儿父母采取正确的喂养方法,用汤匙或唇腭裂专用奶瓶喂养,以适应术后进食方法。③ 4 岁以上可以配合的病人术前一日晚和术晨刷牙后用漱口液漱口,保持口腔清洁。

2. 术后护理　①密切观察患儿生命体征,尤其是患儿的呼吸,血氧饱和度应在 95% 以上。②观察患儿病情变化,如伤口有无出血、裂开等,如有异常,及时通知医生进行处理。③遵医嘱使用抗生素和解热镇痛药物,注意观察患儿用药后反应。④与患儿家属介绍术后治疗、用药、护理过程中的注意事项。

(十) 健康教育

1. 与患儿家属介绍腭裂相关知识,帮助他们正确认识疾病。

2. 术后 2 周内流食(使用汤匙或唇腭裂专用奶瓶),逐渐过渡到半流食,4 周后可进普食。

3. 遵医嘱复诊,不适随时就诊。

4. 腭裂修复后,还要为恢复功能创造条件,因此需向病人及其家属说明,尚需进行语音训练,使病人的发音得到逐步完善。

5. 术后 3 个月建议患儿吹口琴、吹气球等加强腭咽闭合功能。

【护理评价】　病人是否达到:①患儿未发生窒息、呼吸困难。②患儿体温下降,并维持在正常范围。③患儿没有发生出血、感染等症状,创口愈合良好。④家属喂养正确,患儿体重保持原有水平。⑤家属能自诉先天性腭裂的相关知识,并保持情绪稳定。⑥病人语言功能有很大改善。

(李秀娥　蔡 娟)

思考题

患儿,女,2 个月。患儿出生后即发现右上唇至鼻底完全裂开并伴有腭部裂开,喂养困难,体重 3.5kg,来院就诊。诊断为"先天性右侧Ⅲ度唇裂、腭裂"。

请思考:

1. 该患儿的治疗方案应是什么?

2. 患儿饮食的注意事项有哪些?

3. 唇裂患儿修复术后的护理要点有哪些?

中英文名词对照索引

参考文献

1. 陈燕燕. 眼耳鼻咽喉口腔科护理学. 第 2 版. 北京:人民卫生出版社,2006.

2. 赵堪兴,杨培增. 眼科学. 第 7 版. 北京:人民卫生出版社,2010.

3. 席淑新. 眼耳鼻咽喉口腔科护理学. 第 3 版. 北京:人民卫生出版社,2012.

4. 瞿佳. 眼科学. 北京:高等教育出版社,2010.

5. 田勇泉. 耳鼻咽喉头颈外科学. 第 7 版. 北京:人民卫生出版社,2008.

6. 陈燕燕. 眼科护理手册. 北京:人民卫生出版社,2006.

7. 赵佛容. 口腔护理学. 第 2 版. 上海:复旦大学出版社,2009.

8. 邱蔚六. 口腔颌面外科学. 第 6 版. 北京:人民卫生出版社,2008.

9. 苏启明. 眼耳鼻喉口腔科学. 第 4 版. 北京:人民卫生出版社,2001.

10. 马莲. 唇腭裂与面裂畸形. 北京:人民卫生出版社,2011.

11. 李秀娥. 实用口腔颌面外科护理及技术. 北京:科学出版社,2008.

12. 张振康. 口腔颌面外科学. 北京:北京大学医学出版社,2007.

13. 赵佛容. 口腔科护理手册. 北京:科学出版社,2011.

14. 李凤鸣. 眼科全书. 北京:人民卫生出版社,1996

15. 王斌全,龚树生. 眼耳鼻喉口腔科学. 第 5 版. 北京:人民卫生出版社,2004.

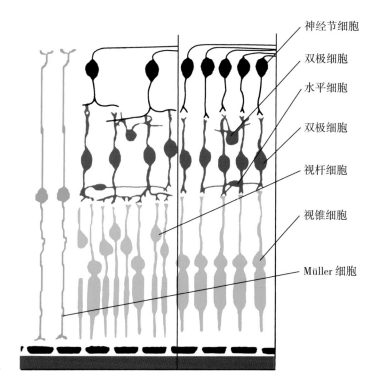

图 1-4 视网膜的细胞组成示意图

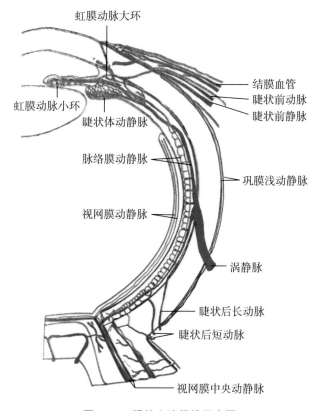

图 1-12 眼的血液供给示意图